糖尿病

居家调养保健百科

主编 田建华（主任医师，中国心血管疾病专业委员会委员）
张　伟（主任医师，副主任药师，硕士研究生导师）

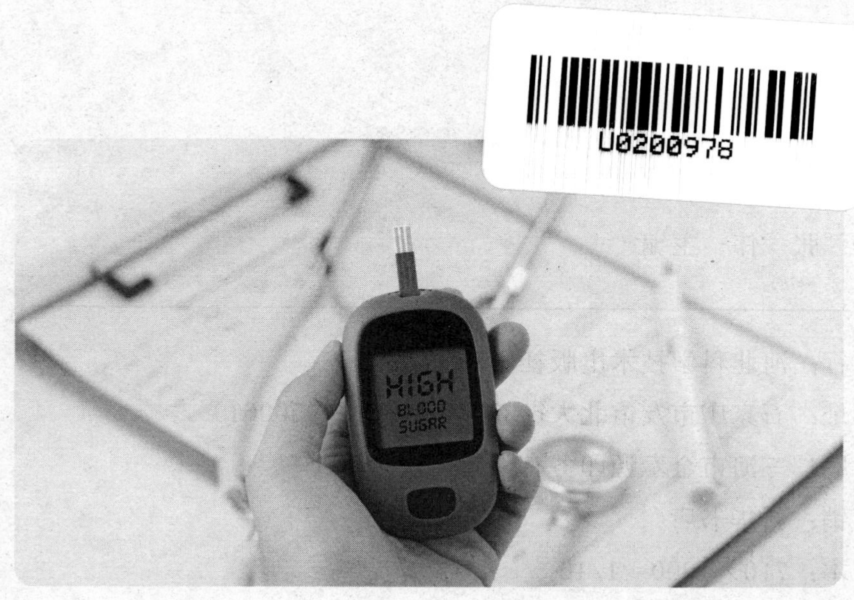

河北科学技术出版社
·石家庄·

主编：田建华　张　伟

编委：张仲源　王达亮　土荣华　凌　云　宋璐璐

贾民勇　周建党　牛林敬　易　磊　李　婷

图书在版编目（CIP）数据

糖尿病居家调养保健百科 / 田建华，张伟主编. -- 石家庄：河北科学技术出版社，2013.3（2020.11重印）

ISBN 978-7-5375-5673-6

Ⅰ. ①糖… Ⅱ. ①田… ②张… Ⅲ. ①糖尿病-防治 Ⅳ. ①R587.1

中国版本图书馆CIP数据核字(2013)第000917号

糖尿病居家调养保健百科

田建华　张　伟　主编

出版发行：河北科学技术出版社

地　　址：石家庄市友谊北大街330号（邮编：050061）

印　　刷：三河市金泰源印务有限公司

经　　销：新华书店

开　　本：710×1000　1/16

印　　张：20

字　　数：250千字

版　　次：2013年4月第1版

印　　次：2020年11月第2次印刷

定　　价：89.00元

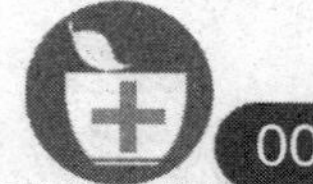

前　言

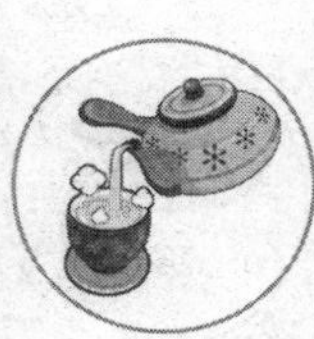

众所周知，糖尿病及其并发症所引起的致残、致死率已经成为当前威胁人类健康的“第三号杀手”，其对人体的危害仅次于癌症与心脏病。而且，随着生活水平的提高和生活方式的改变，糖尿病患者的队伍正在以前所未有的惊人速度“发展壮大”。近年来，在这支以中老年为主体的糖尿病大军中，渐渐出现了越来越多的天真稚嫩的面孔，这不得不引起全社会的关注和警惕！

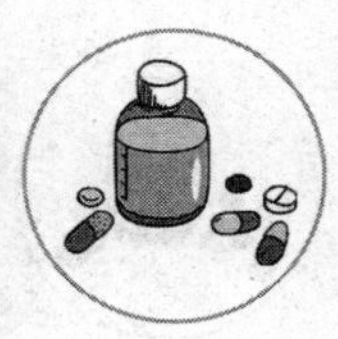

其实，糖尿病是一种慢性代谢性疾病，据相关部门的调查研究表明，糖尿病患者越来越多的主要原因是患者没有合理的健康饮食习惯，也不懂得养生之道，没有认识到“治未病”的重要性。

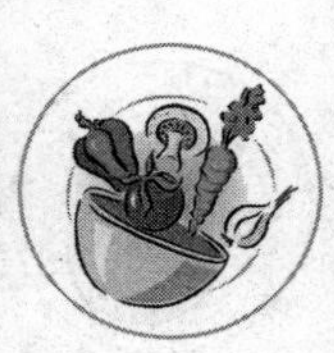

如果能及早认识“治未病”的重要性，那么就会意识到糖尿病并不是神秘的、不可预知的，它是可以被掌控的，人们已经利用科学的钥匙揭开了它神秘的面纱。只要你能够认识它，正确对待它，运用得当的方法，就完全能让你的血糖保持健康的状态，告别“三多一少”痛苦，找回昔日的微笑。

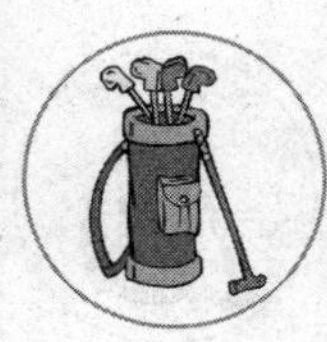

本书立足于血糖各种疾病的居家调养保健，从各个角度帮助人们增加对糖尿病及其并发症的了解，进行有

效防治，使广大糖尿病患者减轻痛苦，早日恢复健康，迎接新的生活。

本书从症状、病因、危害等方面详细解读了糖尿病及相关疾病，不仅可以帮助患者了解糖尿病，学会如何预防糖尿病，而且还可以通过食疗、运动、经络养生、中西药方剂等办法，去积极地防治糖尿病，在吃、喝、玩中，就能轻轻松松治疗疾病，享受生活。

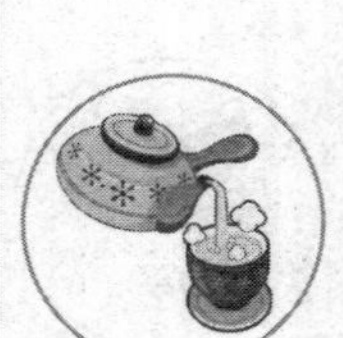

本书内容浅显易懂、深入浅出、条理清晰，是糖尿病患者及家属不可多得的一本居家调养保健大全。

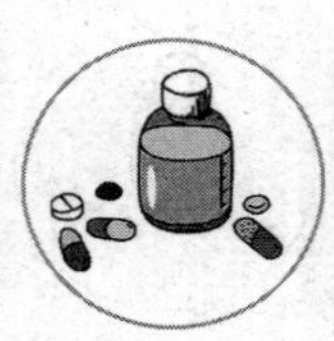

如果没有健康的身体，智慧就无法表露，才能也无法施展！有了健康，才能拥有幸福的生活；有了健康，才会拥有充满阳光的世界；有了健康，才会拥有一份灿烂与辉煌！本书送给你的就是健康！

编 者

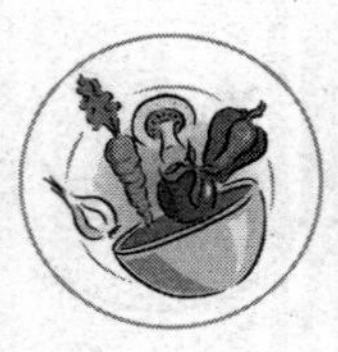

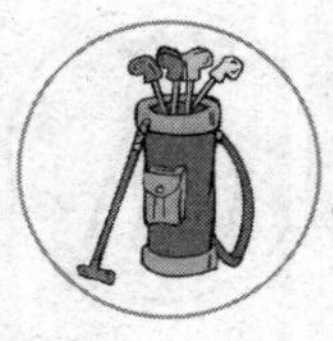

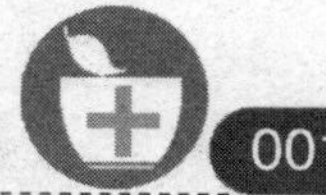

目录

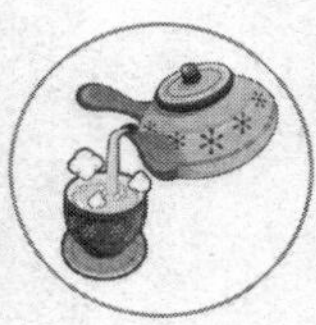

第一章 糖尿病，名副其实的“甜蜜杀手”

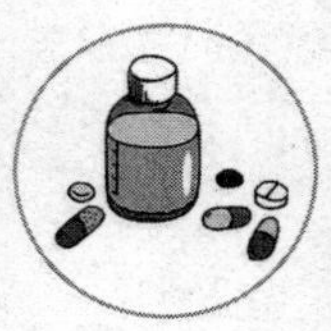

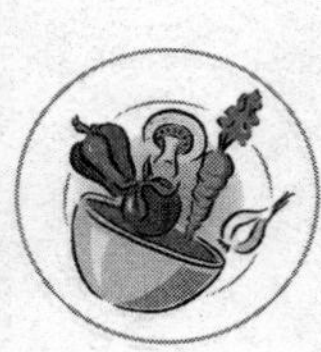

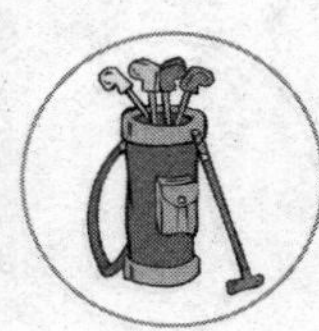

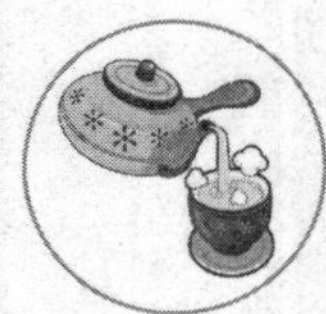
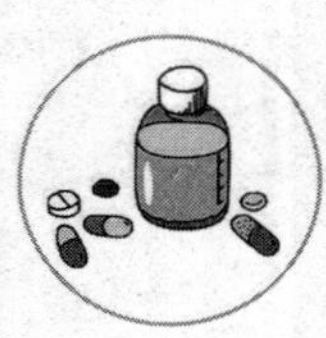
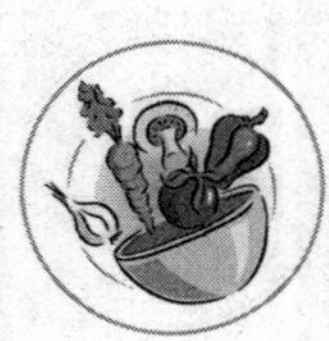
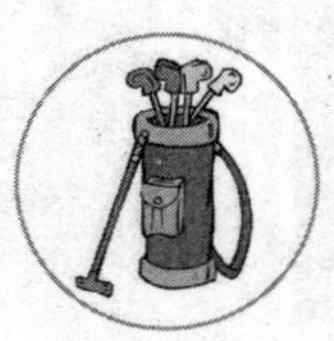

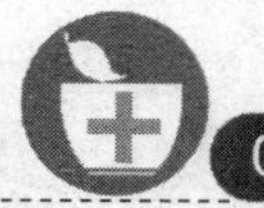

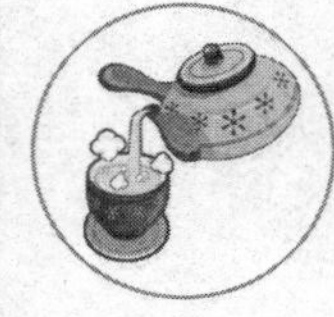

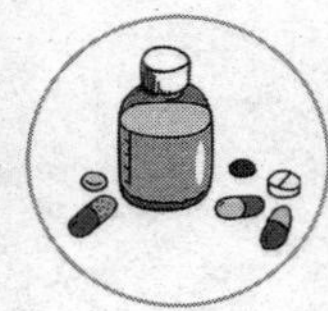

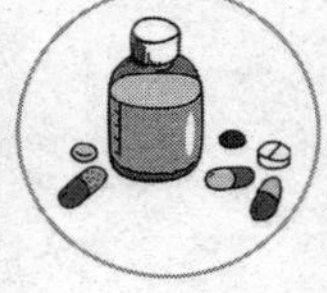

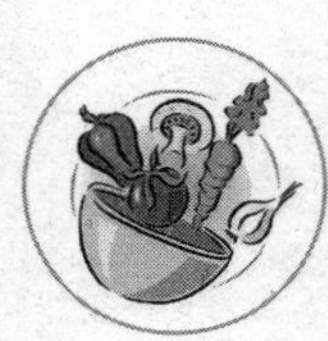

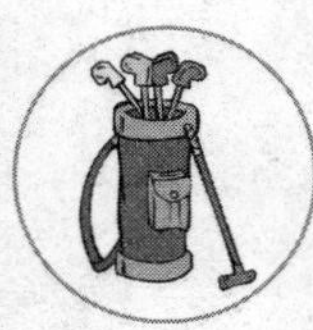

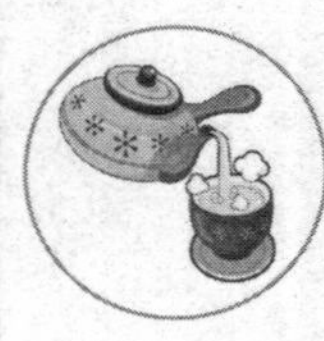
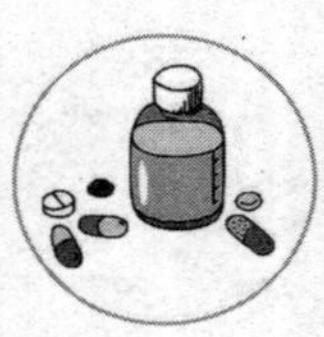
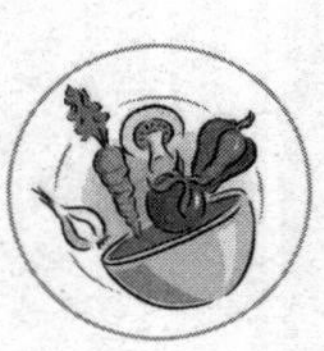
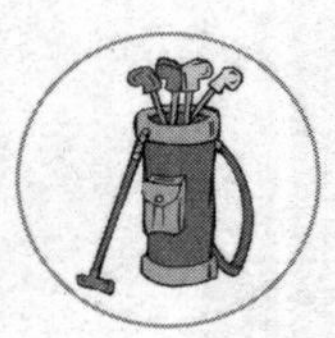

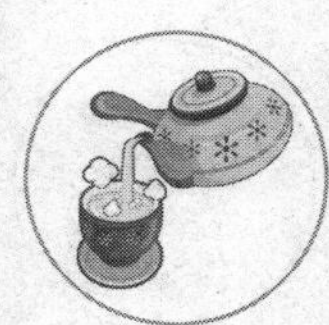

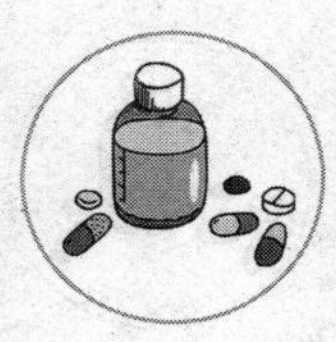

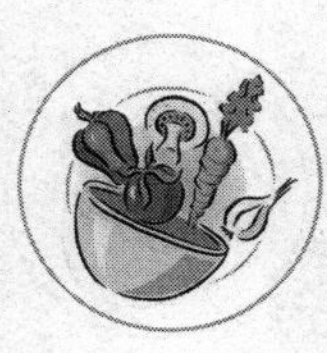

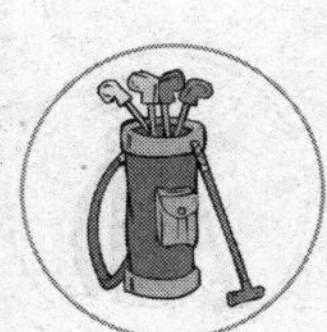

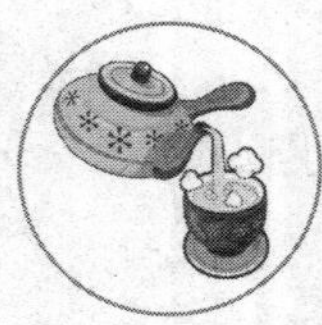

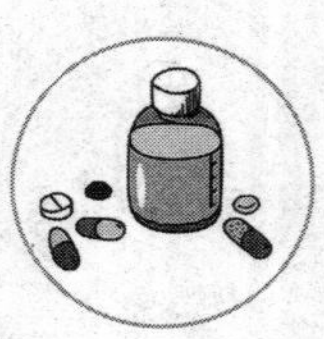

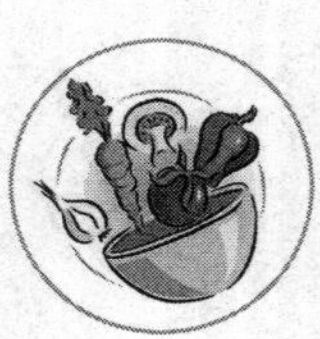

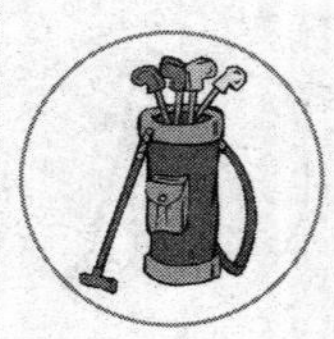

第三章 运动降糖，举手投足间的养生智慧

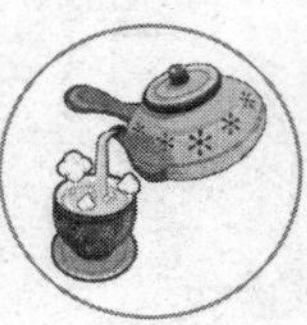

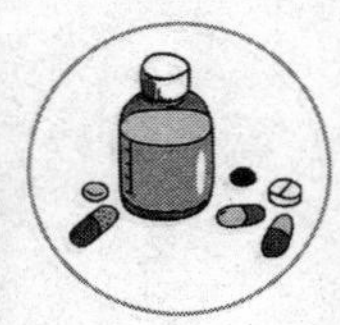

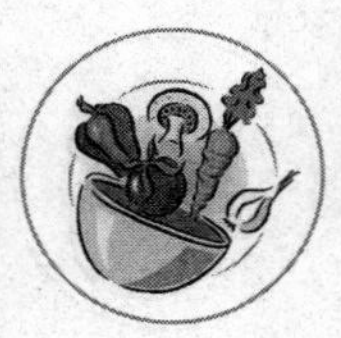

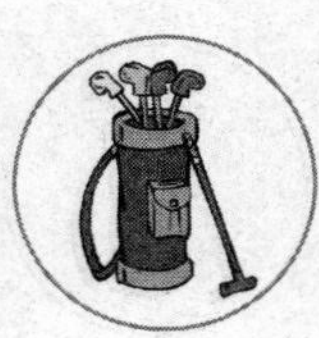

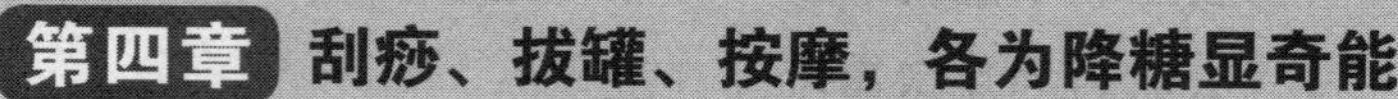

第四章 刮痧、拔罐、按摩，各为降糖显奇能

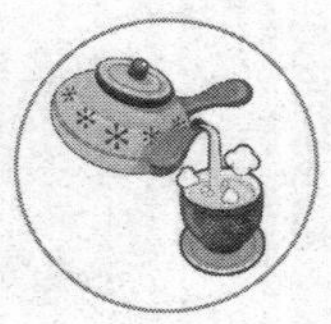

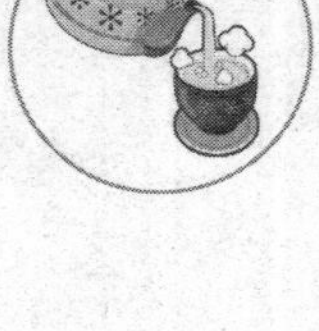

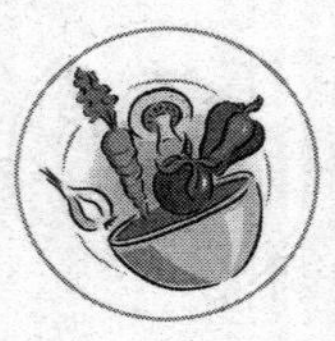

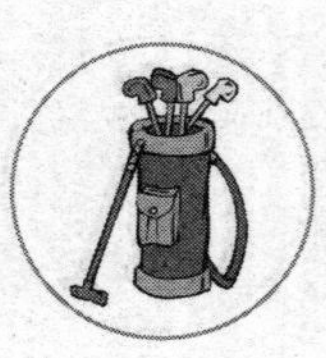

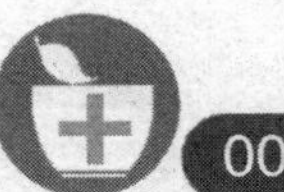

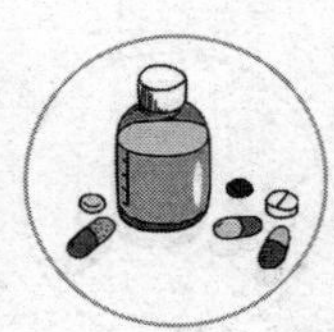

第五章 日常保健，细节中的降糖智慧

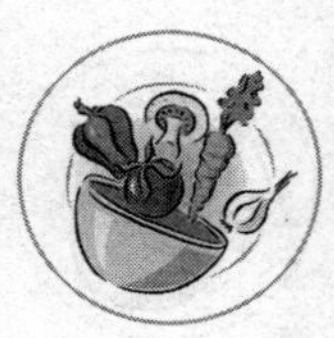

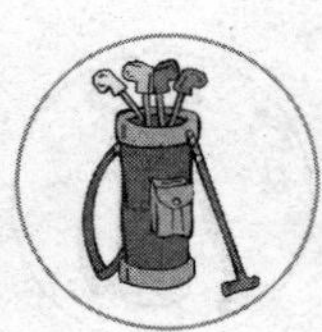

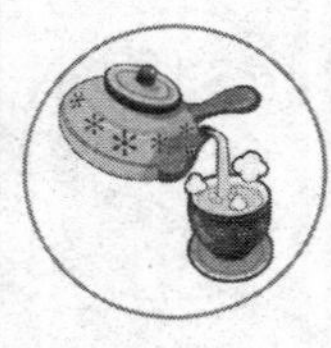

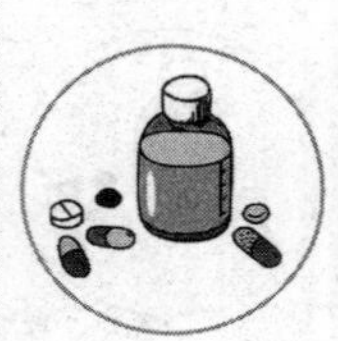

第六章 中西结合，取长补短把糖降

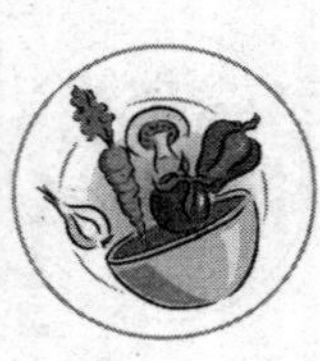

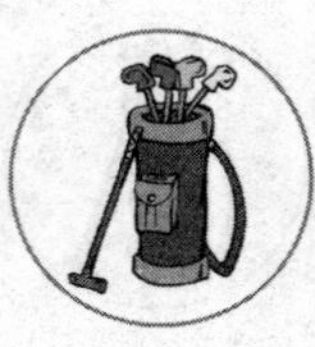

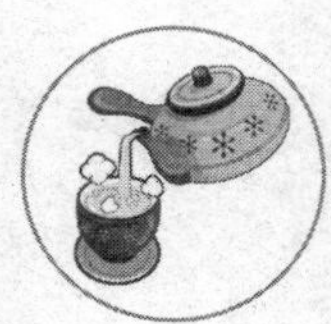

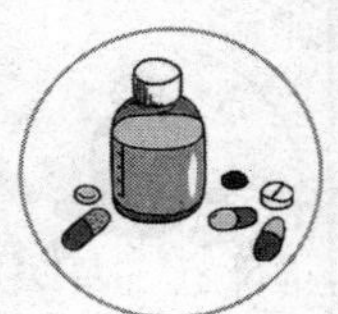

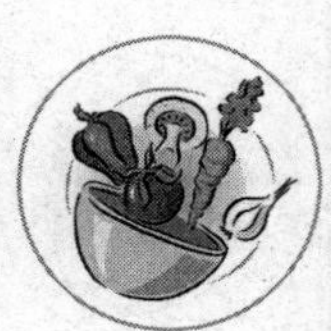

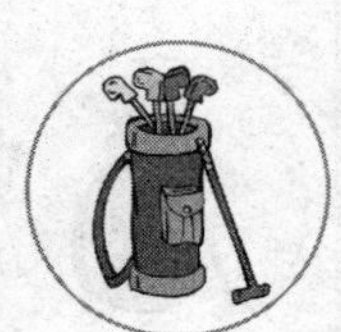

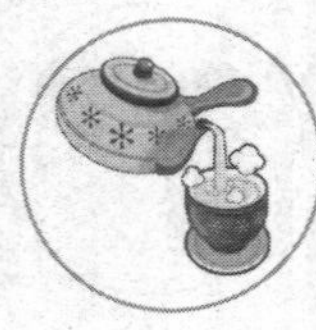
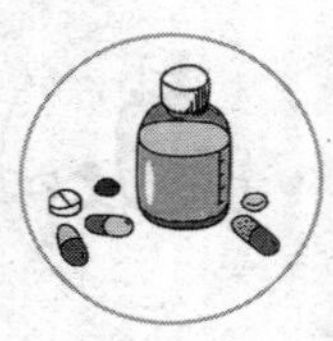
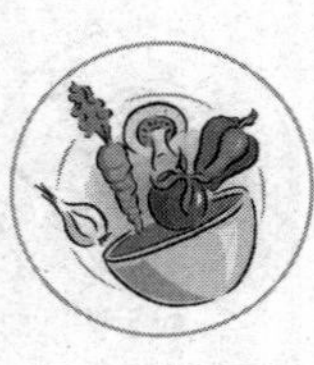
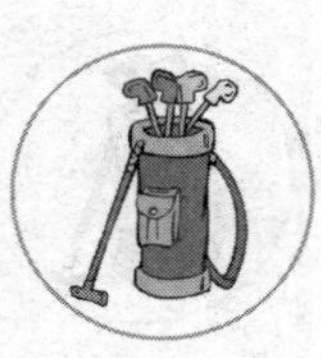

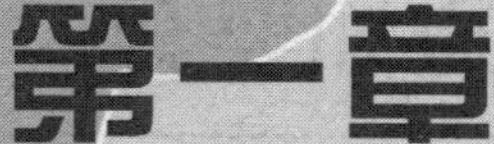
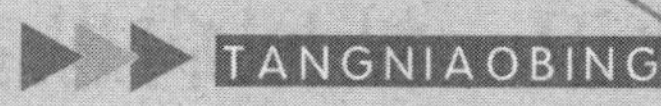

第一章

JUJIA TIAOYANG BAOJIAN BAIKE

糖尿病，名副其实的“甜蜜杀手”

糖尿病跟糖有什么关系？研究显示，甜食过多会结缘于糖尿病。原因很简单，糖分在体内过剩，一部分蓄积皮下转换为脂肪，另一部分随血管游离，造成血脂升高，进一步发展为栓塞。如果危及胰脏，造成胰岛素的绝对性或相对性分泌不足，以及胰岛素敏感性降低，从而导致糖、蛋白质、脂肪和水、电解质代谢紊乱，严重的导致体内酸碱失衡，这就形成了糖尿病。此外，还有一些其他导致血糖升高的因素，如遗传因素、环境因素、生活因素等。因此，糖尿病防治应尽可能做到早发现、早检测、早治疗，否则后患无穷。

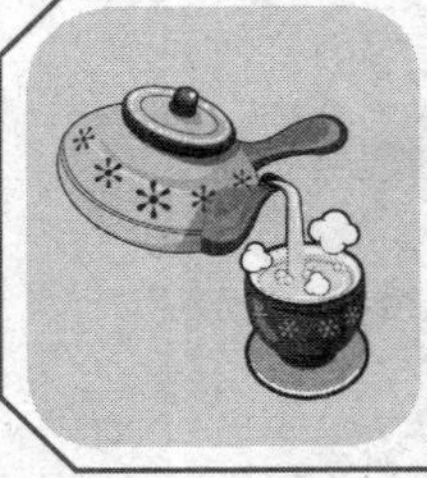

第一节 常识：糖尿病患者应知要会

什么是血糖

血液中所含的葡萄糖称为血糖。血液中的糖类以葡萄糖为主，其他糖类如果糖、乳糖等，因含量极微，故不计量。正常人的血糖随着进食多少在一定的范围之内波动，呈一种动态平衡状态。血糖的测定通常因测定方法不同，与正常值略有差异。

餐后血糖主要来自食物，在空腹时，全部血糖来自肝脏。肝脏中储存的肝糖原在需要时分解生成葡萄糖流进血液中，使血糖不至于降低。另外，体内从蛋白质来的氨基酸、从脂肪来的甘油及从肌肉生成的乳酸都可通过糖异生过程变为葡萄糖，进入肝脏变为肝糖原，需要时再转变为葡萄糖流进血液中。正常人空腹血浆中的血糖为3.64～5.88毫摩尔/升，最高不超过9.99毫摩尔/升。因为随着血糖的升高，胰岛素的分泌也增多，阻止了血糖的过度升高，2小时后血糖就逐渐恢复到空腹水平，这时胰岛素分泌也降到餐前水平。

那么，什么是血糖的增高阶段？

血糖增高阶段指血糖已经升高，但还没有达到糖尿病诊断标准，血糖介于正常与糖尿病之间的一种情况。主要包括3种情况：

1. 空腹血糖损害

英文代号为IFG，是指空腹血糖高于正常，但没有达到糖尿病诊断标准的状况。他们的空腹血糖在6.1～7.0毫摩尔/升，当然餐后2小时血糖也没到糖尿病诊断标准。

2. 餐后血糖受损

餐后血糖受损是指餐后半小时、1小时血糖升高，或餐后2小时血糖在正常和糖尿病诊断标准之间的状况，他们的餐后2小时血糖在7.8～11.1毫摩尔/升。

3. 糖耐量受损

糖耐量受损又称糖耐量低减，英文代号IGT。他们在做糖耐量试验时，空腹和服糖后2小时都没达到糖尿病诊断指标，但后者在7.8～11.1毫摩尔/升。另外，糖耐量受损只能是糖耐量试验的结果。如果没做糖耐量试验，仅仅餐后2小时血糖介于7.8～11.1毫摩尔/升则不能诊为糖耐量受损。血糖增高者虽不能说是糖尿病患者，但比正常人更易发展为糖尿病。但也有人发现，在血糖增高阶段加以防治，也可转危为安，所以说，处于血糖增高阶段的人是我们预防糖尿病的重中之重。

血糖水平升高时所表现出来的症状因人而异，即使是同一个人在不同的时间表现也不一样。但一般而言，通常会有以下症状：比平时感觉更加饥饿和口渴；比平时小便次数明显增加；晚上不得不数次起床小便；感觉乏力、嗜睡和无精打采；视力模糊或眼睛看灯光时出现“晕环”现象。值得注意的是，在没有确定血糖升高之前不要轻易增加胰岛素用量，因为在其他情况下也会出现上述相似的症状。

怎样测定血糖

测定血糖一般采用静脉抽血。但是如果经济允许，建议应用快速血糖仪测定手指血糖，这种方法更方便、简单。采血少，结果比较准确，患者可以自已操作，根据病情可以随时按需进行检测。用血糖仪测定手指血糖的方法如下：

（1）先用温水洗手，准备好血糖仪、试纸、75%乙醇（酒精）棉球或棉签、采血笔、针头。

（2）按下主开关，检查仪器代码与采用试纸代码是否相同。如果不同，调整仪器代码或更换芯片。

（3）取出试纸，将瓶盖盖好，试纸插入，有圆洞的正面朝上。

（4）取下采血笔盖，将采血针插入后再旋转采血针保护盖，取下采血针保护盖，将采血笔盖放回原位。75%乙醇消毒手指皮肤，待干后将采血笔笔端放在手指侧面，按下按钮，轻轻挤压出一滴圆形指血。

（5）将足量的血滴入试纸圆形测试孔，注意要覆盖整个圆形测试孔。

注意事项：乙醇消毒后，要等到手指干后进行测试；试纸不用时，要将盖子盖紧，防止潮湿而使试纸失效；清洁血糖仪时用蘸清水的棉棒或软布清洁测试区，避免使用乙醇、含氨的清洁剂、玻璃清洁剂等。

众所周知，在检查血糖的过程中，医生要求患者要空腹，你知道这是为什么吗?

目前，大部分的现代分析仪及家用血糖监测仪的试纸所使用的方法是葡萄糖氧化酶法，它具有一定的特异性。

空腹血糖检查是诊断糖尿病最可靠的方法。一般对尿糖阳性或尿糖虽阴性但有高度怀疑的患者，均需做空腹血糖测定。空腹血糖浓度反映胰岛β细胞分泌基础胰岛素的能力。根据世界卫生组织（WHO）的诊断标准，空腹血糖2次＞7.8毫摩尔/升，即可诊断为糖尿病，美国糖尿病协会（ADA）的诊断标准为空腹血糖＞7.0毫摩尔/升即可明确诊断。目前国内糖尿病较趋向于后一种诊断标准。

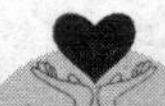

温馨提示 WENXIN TISHI

怎样判断胰岛素的分泌能力

一般来说，如果分泌胰岛素的能力不低于正常的40%时，即空腹血糖水平为正常或略高时，它的血糖水平就会小于6.7毫摩尔/升；在分泌能力不低于正常的25%时，空腹血糖可在6.7～12.8毫摩尔/升；若空腹血糖>12.8毫摩尔/升，表示胰岛素分泌能力很差。

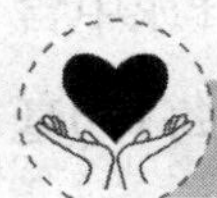

什么是尿糖

尿糖是尿中的糖类，主要是指尿中的葡萄糖。正常人尿糖甚少，一般方法测不出来，所以正常人尿糖应该为阴性，或者说尿中应该“没有”糖。在正常人，只要当血糖超过9.0～10.1毫摩尔/升时，糖才能较多地从尿中排出，形成尿糖。所以说，血糖的高低决定着尿糖的有无：血糖在10.1～12.3毫摩尔/升，尿糖应为±。血糖在11.4～14.0毫摩尔/升，尿糖应为+。血糖在14.0～16.8毫摩尔/升，尿糖应为++。血糖在16.8～19.6毫摩尔/升，尿糖应为+++。血糖高于19.6毫摩尔/升，尿糖应为++++。

尿糖的改变在观察糖尿病病情变化中占有重要地位，但是，只有患者肾糖阈正常时才有观察意义，肾糖阈是指血糖升高到一定程度时，可从尿中排出的“阈值”，而一般老年人肾动脉硬化后肾糖阈发生变化，则不适合用尿糖观察病情。

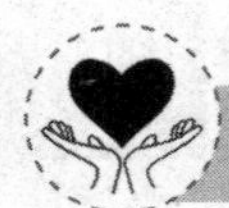

怎样测定尿糖

通过将尿糖试纸浸入尿液中，湿透约1秒钟后取出，在1分钟内观察试纸的颜色，并与标准色板对照，即能得出测定结果。

化验结果表明，根据尿中含糖量的多少，试纸呈现出深浅度不同的颜色变化。由于试纸的颜色变化各异，故得出的化验结果也不一样，有阴性和阳性之分。如比色为蓝色，说明尿中无糖，代表阴性结果，符号为“-”；呈绿色，为一个加号“+”，说明每100毫升尿中含糖量为0.3～0.5克；呈黄绿色，为两个加号“++”，说明每100毫升尿中含糖量为0.5～1.0克；呈橘黄色，为三个加号“+++”，说明每100毫升尿中含糖量为1～2克；呈砖红色，为四个加号“++++”或以上，说明每100毫升尿中含糖量为2克以上。

目前，尿糖的自我检测均用尿糖试纸，用比色法来判定尿糖的多少。但是，尿糖的自我检测结果只能作为参考，其原因如下：

（1）试纸与尿液接触时间的长短可以影响尿糖结果。

（2）病程长的糖尿病患者，尤其伴有糖尿病肾脏病变的患者，由于肾糖阈的升高，此时尿糖反映的水平往往低于实际血糖水平。

（3）尿糖反映测定几个小时前的血糖水平，而不是测定当时的血糖水平。

（4）糖尿病伴有自主神经病变的患者，常常不能排空膀胱里的尿液，其尿中可能包括更早期的尿，因此测定的尿糖不能反映当时的血糖情况。

（5）正常人的肾糖阈是10毫摩尔/升，因此血糖低于10毫摩尔/升时尿糖均表现为阴性。

（6）妊娠妇女、老年人肾糖阈有改变，尿糖不能准确反映血糖水平。

因此，不能单纯地依靠尿糖检测数据为糖尿定性，最好能全面检查后，再进行专业诊断。

清楚7次尿糖检测的方法

7次尿糖监测方法通常是指早、午、晚餐前半小时，早、午、晚餐后2小时及睡前留取的共7次尿液，将所留的7次尿分别进行尿糖测定，称7次尿糖。分别反映餐前、餐后及睡前尿糖的情况，间接地反映血糖水平。7次尿标本留取时，须注意在留尿前半小时排空膀胱，即在留取待测的尿前半小时，要把以前的尿排掉，以免受膀胱内残余尿中含糖量的干扰。如要留取中午12时的尿，应在11时30分排1次尿，到12时再留尿检查，这才是午餐前的1次尿，否则早餐后若没有排过尿，午餐前留的尿就分不清是早餐后的还是午餐前的，测出的尿糖就不可靠了。

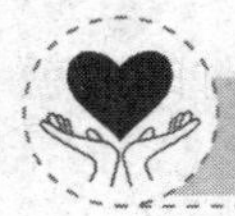

明白24小时尿糖检测的方法

检测24小时尿糖定量能比较准确地了解全天尿糖排出总量，是一种能较准确地反映糖尿病病情轻重及血糖控制水平的指标。留24小时尿的方法：晨起后固定时间（如早晨7时）排掉残尿，注意这次尿不应包括在所留24小时尿中。以后每次排尿全部留在一个便器中保存，直至第二天早晨同一时点（如早晨7时）最后一次尿排入便器中为止，这样留的尿就是24小时尿。将所留尿液混匀，用量筒量出所留尿液的总量，将数字记录在化验单上，再取出100毫升尿液送医院化验。

测定24小时尿糖存在的问题是留尿时间比较长，留尿期间患者的外出受到限制，夏天留尿必须加入防腐剂，以免细菌分解了血糖。

血糖、尿糖检测的细节

（1）取血测血糖的同时最好留取尿液做尿糖检查，血糖与尿糖同时测定有助于了解患者的肾糖阈值。有时需留取24小时尿液做尿糖定量检查，以了解24小时尿糖排泄总量。

（2）空腹血糖是指禁食10～12小时取血测定的血糖。要求患者抽血前一日晚餐后禁食，但可以饮水，次晨6～8时（最好在6～7时）抽静脉血检查。

（3）抽血后应立即送检测定血糖，放置时间过长会使测得的血糖值降低。

胰岛素有哪些作用

一般情况下，正常人一天可分泌24～48单位的胰岛素，在24小时中时时刻刻都有胰岛素的分泌。在基础代谢状态时，每小时分泌0.5～1.0单位；在每餐后，胰岛素分泌可增高5～10倍。餐后胰岛素分泌增多的原因是餐后血糖升高，全身细胞（包括胰岛β细胞在内）周围的葡萄糖浓度升高，这时胰岛中的β细胞受到葡萄糖浓度升高的刺激，使胰岛素分泌迅速增多。血糖越高，胰岛素分泌也就越多。到进餐1小时后，从肠道吸收的葡萄糖明显减少。这是由于血糖下降，胰岛素分泌也随之减少；到餐后2小时，血糖及血浆胰岛素都下降到餐前水平。这种血糖和胰岛素相互调节是完全自动和十分灵敏的，从而维持了血糖浓度的相对稳定。血糖的恒定是由于机体中有多种激素共同来调节血糖水平，胰岛素就是调节血糖浓度相对稳定的一种非常重要的激素。

（1）胰岛素能把血中的葡萄糖放进细胞中去，使其在细胞中被利用。如果没有胰岛素，血糖就很难进入其靶细胞中去。

（2）胰岛素能将葡萄糖在肝脏中变为肝糖原以及在肌肉中变为肌糖原和在脂肪组织中变成脂肪。这样把葡萄糖储存起来，当血糖下降时，再变成葡萄糖供体内使用。

（3）胰岛素能抑制肝糖原分解和阻止糖异生（抑制蛋白质分解及脂肪分解变为葡萄糖），使肝脏中葡萄糖生成减少。

胰岛素发挥以上的作用，使正常人餐后的血糖能较快地调节，2小时后即可恢复到餐前水平。

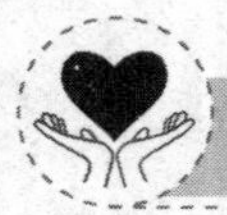

胰岛素的绝对不足和相对不足

1. 胰岛素绝对不足

即缺少打开组织细胞大门的"金钥匙"。其胰岛β细胞遭到严重破坏，分泌胰岛素的量明显减少，葡萄糖无法利用，血糖升高，引起糖尿病，属1型糖尿病，必须用胰岛素终身治疗。

2. 胰岛素相对不足

部分患者胰岛素水平并不降低，但其胰岛素的作用却大打折扣，即胰岛素工作效率降低，"金钥匙"虽有，但作用不大，也可引起糖尿病，属2型糖尿病。这类糖尿病可先用口服药物治疗，改善胰岛素的工作效率，但约有50%的2型糖尿病患者渐渐会出现口服药物治疗效果不好，最终只好接受胰岛素治疗。

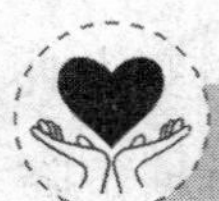

影响胰岛素分泌的因素有哪些

胰岛素是一种蛋白质类激素，体内胰岛素是由胰岛β细胞分泌的。

糖尿病患者由于病毒感染、自身免疫、遗传基因等各种发病因素引起，其病理生理主要是由于胰岛素活性相对或绝对不足以及胰升糖素活性相对或绝对过多所致，亦即β细胞和α细胞双边激素功能障碍所致。1型糖尿病胰岛素分泌细胞严重损害或完全缺少，内源性胰岛素分泌极低，需用外源性胰岛素治疗。2型糖尿病胰岛素分泌障碍较轻，基础胰岛素浓度正常或增高，而糖刺激后胰岛素分泌则一般均较相应

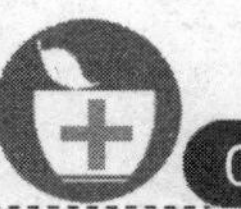

体重为低，即胰岛素相对不足。体内胰岛素的分泌主要受以下因素影响：

（1）糖浓度是影响胰岛素分泌的最重要因素。口服或静脉注射葡萄糖后，胰岛素释放是两相反应。早期快速相，门静脉血浆中胰岛素在2分钟内即达到最高值，随即迅速下降；延迟缓慢相，10分钟后血浆胰岛素水平又逐渐上升，一直延续1小时以上。早期快速相显示葡萄糖促使储存的胰岛素释放；延迟缓慢相显示胰岛素的合成与胰岛素原的转变。

（2）进食含蛋白质较多的食物后，血液中氨基酸浓度升高，胰岛素分泌也增加。精氨酸、赖氨酸、亮氨酸和苯丙氨酸均有较强的刺激胰岛素分泌的作用。

（3）进餐后胃肠道激素增加，可促进胰岛素分泌如促胃液素（胃泌素）、促胰腺素（胰泌素），胃抑肽、肠血管活性肽都刺激胰岛素分泌。

（4）自主神经功能状态可影响胰岛素分泌。迷走神经兴奋时促进胰岛素分泌，交感神经兴奋时则抑制胰岛素分泌。

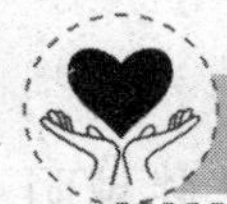

1型、2型糖尿病的区别对照

一般情况下，通过发病时的年龄就可知道自己患的是1型糖尿病还是2型糖尿病。但在有些情况下诊断并不那么显而易见，需要考虑许多方面才能综合判断出自己属于哪一型。区分1型糖尿病和2型糖尿病，对于今后的治疗有重要指导意义。通过下表的各项指标可大致区分出1型糖尿病和2型糖尿病。

◎1型糖尿病与2型糖尿病对比一览表：

项目	1型	2型
发病原因	免疫与遗传	遗传与生活方式
发病年龄	中年人	老年人
发病方式	急	缓慢或无症状
体重情况	多偏瘦	多偏胖
胰岛素分泌	绝对缺乏	相对缺乏
酮症酸中毒	容易发生	不易发生
一般治疗	注射胰岛素	口服降糖药

具体来讲，可通过以下几个方面来区分：

1. 年龄

1型糖尿病大多数为40岁以下发病，20岁以下的青少年及儿童绝大多数为1型糖尿病，仅极少数例外；2型糖尿病大多数为40岁以上的中老年人，50岁以上患1型糖尿病的人很少。总之，年龄越小，越容易是1型糖尿病；年龄越大，越容易是2型糖尿病。

2. 发病时体重

发生糖尿病时明显超重或肥胖者大多数为2型糖尿病，肥胖越明显，越易患2型糖尿病；1型糖尿病患者在起病前体重多属正常或偏低。无论是1型糖尿病还是2型糖尿病，在发病之后体重均有不同程度降低，1型糖尿病往往有明显消瘦现象。

3. 临床症状

1型糖尿病均有明显的临床症状如多饮、多尿、多食等，即“三多”，而2型糖尿病常无典型的“三多”症状。为数不少的2型糖尿病患者由于临床症状不明显，常常难以确定何时起病，有的只是在检查血糖后才知道自己患了糖尿病。1型糖尿病患者由于临床症状比较突出，故常能确切地指出自己的起病时间。

4. 急慢性并发症

1型与2型糖尿病均可发生各种急慢性并发症，但在并发症的类型上有些差别。就急性并发症而言，1型糖尿病容易发生酮症酸中毒；2型糖尿病较少发生酮症酸中毒，但年龄较大者易发生非酮症高渗性昏迷。就慢性并发症而言，1型糖尿病容易并发眼底视网膜病变、肾脏病变和神经病变，发生心、脑、肾或肢体血管动脉硬化性病变则不多见；而2型糖尿病除可发生与1型糖尿病相同的眼底视网膜病变、肾脏病变和神经病变外，心、脑、肾血管动脉硬化性病变的发生率较高，合并高血压也十分常见。因此2型糖尿病患者发生冠心病及脑血管意外的概率远远超过1型糖尿病患者，这是一个十分明显的不同点。

5. 临床治疗

1型糖尿病只有注射胰岛素才可控制高血糖，稳定病情，口服降糖药一般无效。2型糖尿病通过合理的饮食控制和适当的口服降糖药治疗，便可获得一定的效果，当然当口服降糖药治疗失败、胰岛β细胞功能趋于衰竭或出现严重的急、慢性并发症时，也是胰岛素的适应证。

对于那些通过临床表现很难判断是哪种类型糖尿病的患者，常常需要进一步的检查。这些检查包括：

其一，空腹及餐后2小时胰岛素或C肽检查：可以了解患者体内胰岛素是绝对缺乏还是相对缺乏。

其二，各种免疫抗体的检查：如谷氨酸脱羧酶自身抗体（GAD抗体）、胰岛细胞抗体（ICA抗体）等，这些抗体检查可以了解患者的糖尿病是否与免疫有关。

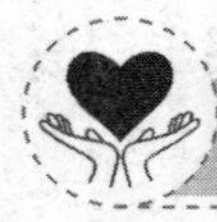

糖尿病的诊断标准是什么

糖尿病新的诊断标准如下：

有“三多一少”症状+随机血糖≥11.1毫摩尔/升；或空腹血糖（FPG）≥7.0毫摩尔/升+糖耐量试验（OGTT）中2小时血糖（2hPG）≥11.1毫摩尔/升；或两次随机血糖超过11.1毫摩尔/升。典型症状是指多尿、口渴而多饮水、饥饿多饮食而疲乏无力，体重减轻。症状不典型者需隔日后再次测定血糖予以证实。随机血糖是指一天中的任意时间。以上的血糖值为静脉血糖值。在急性感染、外伤及其他应激情况时，严重高血糖可能是短暂的，不能作为诊断糖尿病的依据。应让患者定期复查，直至诊断明确为止。对无症状者，需重复血糖化验。如果难以确定糖尿病的诊断，应定期复查血糖。

儿童糖尿病的诊断标准是什么

儿童糖尿病的诊断标准要比成人严格。儿童的正常血糖水平：空腹血糖<7.3毫摩尔/升，口服葡萄糖后2小时<7.8毫摩尔/升。

有典型糖尿病症状，并且在一天中的任何时候，查血糖值都≥11.2毫摩尔/升，或者不止一次空腹血糖值≥7.8毫摩尔/升，服糖后2小时及空腹至2小时间，血糖均≥11.2毫摩尔/升者，即可作出诊断。

儿童糖耐量减低（1GT）诊断标准：空腹血糖＜7.8毫摩尔/升，服糖后2小时血糖＞7.8毫摩尔/升，甚至服糖后2小时及空腹至2小时的血糖>11.2毫摩尔/升，均属糖耐量减低。

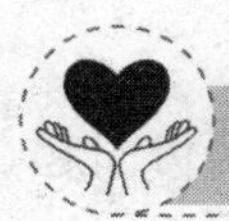

妊娠糖尿病的诊断标准是什么

孕妇也是正常人，所以原则上讲妊娠糖尿病的诊断标准应该与一般人一样。也就是说仍用空腹血糖≥7.0毫摩尔/升，和/或餐后2小时血糖≥11.1毫摩尔/升的标准诊断糖尿病。考虑到妊娠这一特殊情况，可以加上一个辅助条件，那就是糖耐量受损的孕妇应按糖尿病处理，以求得患者母子的平安。但是，美国有些学者认为糖尿病对孕妇的影响要比非妊娠者大得多，应该有其特殊的一套诊断指标。如有人认为对怀疑有糖尿病的孕妇来说，应该先用50克葡萄糖做筛查，如果服糖后1小时血糖高于一定水平者，再做一次100克葡萄糖耐量试验，并以一套独特的标准来判断她是否有糖尿病。个人认为这样做未免有点儿复杂化，而且对糖尿病患者来说也不易记住，不如采用一般人诊断糖尿病的共同标准，但是处理上应更加积极，就是说妊娠糖耐量损害也按照糖尿病来对待——使用胰岛素治疗。

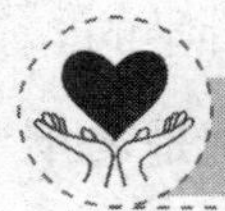

糖尿病的常规检查项目有哪些

糖尿病患者应了解本病的常规检查项目，主要包括以下几项：

（1）眼底检查是糖尿病患者应进行的常规检查之一。糖尿病患者视网膜病变的发生率极高，1型糖尿病患者发病5年后其视网膜病变的发病率约25%，10年后达60%，15年后则可达80%，因此常规眼底检查有利于早期发现视网膜病变，并进行早期治疗。糖尿病患者每年至少应进行1～2次眼底检查。

（2）胸片检查糖尿病合并肺部感染、肺结核等病变临床多见，且症状常不典型，常规胸片检查有助于早期诊断肺部病变。

（3）B超检查糖尿病患者易并发脂肪肝、胆结石；长期服药可引起肝脏的药物性损害。糖尿病的发生可能与胰腺疾病相关；糖尿病合并肾病等多种原因，进行腹部B超检查（包括肝、胆、脾、胰腺、双肾）也应视为常规检查项目之一。

（4）心电图检查糖尿病患者心血管疾病的发生率很高，加上高血压、高脂血症、肥胖、高胰岛素血症等都是造成冠心病的危险因素。所以糖尿病患者不论有没有胸闷、气短、胸痛等冠心病的症状，均要做心电图检查。

糖尿病患者检查应注意的事项

糖尿病患者对自己的病要做到心中有数，以做到更好的自我保健，应注意以下事项：

（1）定期查尿糖、血糖。很多糖尿病患者一年内很少做血糖化验，在家用尿糖试纸自行测试尿糖来决定用药剂量，这是很不科学的。因为尿糖测试结果往往与血糖不同步，影响因素也比较多，特别是老年人肾脏老化、功能减退、肾小球的滤过率减低等，所以尿糖阴性并不能表明血糖正常，甚至血糖可以很高。相反，也有出现血糖正常而尿糖很高的情况。因而尿糖测定仅仅是个参考，应以血糖结果为准。正常情况是血糖大于8.9毫摩尔/升，尿糖才出现阳性。

（2）尿糖阳性不一定是糖尿病。有些情况即使尿糖阳性，也不能诊断为糖尿病。

①肾性糖尿：指肾小管再吸收能力减低或肾小球滤过率下降，致使

肾糖阈值低下，血糖正常，尿糖为阳性。

②妊娠期糖尿：多在妊娠早期、后期出现。

③滋养性糖尿：如在短期内摄入过量的糖类后少数正常人可引起暂时性血糖升高而见尿糖阳性。

④应激性糖尿：在急性感染、创伤、精神刺激、剧痛等应激性情况下，应激性激素如肾上腺皮质激素、儿茶酚胺等升糖激素分泌增多，出现糖尿。

⑤假性糖尿：如服用大量维生素C或一些药物如异烟肼、四环素、青霉素、强心苷、噻嗪类利尿剂等，尿糖可出现假阳性。

（3）餐后检查血糖。糖尿病诊治的新观点就是要重视餐后血糖的监测。相当多的患者都是由于空腹血糖正常而漏诊，或者由于只查空腹血糖，不追踪餐后血糖，以致治疗不完善，特别是餐后高糖的毒性作用，同样会产生动脉硬化、冠心病、肾病、眼病、神经病变等各种并发症。

（4）餐后血糖复查：一般来说，复查血糖应当是在正常服药情况下进行。查餐后血糖应像平时一样服降糖药（或用胰岛素），按规定时间进餐，然后进行血糖测定。否则，停药后血糖升高会影响医生对目前所服降糖药或注射胰岛素量疗效的判断。

（5）尿酮阳性不一定是酮症酸中毒：酮体是脂肪代谢的产物，包括β-羟丁酸（占70%左右）、乙酰乙酸、丙酮3种。正常血酮为2毫摩尔/升。正常尿酮为20毫克，不超过100毫克，定性检查为阴性。临床上，尿酮阳性常见于2种情况，即糖尿病和过度饥饿。糖尿病出现尿酮阳性，一般是有高血糖，多伴有血酮阳性，称糖尿病酮症。

但一般健康人或糖尿病患者由于饥饿过度、呕吐频繁等也同样可出现酮尿，此时酮尿程度相对较轻，且血糖不高或降低。由于酮体的产生是人体不能利用或缺乏葡萄糖作为能量来源而动用体内脂肪分解供给能量而产生的，它是一个酸性有毒的物质，酮体产生过多，积聚过多就会产生酮症酸中毒。严重者可造成昏迷，甚至死亡。故尿酮阳性就要引起重视，要进一步做血酮、血糖检查并详细追问有关病史。

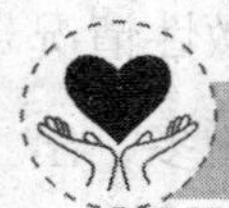

糖尿病患者必备的5件用品

抗击疾病，笑对人生。糖尿病患者只要配置5件用品，就可把健康的主动权掌握在自己手中。

第一件：动手建立一份“个人健康档案”，将病情变化、用药治疗过程、各项检验结果等搜集、整理归类，做好详细记录，找出病变规律，以便配合医生治疗，及时进行自我调整。

第二件：制作一张特殊的名片——“救助卡”，卡片上要工整清楚地写上姓名、住址、电话等联系方式，病情简况、救助手段等也应一并简明扼要地列出，以备发生低血糖意外时得到及时合理的抢救，当然与“救助卡”一起还应装入几粒水果糖用于低血糖急救。

第三件：购置“毛细血管血糖仪”，以便经常检测不同时间段的血糖变化，做到心中有数。

第四件：“配餐秤”也是需要的，目的是为了准确掌握进餐热量，学会营养配餐，平衡膳食结构。

第五件：选购一台能量仪，可以及时检验运动量与消耗的能量比，运动时佩戴可保证运动量达到要求。

配置5件用品可起到检测、约束作用，了解自己身体的变化。

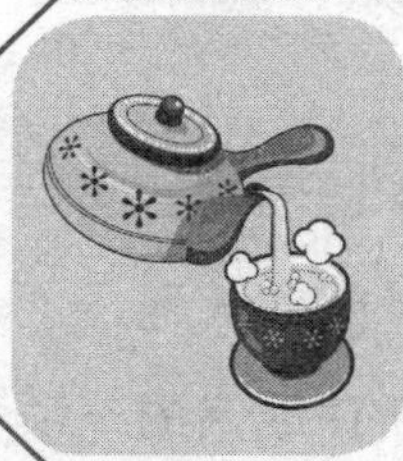

第二节
症状：你的身体“会说话”

糖尿病的早期症状表现

（1）疲倦乏力

身体疲倦，整天提不起精神来，连走路、爬楼梯都感到疲惫不堪。

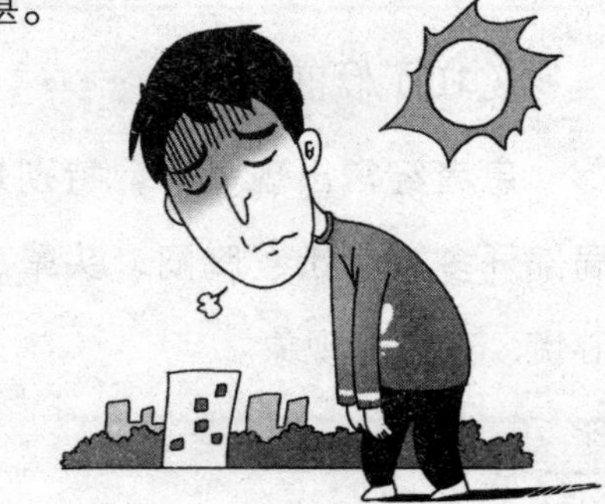

（2）排尿困难

男性糖尿病患者出现排尿困难者为21.7％～42.3％。因此，中老年人若发现排尿困难，除前列腺肥大外，应考虑患糖尿病的可能。

（3）视力障碍

感到视力明显减退，看书报眼睛容易疲劳，并经常发生视网膜炎症。

（4）牙齿炎症

患者牙齿浮松或脱落，这是因为齿槽脓漏的关系，还会经常发生牙周炎和牙龈炎。

（5）菱形舌炎

菱形舌炎即舌体的中央部位乳头萎缩，表现为局部一块无舌苔覆盖的菱形缺损区，其发生率高达61.7％。

（6）皮肤瘙痒

全身的皮肤发痒，夜间往往难以入睡，特别是女性阴部的发痒更为严重。

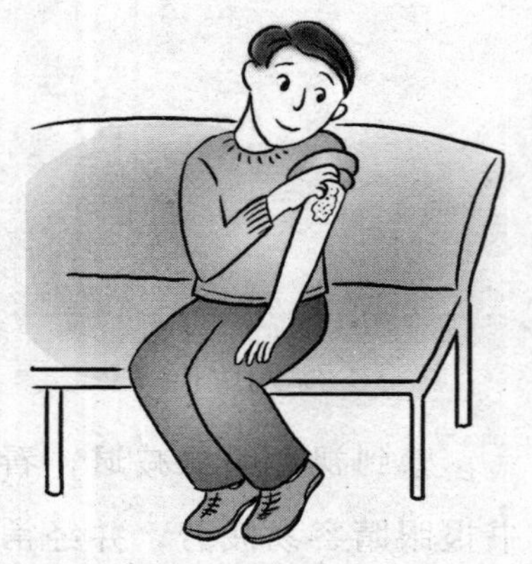

（8）上肢肥胖

上体肥胖系指腰围与臀围之比＞0.7～0.85。专家认为，这种体形可作为诊断糖尿病的一项指征。

（9）肢体麻木

有顽固的手脚麻痹与阵痛感。女性患者有时会殃及会阴部。皮肤容易感染腐烂，还会长疖疮。

（7）筋腱反射障碍

据统计，筋腱反射消失伴糖耐量试验异常者高达53.3％。

（10）低血糖

患者经常出现多汗，特别是局部汗多、饥饿、胸闷、头晕、心慌、乏力等现象。

（11）胃肠功能紊乱

有的表现为长期慢性腹泻，有的则表现为便秘。

（12）体重减轻

肥胖患者容易患上糖尿病，然而，一旦真的患上糖尿病就会消瘦，尤其是年轻人。

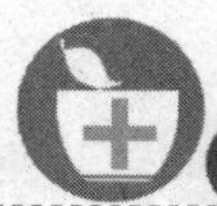

（13）性欲减退，月经不调

男人对性欲的需求无故减退，女性患者有时月经周期不规则或闭经。

（14）反复感染，迁延不愈

常见的有胆道、尿道、肺部、皮肤等部位的感染，而且反复发作，迁延不愈。

糖尿病的中期症状表现

（1）糖尿病自身症状

口渴多饮、多尿、胃口好而消瘦、疲乏无力等，有时伴面色萎黄、毛发少光泽，中年以上2型糖尿病患者多呈体态肥胖或有“啤酒肚”。

（2）常发并发症

合并眼病时有视力下降、视物模糊等；合并肾病时有腰酸、尿中泡沫多、下肢水肿等，合并脑部小血管病变有头晕、记忆力下降、面部或肢体麻木等症状；合并神经病变有足麻木、刺痛、蚁行感等；合并大血管病变有下肢伤口愈合后遗留皮肤色素沉着、皮肤破溃不易愈合或变成“老烂脚”，合并心脏小血管病变有心慌、胸闷等症状。

（3）并存疾病症状

如合并高血压，有头晕、头痛、耳鸣等症状；合并冠心病，有心绞痛、心悸等症状；合并脑血管意外，常发生脑梗死，有头晕、半身乏力、口歪舌偏等症状；合并高血脂、血黏度高，有头晕、肢体麻木等症状。

糖尿病的晚期症状表现

（1）糖尿病大血管病变

双腿皮肤干燥、出汗少、营养差、色素沉着，或是容易破溃而难以愈合，形成溃疡、发黑或出现“老烂脚”，有些人不得不截肢。在心脏，则有一种感觉不到疼痛（心绞痛）的心肌梗死，易造成猝死。在脑血管，经常出现“小中风”，有时因合并高血压造成“大中风”——脑卒中，进而引起肢体瘫痪，长期卧床，生活质量很差。

（2）肾病

长期糖尿病，血糖控制不佳损害肾脏可导致肾功能减退，甚或出现尿毒症，会有脚肿、乏力、没胃口、吃什么都不香、皮肤瘙痒、少尿或多尿、血压高，需用三四种药物控制；有时合并大量蛋白尿漏出，造成低蛋白血症；肾病综合征时，会有全身水肿、贫血、便秘等表现。

（3）眼底病变

通常表现为白内障或视网膜病变，视网膜血管易出血，出血后

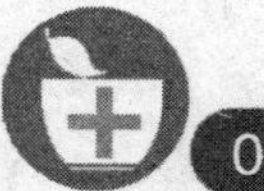

通过牵拉作用可引起视网膜剥离而造成视力急剧下降甚至失明。

（4）周围神经病变

外周神经病变主要感觉有四肢麻木、双足底刺痛或剧烈疼痛，彻夜难眠。自主神经病变可造成心慌、胸闷、气急或便秘、食欲锐减、尿失禁或尿潴留、皮肤局部出汗等严重病症。

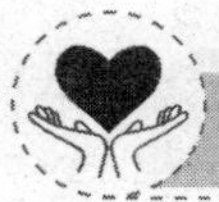

糖尿病的典型症状表现

（1）多尿

多尿指患者尿的次数多、数量多。一两个小时就可能小便1次，甚至每日夜可达30余次，夜间多次起床，严重影响睡眠。每日尿量可达3000~5000毫升。排出的尿糖越多，尿量也越多，这是由于糖尿病患者血糖浓度增高，超过了肾糖阈值，大量葡萄糖从肾脏排出，尿的渗透压升高、肾小管对水的回收减少，排出大量液体，因而出现多尿。

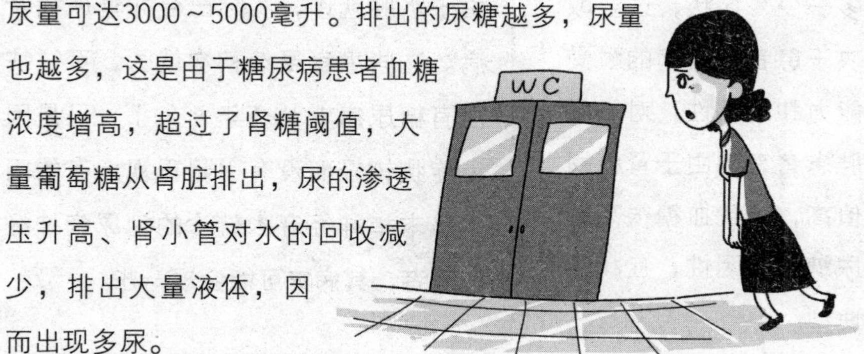

（2）多饮

多饮指喝得多。由于多尿，大量体液随尿液流出，因而多饮，所以患者喝水量和次数都成倍增多。

（3）多食

多食指吃得多。患者丢失了大量糖分，需要补充，故多食。有的患者有“吃不饱”的感觉，还特别喜食甜食。对病程长、控制不佳的患者，由于糖尿病神经病变发生胃轻瘫，可无多食，反而表现为厌食、上腹饱胀、恶心、呕吐等。

糖尿病的非典型症状表现

（1）发病比较缓慢

患者可在几个月或几年内才逐渐发生“三多一少”症状，这要取决于患者对疾病的耐受能力和警惕性，对于肥胖患者来讲由于肾糖阈值高，以致血糖很高时尿糖还是阴性，症状不典型。

（2）视网膜等并发病变

有些患者由于视力减退、眼睛看东西模糊而到医院检查眼底，才发现是糖尿病视网膜病变；也有的患者由于水肿就诊，实际已合并糖尿病肾病。这些患者虽然初次就医，可往往已有糖尿病史3～5年之久了，只是因为症状较轻而没有引起重视。有的因手足末梢神经麻木就诊的糖尿病神经炎患者，其病史可能会短一些。

（3）牙周炎等

如因牙周炎或反复发生疖肿、痈疮，或因高血压、冠心病等去医院进一步检查时才发现糖尿病。

（4）全身性皮肤瘙痒

由于尿糖浓度增高的刺激，女性常可出现外阴部瘙痒，因失水后皮肤干燥可出现全身皮肤瘙痒。成年患者在发病早期可反复出现低血糖反应，如在饭前出现心慌、多汗、手抖及明显的饥饿感等，进食后才缓解。也有些发病的青少年患者是因为嘴里有烂苹果味、皮肤脱水干燥，甚至发生昏迷而就诊，实际上已发生了酮症酸中毒。

（5）无任何糖尿病症状，正常体检时发现

此情况多见于中老年患者，在单位组织的体检中，发现血糖升高、尿糖阳性而确诊。在临床上遇到不少人就是这样发现糖尿病的。所以，专家建议在组织正常体检时，应把血糖、尿糖及眼底检查列为常规项目，以便早发现，早治疗。

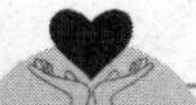

温馨提示 WENXIN TISHI

加强监控·珍爱生命

由于糖尿病患者的表现各异，不胜枚举，使其生活质量也大大降低，生命经常受到威胁。所幸的是，由于糖尿病患者对血糖控制的认识深入和医生对患者的控制和监测的加强，使多数患者血糖基本控制在良好水平，可以减少、减轻其并发症发生，从而提高患者的生命质量。

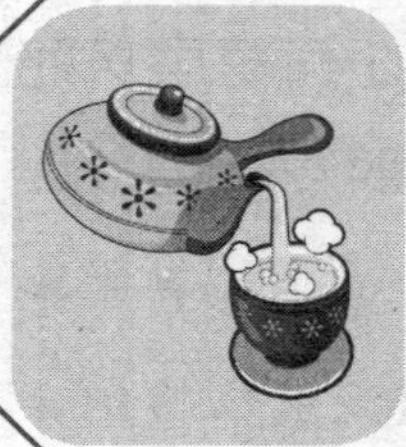

第三节

病因：捉“元凶”，惩病魔

病毒感染——1型糖尿病的主要诱发因素

感染在糖尿病的发病诱因中占非常重要的地位，特别是病毒感染是1型糖尿病的主要诱发因素。在动物研究中发现许多病毒可引起的疾病，包括脑炎病毒、心肌炎病毒、柯萨奇B_4病毒等。病毒感染可引起胰腺炎，导致胰岛素分泌不足而发生糖尿病。另外，病毒感染后还可使潜伏的糖尿病加重而成为显性糖尿病。

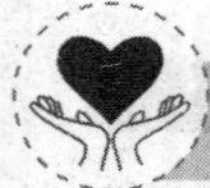

肥胖——导致胰岛素受体数目减少

大多数2型糖尿病患者体型肥胖，这是诱发糖尿病的另一因素。肥胖时脂肪细胞膜和肌肉细胞膜上胰岛素受体数目减少，对胰岛素的亲和能力降低，体细胞对胰岛素的敏感性下降，导致糖的利用障碍，使血糖升高而出现糖尿病。

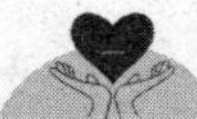

温馨提示 WENXIN TISHI

肥胖度的评定标准

肥胖是指一定程度的明显超重与脂肪层过厚，是体内脂肪，尤其是甘油三酯积聚过多而导致的一种状态。

通常用来衡量一个人是不是胖了的指标是肥胖度。即肥胖度=（实际体重−标准体重）÷标准体重×100%

肥胖度在±10%之内为正常适中。肥胖度超过10%为超重。肥胖度超过20%～30%为轻度肥胖。肥胖度超过30%～50%为中度肥胖。肥胖度超过50%以上为重度肥胖。肥胖度小于−10%为偏瘦。肥胖度小于−20%以上，称之为消瘦。

运动量不足——降低胰岛素的敏感性

我国农民和矿工的糖尿病发病率明显低于城市居民，推测可能与城市人口参加体力活动较少有关。体力活动增加可以减轻或防止肥胖，从而提高对胰岛素的敏感性，血糖被利用，而不出现糖尿病。相反，若体力活动减少，就容易导致肥胖，从而降低组织细胞对胰岛素的敏感性，血糖利用受阻，就可导致糖尿病。

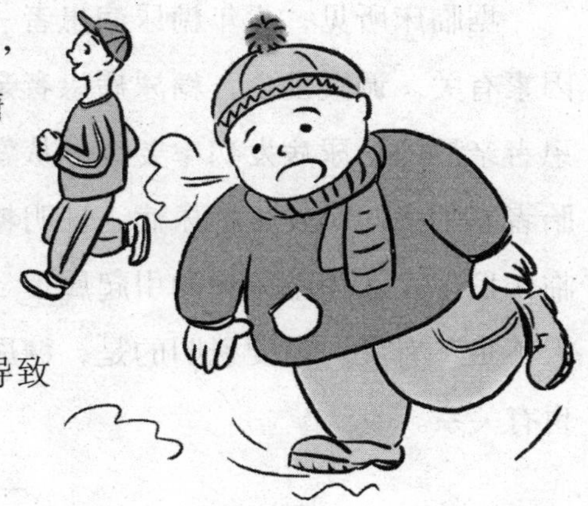

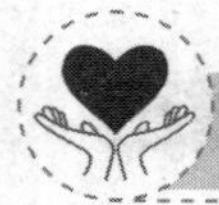

环境因素——引发基因突变导致血糖升高

在遗传的基础上，环境因素作为诱因在糖尿病发病中占有非常重要的位置。环境因素包括空气污染、噪声、社会的竞争等，这些因素易诱发基因突变。突变基因随着上述因素的严重程度和持续时间的增长而越来越多，当达到一定程度时即发生糖尿病。

多次妊娠——诱发糖尿病的重要因素之一

妊娠期间雌激素增多，一方面可以诱发自身免疫，导致胰岛β细胞破坏；另一方面，它又有对抗胰岛素的作用。因此，多次妊娠可诱发糖尿病。

遗传因素——先天肝肾阴虚引发血糖升高

据临床所见，青年糖尿病患者一般都不肥胖，其原因可能与遗传因素有关。调查发现，糖尿病患者亲属中的糖尿病发病率比非糖尿病患者亲属的糖尿病发病率要高；从孪生子糖尿病发病史来看，同性双胎者差不多同时发生糖尿病，证明糖尿病有遗传倾向。中医学则根据临床发现，认为糖尿病的引起属于“肝肾阴虚”者，其病因多与“先天不足”有关。需要说明的是，糖尿病的发生与七情不调、房事不节也有关系。

内热因素——肾阳不足引发糖尿病

不管何种原因所致，其发病机制都与“内热”有关。热伤胃阴则胃火炽盛而消谷善饥（中消），热伤肺阴则津不输布而烦渴多饮（上消），热伤肾阴则固摄无权而尿多味甘（下消）。

糖尿病若迁延日久，阴损及阳，可致肾阳不足；亦有糖尿病者原属素体阳虚，发病前也有肾阳不足之症状。

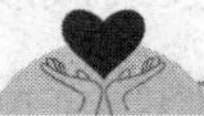

温馨提示 WENXIN TISHI

糖尿病就是一个“沉默杀手”

糖尿病对人类健康有极大的危害，而且这种危害往往是在不知不觉中发生的。患者如果平时不注意必要的检查和正确的治疗，一旦发生了糖尿病的急性并发症，或者不可逆转的糖尿病慢性并发症，那就为时已晚了。因此，糖尿病被称为破坏人体健康的“沉默杀手”，对它就要做到早发现，早检测，早治疗。

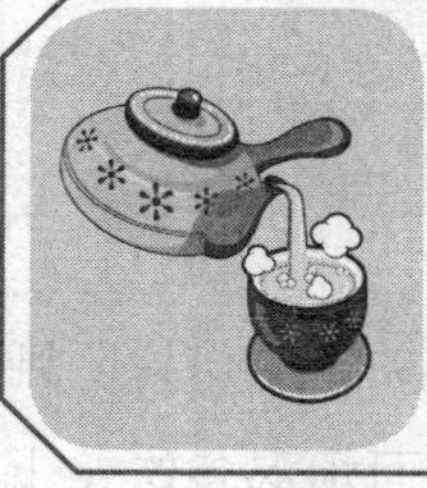

第四节 危害：识面目，拒病患

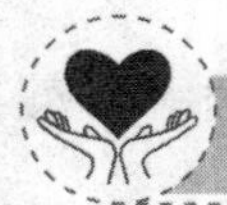

引发严重的并发病

因糖尿病引起失明者比一般人多10～25倍，糖尿病性坏疽或截肢者比一般人多15～40倍，糖尿病较非糖尿病心血管系发病率与病死率高2～5倍，因糖尿病导致肾衰竭者比一般人高17倍。目前我国糖尿病患者中，合并高血压者多达1200万，合并脑卒中者约500万，合并冠心病者约600万，伴有双目失明者约45万，合并肾衰竭者约50万。

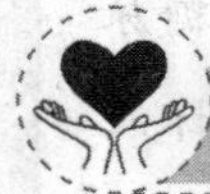

致使儿童发育障碍

大多数人认为：糖尿病是大人才会患的病，和孩子关系不大。事实上，儿童也可能患糖尿病，而且儿童一旦患上糖尿病，危害极大，如果不好好控制将对孩子的生长发育产生严重影响。没有治疗或控制不好的糖尿病儿童，血糖常常超过肾脏重吸收葡萄糖的限度，结果造成不少葡萄糖随尿液排出。重症患儿经尿液每天丢失的葡萄糖可达250克，相当于进食能量的50%都丢失了。所以，虽然孩子拼命吃东西，还是营养不良，这样就会影响孩子的生长和发育。长期血糖控制不佳或没有治疗的糖尿病儿童，可出现身材矮小、肝脏肿大和青春期延迟，医学上称为糖尿病侏儒，这充分说明糖尿病对儿童生长发育的严重危害。

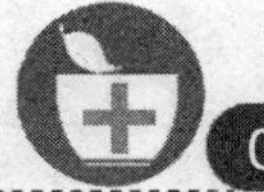

造成育龄妇女不孕

糖尿病患者不孕症占2%，约2/3妇女月经不调，重症糖尿病患者由于性腺功能受影响不易受孕。即使怀孕，流产率也高达15%。而且，糖尿病患者怀孕容易羊水过多、尿路感染、滞产及产后出血、妊娠高血压综合征发生率高，也容易导致滞产及产后出血。

给社会带来沉重的负担

用于糖尿病治疗的费用可能给患者本人、家庭、工作单位以及国家带来沉重的经济负担，如美国1992年直接和间接用于糖尿病防治工作的费用已达920亿美元。

因此，对每一位患者以及从事糖尿病防治工作的医务人员来说，正确有效地治疗糖尿病，尽量减少糖尿病及并发症带来的危害，是十分必要的，也是其应尽的义务和职责。

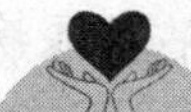

温馨提示 WENXIN TISHI

预防糖尿病从自身做起

（1）生活要有规律，不可暴饮暴食。

（2）尽量多吃蔬菜，短期内忌进食大量甜质食品。

（3）合理作息，尽量少熬夜。

（4）规律的性生活，防治交叉感染。

（5）锻炼身体，增强机体免疫力。

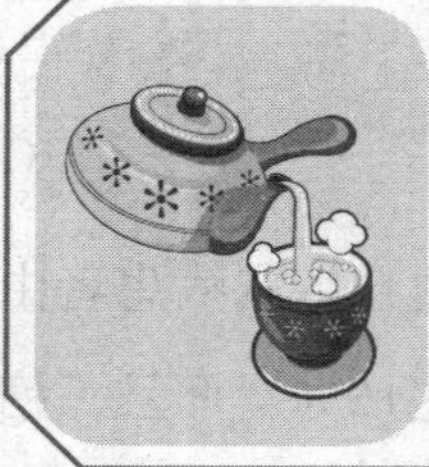

第五节

防治：治未病，防患未然

预防糖尿病要把握重点

中国有句古语，叫防患于未然，这句话在防治糖尿病中相当重要。我国糖尿病患病率急剧增高的基本原因，那就是遗传的易感性、生活水平的提高、生活模式上的缺陷、平均寿命的延长和检测手段的提高。遗传基因的特点我们目前还没有办法改变，生活水平提高、平均寿命延长以及医疗条件的改善对我们来说是好事，也恰恰是我们所追求的目标。因此，预防糖尿病主要应做好以下两件事。

1. 进行健康教育

即大力进行糖尿病的宣传教育，尽量使糖尿病及其预防手段做到家喻户晓，使全民动员起来，与糖尿病作持久的斗争。忽视和低估糖尿病教育意义的做法是错误的。

2. 养成健康的饮食习惯

仅仅停留在宣传糖尿病知识上是远远不够的，还必须为人们做点实事，使他们尽快改变不健康的生活方式，采取正确的、科学的饮食习惯，持之以恒地坚持体育锻炼，避免肥胖，少饮酒，不吸烟，保持心理上的健康，使糖尿病和其他慢性疾病的发生率降低到最低水平。同时，利用各种手段对整个人群，特别是糖尿病的高危人群进行糖尿病和糖耐量损害的筛查，以期尽早地发现和有效地治疗糖尿病。

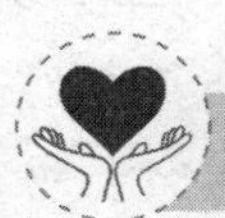

糖尿病预防的最佳时期

预防糖尿病应从哪个阶段开始？从绿灯、黄灯还是到了红灯时再开始也不晚？毋庸置疑，从健康状态还处于绿灯时就开始是比较明智的，也是必要的。如从黄灯亮起时再开始预防，虽说有些晚了，总比不预防要好得多。预防做得好可终身不承受糖尿病的痛苦。值得提醒的是，当黄灯亮起之时，这块心病始终困扰着你，一不注意预防，或者不再坚持预防糖尿病的方法，随时可能患上糖尿病。当然，如果红灯高挂，那就“为时已晚”。到这时，已不是预防糖尿病，而是到了治疗糖尿病的时候了。

糖尿病预防措施早知道

糖尿病预防措施应从以下几个方面来开展。

1. 加强体育锻炼和减轻体重

肥胖是糖尿病的重要危险因素之一。体力活动过少有可能引起身体发胖，两者互为因果，都可诱发糖尿病的发生。因此适当地增加体力活动、控制总热量摄入、限制肥胖，三者结合起来是有好处的，可使糖尿病的发病率减少。

2. 预防从改善饮食习惯开始

让人们充分认识到，任何人在任何时间、任何地点都有可能患糖尿病，不健康的饮食习惯可以促使糖尿病的发生。现在绝不能依赖某些药物，完全可以通过改良饮食习惯，调整总热量和脂肪的摄入，来达到预防糖尿病的发生。

3. 戒 烟

国内外学者都已公认，吸烟是糖尿病三大主要危险因素之一。必须要强调戒烟。

4. 预防从妊娠期开始

在广大群众中要加强妊娠期糖尿病知识的教育，并增强监测筛选的意识。大力提倡对于25岁以上的所有初孕妇女和25岁以下有糖尿病家族史、肥胖、高血压、高血脂的初孕妇女或有分娩巨大胎儿史、畸胎史、流产史孕妇，在妊娠24～28周期间定期检测血糖，以便早期发现妊娠期糖尿病，及时采取干预措施（必要时做50克葡萄糖耐量试验筛选），并定期对孕妇和胎儿进行监测，确保胎儿正常发育和母体的健康。

5. 预防从婴儿哺乳期开始

已有大量研究证实，婴儿哺乳期过早喂牛奶，是1型糖尿病的危险因素。提倡母乳喂养是关键。糖尿病的预防工作从妊娠期和婴儿哺乳期开始做起，努力培养出没有危险因素的下一代。

糖尿病药物预防是下策

有人会问，能否用药来预防糖尿病？但就医生的观点来看，建议最好还是采取多学习、合理选择饮食、多进行体育锻炼、放松心情等非医疗方法来预防糖尿病，而不要单纯地依赖药物。主张用非药物预防糖尿病的原因有以下几个方面。

1. 吃药会产生不良反应

与改变不良的饮食及生活方式相比，任何药物都不可避免地有其不良反应，能不吃药的还是以不吃药为好。

2. 吃药花费较高

吃药没有不花钱的，用药物预防糖尿病每天所花的钱可能不太多，但要是您吃上10年、20年，那花费就不是个小数目了，所以不鼓励采用药物来预防糖尿病。

3. 用药无法掌握时机

您并不知道您将在何时患糖尿病，要是用药物预防，您应该从何时开始，到何时结束呢？这是不容易说清楚的。

防治糖尿病的综合举措

如何防止自己得糖尿病，是每一个现代人十分关注的问题。专家认为，要是想防止自己得糖尿病，至少应做到以下4点，这也是国际上公认的预防糖尿病的措施。

1. 多进行糖尿病知识教育

要多看看有关糖尿病的书籍、报刊、电视，多听有关糖尿病的讲座和广播，增加自已对糖尿病的基本知识和防治方法的了解，这是预防糖尿病取得成功的前提。试想，如果一个人对糖尿病一无所知，根本就不知道糖尿病及其并发症的危害之处，也根本不知道糖尿病预防的必要性和预防应该采取的方法，那还谈什么糖尿病的预防？

2. 增加体育运动

“生命在于运动”，运动可以减少多余的脂肪，防治肥胖发生；可以增强肺脏功能，提高吸氧总量；可以改善心脏功能，防治冠心病的发生；可以增加血液流动，增强输氧能力；可以增加骨骼密度，防治骨质疏松；可以改善心理状态，保持心情舒畅，故可知运动对人体健康极为重要。

勤运动的重要目的之一是不使体重增加过快，并且使增高的体重减下来。有些方法可以用来衡量自己是否超重，是否肥胖。如一个人的标准体重应该是（身高-105）±10%，其中身高用厘米，体重用千克。一个人的理想体重应该在标准体重的90%～110%。

3. 不要暴饮暴食

不要暴饮暴食是预防糖尿病的关键，这是针对中国人“食不厌精”的特点而言的。不论是中国内陆地区还是中国台湾地区，大吃大喝者大有人在，他们认为“想吃什么就吃什么”是幸福的象征，殊不知“病从口入”，对很多人而言，糖尿病可以说是吃出来的病。少吃东西就是减少每天的热量摄取，特别是避免大吃大喝，少吃肥甘厚味，同时不要喝烈性酒，吸烟者一定得戒掉等。

4. 放松心情

保持乐观态度就是力求做到开朗、豁达、乐观、劳逸结合，避免过度紧张劳累。人是有思想的，有喜、怒、哀、乐等各种情感，而日常生活中的各种感情变化，不只影响了他们的心理状态，而且也影响到他们的生理状态，甚至影响他们的健康。不想得糖尿病，就必须保持平常心来对待一切。

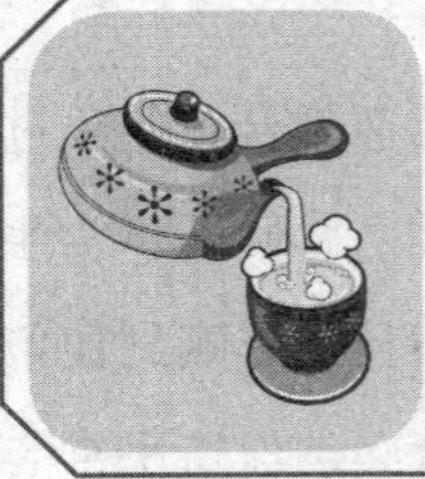

第六节 误区：拨云翳，重见晴天

误区一：糖尿病患者寿命短

有人认为糖尿病患者不能享受和健康人一样的寿命。其实这是一种错误的说法。

随着医药事业和内分泌专业的不断发展，治疗糖尿病的各种新型胰岛素和口服降糖药物都先后问世，胰岛素泵和胰岛移植等新的治疗方法也给糖尿病患者带来了新的希望，今后也还会有更多更有效的方法来战胜糖尿病。因此，得了糖尿病并不可怕，只要充满战胜疾病的信心，长期坚持合理治疗，从而使病情得到理想控制，那么糖尿病患者基本上是可以和健康人享受一样的寿命。有许多老教授、老专家虽得了糖尿病，但由于治疗和调养合理、得当，活到80岁以上高龄并不少见。如果得了糖尿病不去认真治疗，生活、饮食习惯毫无规律，导致多种并发症出现，尤其是心血管和肾脏等并发症越来越多、越严重，这样寿命就会缩短。

误区二：糖尿病可以根治

作为糖尿病患者，渴望自己的病情能有办法根治，这种心情是可以理解的。但遗憾的是到目前为止糖尿病尚无根治措施。采用饮食、运动、药物等综合疗法只能有效地控制病情，还不能根治糖尿病。有些糖尿病患者的病情很轻，经过一段正规治疗，血糖可以降至正常，甚至不用药也可以将血糖维持在正常范围。但这并不说明糖尿病已被治愈，如果放松治疗，糖尿病会卷土重来。因此，就目前而言，糖尿病是一种需要终身防治的疾病。虽然糖尿病不能彻底根治，但只要患者坚持治疗，糖尿病是可以控制的。糖尿病本身并不可怕，可怕的是其各种并发症。所以糖尿病患者只要坚持长期治疗，与医生密切配合，稳定控制糖尿病，就可以防止或延缓糖尿病慢性并发症的发生和发展，从而达到健康与长寿的目的。

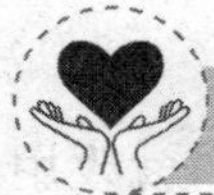

误区三：糖尿病不会遗传

有人认为糖尿病不遗传，其实，糖尿病是有遗传性的，糖尿病患者的子女肯定比非糖尿病患者的子女容易得糖尿病。如果父母双亲都是糖尿病患者，那么子女得糖尿病的机会更大。1型和2型糖尿病均有遗传倾向。它们遗传的不是糖尿病本身，而是糖尿病的易感性，易感性使这些人比一般人容易得糖尿病。与1型糖尿病相比，2型糖尿病的遗传倾向更加明显。但这并不是说，糖尿病患者的子女就一定得糖尿病，研究表明，即使父母均为2型糖尿病患者，其子女的糖尿病患病率也不超过20%。糖尿病有遗传倾向，但可以预防。糖尿病的发生是遗传因素和环境因素共同作用的结果，缺少任何一种因素都不会发病，因此减少或消除糖尿病的诱发因素就可以减少或避免糖尿病的发生。

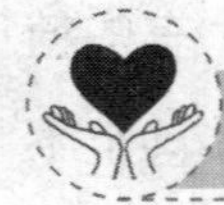

误区四：糖尿病患者不能结婚生子

有些人认为糖尿病患者不能结婚生子。真的是这么回事吗？

糖尿病在良好的血糖控制下，可以维持正常的生长发育，且保持正常的学习和工作能力，享受与正常人同等的寿命，同样也可与正常人一样结婚、生子。但从另一个方面来看，糖尿病患者毕竟不同于正常人，可能有代谢紊乱情形，患者也可能有糖尿病慢性并发症，如果处理不当，可能会引起严重的后果。

糖尿病患者可以怀孕生子，但应注意以下几点。

1. 慎重选择怀孕时机

应在血糖控制最满意之时怀孕，最好是有了怀孕的打算时，就改用胰岛素积极控制好血糖。

2. 密切地观察病情

整个妊娠期间都要密切地观察病情，选择胰岛素治疗，尤其要把血糖和血压控制在满意水平，使患者能顺利生下健康宝宝。

3. 宜早生

如糖尿病患者打算生子，则宜早生，因为随着病程的延长，各类并发症，尤其是肾脏和眼科并发症也会加重，因而晚生的风险性更大。

4. 不宜多生

因为每一次怀孕和分娩都会对糖尿病患者带来巨大的精神和身体上的负担，并有一定的风险。

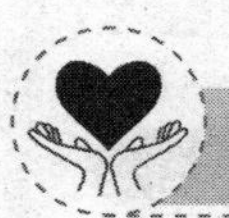

误区五：糖尿病患者开车无妨

随着经济繁荣与生活水平的提高，驾驶公车，甚至拥有私家车的人不断增多。对于酒后驾车的危险性，人们都有认识，然而对于糖尿病患者开车的危险性却认识不足。开车时需要精神高度紧张，而糖尿病患者特别是胰岛素治疗的患者，随时有低血糖的危险。低血糖反应轻者注意力不集中，意识模糊，重者可导致昏迷。另外，糖尿病患者往往并发有视网膜病变从而影响视力，显然开车对他们及他人的生命安全都是一个严重威胁。

误区六：忽视“黎明现象”

这里所说的“黎明现象”是指糖尿病患者在凌晨3点左右血糖开始升高，一直持续到上午8～9时。胰岛素依赖型糖尿病就是常发生在这个时期的。

“黎明现象”的发生与体内多种内分泌激素有关，如生长激素、糖皮质激素和胰高血糖素等，这些激素与胰岛素有相互抑制作用，可使血糖稳定在一定水平，从而保证人体的正常需要。但糖尿病患者的胰岛β细胞已受损害，当生长激素和糖皮质激素的分泌在午夜逐渐升高时，糖尿病患者不能分泌足量胰岛素来抵抗，因而就会出现黎明时血糖异常升高。

温馨提示 WENXIN TISHI

患上糖尿病后莫要慌

当确诊为“黎明现象”后，首先要消除心理上的紧张情绪，改善睡眠条件，调节合理的饮食，进行适当的运动。同时，要在医生指导下进行降糖药物的调整。若注射速效胰岛素，则应将早餐前胰岛素注射提前到清晨6时，或将晚餐主食分1/3的量到睡前吃，在进餐前注射胰岛素24单位。除了降糖药物调整之外，睡前口服赛庚啶可抑制生长激素和糖皮质激素分泌，或睡前注射生长抑制素。

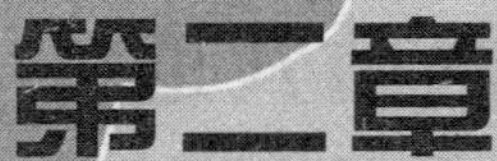

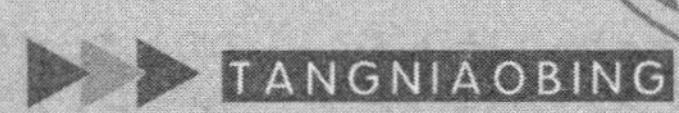

第二章 TANGNIAOBING JUJIA TIAOYANG BAOJIAN BAIKE

食疗降糖，无糖而不单调的方略

饿着肚子降糖是很多糖尿病患者已经和正在体验的痛苦。唉，可怜呀！究其原因：其一，为了降糖，即使感到饥饿了也不敢吃；其二，为了避免血糖继续升高，可又不知道怎样科学去吃，所以，即使饥饿了也不敢随便乱吃。本章根据食药同理的原则，为糖尿病患者提供了一套科学的饮食方法，解决了饥饿，降下了血糖，可谓两全其美哟！

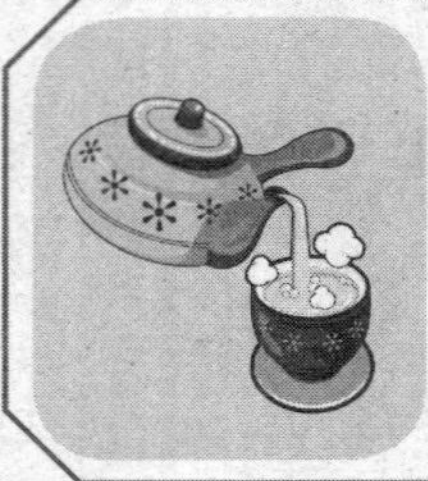

第一节 专家指导：饮食降糖循其道

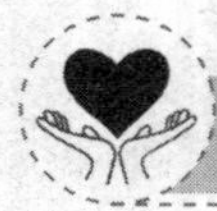

饮食应把握七大原则

饮食调理对任何类型的糖尿病都是行之有效的、最基本的治疗措施。药食结合，尤其是轻型患者，经饮食控制和调节，通常不需服药或少量服药，血糖、尿糖即可恢复正常，症状消失。中重型患者，经饮食控制和调节后，减少用药，促使病情稳定、减轻，或预防并发症发生。总之，糖尿病饮食治疗既要有利于疾病恢复，又要能维持正常生理及活动需要。对儿童、青少年、孕妇和乳母等，还要考虑到生长发育及胎儿生长的需要，以减轻胰岛负担，促进糖尿病的康复。尽管糖尿病目前不能根治，但已有充分证据表明，经综合治疗可以成功地控制血糖，减少糖尿病微血管和神经系统并发症。

糖尿病的饮食原则如下。

原则1：合理控制总热量

合理控制总热量是糖尿病患者饮食调理的首要原则。糖尿病患者总热量的摄入以维持标准体重为宜。肥胖者应先减轻体重，减少热量摄入；消瘦者对疾病抵抗力降低，应提高热量的摄入，增加体重，使之接近标准体重；孕妇、哺乳期妇女、儿童应适当增加热量摄入，以维持正常的生长发育。

原则2：增加膳食纤维摄入

目前，食品加工越来越精细，丢掉了大量有益于健康的膳食纤维，特别是水溶性纤维素。这些纤维素在肠道遇水后体积会膨胀30～100倍，可带走消化道内未被消化吸收的多余脂肪、胆固醇和有毒的代谢废物，增加粪便体积，促进排便，有益于降低血糖、血脂，预防心脑血管疾病、便秘和结肠癌。

原则3：食物多样化，营养全面平衡

平衡膳食，选择多样化、营养合理的食物，合理安排各种营养物质在膳食中所占的比例。放宽对主食类食物的限制，减少单糖及双糖的食物；限制脂肪摄入量；适量选择优质蛋白质。

原则4：营养素的比例要合理

糖尿病患者膳食中，来自糖类食物的热能应占55%～60%，由脂肪提供的热能只占30%以下，而蛋白质供热能比例不应超过20%。也就是说，糖尿病患者应以糖类食物为主，少吃脂肪和蛋白质，因为人的主要热能是来源于葡萄糖（为糖类食物消化分解最终物质）。脂肪摄入过多会引起高血脂、肥胖。蛋白质虽然是人体必需的，但其在体内代谢产物均为有毒性的尿素氮、肌酐等非蛋白氮类废物，必须经肾脏排出。当肾有病变时，进食过量蛋白质会加重肾脏负担，甚至导致尿素氮、肌酐排不出去而在血中堆积增多，引起尿毒症。所以，合理的三大营养素比例是糖尿病饮食的一个重要原则，偏重哪一方都会引起代谢及营养失衡。

原则5：少食多餐，避免晚间进食

糖尿病患者的膳食在总热量保持不变的情况下，可采用少食多餐的进食方式。这种进食方式比少餐多食更有利于减肥。如果一次进食量过多，势必刺激大量胰岛素分泌，使血糖吸收增加，利用率增大，合成脂肪也相应增多。少食多餐则可减少胰岛分泌胰岛素，使上述弊端减少。

由于胰岛素的活性在晚上最强，所以要避免在夜间进食过多，否则容易发胖。但是，若过多减少进食量而不增加进餐次数，又可因过度饥饿使自身脂肪大量消耗，血液游离脂肪酸会明显增多，又会加速动脉粥样硬化，这也是不可取的。

原则6：进餐时间、数量要稳定

糖尿病患者每天进餐的时间、数量应保持一定的稳定性，尽量不吃零食，还应戒烟、忌酒。

原则7：食物宜粗不宜精

在主食定量范围内尽可能多吃些粗杂粮及豆类，蔬菜以绿叶菜为好，如油菜、小白菜、韭菜、菠菜、芹菜等。这些食物中既含有丰富的维生素和无机盐，又含有较多的粗纤维，能有效地防止血糖吸收过快，还有降低胆固醇、预防动脉硬化及防治便秘的作用。

患者应掌握饮食的三大特点

糖尿病患者饮食应把握以下三个特点。

1. 饮食不求快

糖尿病患者吃饭时不可求快，不可暴饮暴食，否则会影响消化吸收，还会加重胃和胰腺等脏器的负担，时间一长，容易导致一些疾病的发生，加重病情。

2. 饮食宜暖

糖尿病患者的饮食温度应适中，过烫或过凉的饮食都将引起糖尿病患者的不良反应。按照中医学理论，人的脾胃特点之一是喜暖而怕寒，所以生冷的食物不宜多吃。

3. 饮食清淡

糖尿病患者饮食口味过重，对身体不利，淡食有利于健康，所以前人很早就总结了“淡食最补人”的摄食格言。对糖尿病患者来说，尤其是并发肾病的糖尿病患者来说，日常饮食除了应遵循一般的保健要求外，更要注意少吃高盐食物。

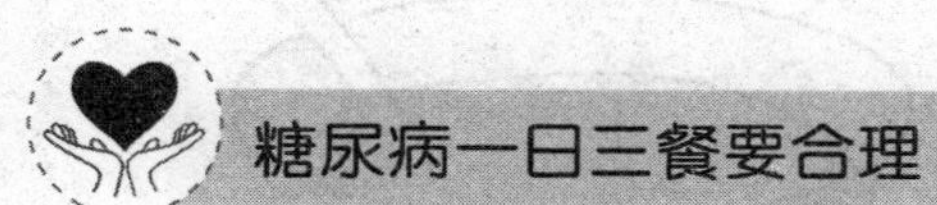

糖尿病一日三餐要合理

为了避免血糖骤然升高，糖尿病患者应强调少食多餐。对于病情稳定的轻型糖尿病患者一日至少保证三餐，切不可一日两餐。三餐主食量的分配为早餐1/5、午餐2/5、晚餐2/5，或早、午、晚餐各1/3。如全日进食粮食250克，则早餐可进食50克，午、晚餐各进食100克，也可平均分配。

对用胰岛素或口服某些降糖药的患者，在药物作用最强的时间应安排加餐。全日主食量分为4～6餐，加餐时间安排在两餐之间，如上午9时30分、下午3时、晚上9时。从正餐中匀出25～50克主食作为加餐。睡前加餐除主食外，还可选用含蛋白质的食物如牛奶、鸡蛋、豆腐干等，因为蛋白质变成葡萄糖的进度较慢，对防治夜间低血糖有利。

另外，糖尿病患者要懂得如何掌握或减少饮食量以及适时加餐。如尿糖多时，可以少吃一些；体力劳动较多时，应多进食 25～50克主食。

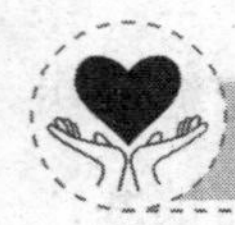

患者一周食谱任你选

糖尿病患者日常食谱与正常人的饮食没有太大的差别，但要有一定的规律性，不能像正常人吃饭那样随意，要控制主食，如米、面及其他淀粉类食物，忌食糖、糕点等。饮食疗法不是一劳永逸的事，需要天天执行，长期不懈地坚持下去，才能见到效果。下面是一份适用于糖尿病患者的一周食谱，供糖尿病患者参考。

早餐

周一：鸡蛋1个，菜包1个（50克），米粥1碗，拌白菜心1小碟。

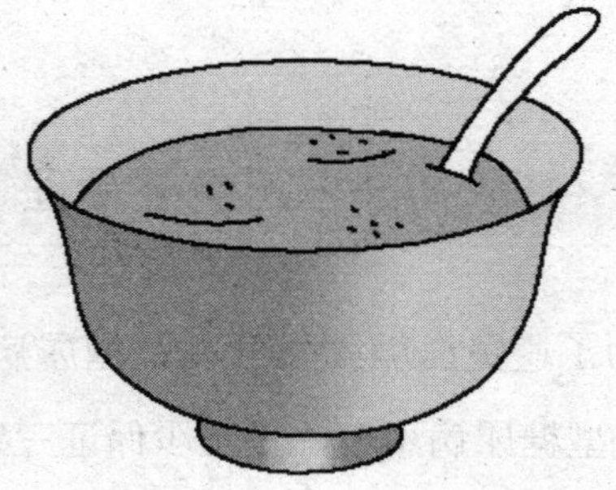

周二：薏苡仁粥1碗，鸡蛋1个，全麦小馒头1个（50克），拌莴笋丝1小碟。

周三：鸡蛋1个，牛奶240毫升，馒头50克。

周四：牛奶1杯（250毫升），鸡蛋1个，窝头1个（50克），凉拌豆芽1小碟。

周五：豆浆1杯（400毫升），茶鸡蛋1个，全麦面包片（50克），凉拌苦瓜1小碟。

周六：荷叶绿豆粥1碗，鸡蛋1个，豆包1个（50克），凉拌三丝1小碟。

周日：鸡蛋羹（鸡蛋1个），牛奶燕麦粥（牛奶250毫升，燕麦25克），海米拌芹菜1小碟。

午餐

周一：荞麦面条1碗（100克），素油炒菠菜，西红柿炒鸡蛋。

周二：荞麦大米饭1碗（100克），青椒肉丝，香菇豆腐汤。

周三：茭白鳝丝面（含面条100克），醋熘大白菜。

周四：雪菜豆腐，肉丝炒芹菜，米饭一碗（100克）。

周五：口蘑冬瓜，牛肉丝炒胡萝卜，烙饼2块（100克）。

周六：玉米面馒头1个（100克），炒鱿鱼卷芹菜，素烧茄子。

周日：酱牛肉80克，醋烹豆芽菜，烙饼100克。

晚餐

周一：米饭100克，蒜蓉菠菜，肉末烧豆腐。

周二：米饭1碗（100克），椒油圆白菜，葱花烧豆腐。

周三：花卷1个（100克），西红柿炒扁豆，醋椒鱼。

周四：馒头1个（100克），鸡片炒油菜，盐水大虾。

周五：米饭1碗（100克），清炒虾仁黄瓜，鸡汤豆腐小白菜。

周六：紫米馒头1个（100克），沙锅小排骨，香菇菜心。

周日：葱油饼（含面粉100克），紫菜冬瓜汤，芹菜香干。

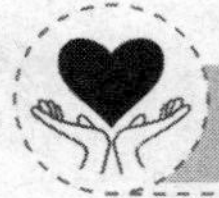

并发肾病的饮食原则

糖尿病并发肾病是常见的糖尿病慢性并发症，饮食是防治的重要组成部分，需要注意的问题如下：

（1）及早发现，及早治疗，积极控制血糖。要求饮食科学合理并适应患者的个体情况，饮食与体力活动结合，必要时加上降糖药，使血糖控制在理想水平。超重者应减轻体重。

（2）有效地抗高血压治疗能减少白蛋白尿，并延缓肾功能损害的进程。从饮食上应限制食盐的摄入，对于有高血压和肾病的患者，每日摄入钠盐2克（即低于5克食盐），包括酱油、味精及松花蛋、挂面等所含的钠在内。

（3）关于蛋白质的摄入量，要因病情而异。当前大多数人主张糖尿病并发肾病患者的蛋白质摄入量与正常人相近，即每日每千克体重给予0.8克，或占全日总热量的10%。一旦肾功能受损，肾小球滤过率开始下降，则将蛋白质节制到每日每千克体重0.6克。如患者用透析治疗，蛋白质摄入应提高至每日每千克体重1～1.5克。除蛋白摄取量之外，蛋白质的质也很重要，应选用动物性食物，如奶、水产、禽类、瘦肉等，使动物性优质蛋白占蛋白质总量的30%～50%。

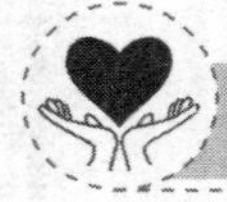

并发冠心病的饮食原则

在2型糖尿病中，并发冠心病的发病率为40%左右，其致死率也达40%以上。日常的饮食调理是防治冠心病的重要措施之一，其饮食原则为：

（1）多吃新鲜蔬菜和绿色蔬菜，不暴饮暴食。

（2）不食用能兴奋神经系统的食物。如浓茶、咖啡、烟、酒、辣椒等。

（3）严格控制每日热量摄入，少食多餐，热量分配可按早餐30%，午餐40%，晚餐20%，加餐10%。

（4）选择低脂肪、低胆固醇、富含纤维素和维生素的饮食。饮食要清淡、低盐。

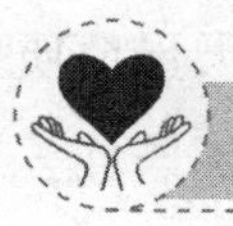

并发高血压的饮食原则

因为高血压的特殊性，患者除了坚持合理的药物治疗外，对饮食和运动等生活方式进行调整也非常重要，建议高血压合并糖尿病患者在饮食方面应遵循以下九条饮食原则：

（1）热量摄入与消耗要掌握平衡。

（2）忌食糖果。这类患者应忌食蔗糖、葡萄糖、蜜糖及其制品。

（3）选择低糖水果。如果血糖控制不好，可能造成水溶性维生素及矿物质的过量丢失，因此需要补充新鲜的含糖量低的水果蔬菜，如草莓、西红柿、黄瓜等。

（4）少食多餐。这样可保证在餐后血糖不会升得太高。

（5）合理晚餐。最好安排在下午6：30～7：30，这样可以在晚饭后进行适量的运动。

（6）严格控盐。高血压合并糖尿病患者则最高不应超过每天3克。

（7）要少吃高胆固醇含量高的食物。如蛋黄、动物的皮和肝脏等。

（8）多食用优质蛋白。蛋白的来源应以牛奶、瘦肉、鸡蛋、海产品等优质的动物蛋白为主。

（9）多食粗纤维食物。促进消化提升免疫力。

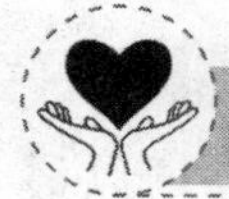

妊娠糖尿病的饮食原则

妊娠糖尿病患者营养素的供给量在保证满足母体和胎儿生长发育的同时，还要维持孕妇体重的合理增长。正常情况下，每月平均增加体重约为1500克，全妊娠过程增加体重6000～10 000克。在妊娠的前4个月，营养供给量应与非妊娠糖尿病患者相似，以免体重增长过多。后5个月，每天增加热量838～1257千焦；每天增加蛋白质25克，全天蛋白质的摄入量不应少于100克，其中优质蛋白质应占1/3以上；在妊娠后期，为了使胎儿生长发育正常，糖类每天不应低于250克，钙、锌、铁和多种维生素必须供给充足，尽量选用乳、蛋、肉、豆制品和绿叶、黄色蔬菜，必要时补充无机盐和维生素制剂。凡有水肿或水肿倾向者需限制食盐进量，可以用低盐或无盐饮食。对于肥胖孕妇，不宜选用低热量饮食降低体重，否则易影响胎儿的发育。

合理安排餐次，既可以预防高血糖，又可以防止低血糖的发生。对妊娠糖尿病患者来说，最好的防止低血糖的方法就是每天至少保证3餐。即使有妊娠反应也应该坚持早餐。轻度反应者可选食一些清淡无油的食品代替常规饮食。重度者要在医生的指导下予以治疗。使用胰岛素或口服磺脲类（国外尚有用）药物的患者要增加2～3次用餐，尤其临睡前加餐必不可少，防止夜间出现低血糖。

低血糖患者的饮食原则

（1）注重高纤维食品的摄入。因为高纤饮食有助于稳定血糖浓度。当血糖下降时，可将纤维与蛋白质食品搭配食用。例如，麦麸饼子加生乳酪或杏仁果酱。总之，餐前半小时先服用纤维素，可以稳定血糖。而在两餐之间服用螺旋藻片，可进一步稳定血糖浓度。

（2）因为酒精、咖啡因、烟都能严重影响血糖的稳定性，所以最好能戒除或少用。

（3）糖尿病患者要少吃多餐。对于低血糖患者最好是少量多餐，一天以6～8顿为宜。睡前吃少量的零食及点心会对患者有帮助的。

（4）饮食应求均衡，要做到食品多样化，营养全面化。

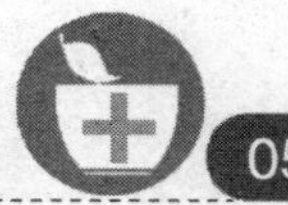

1型和2型患者饮食各有重点

合理的饮食治疗是各种类型糖尿病治疗的基础，但饮食控制对1型糖尿病和2型糖尿病要求重点有所不同。对1型糖尿病患者的要求重点是除饮食的定时、定量和定餐外掌握好胰岛素、饮食与活动量三者之间的相互平衡关系，根据活动量的增减，灵活调整胰岛素、饮食量和餐次。对2型肥胖患者的要求重点是限制饮食中总热量的摄入，使体重减轻以改善胰岛素的敏感性，从而使临床症状改善。

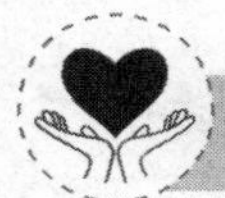

灵活加餐，糖尿病患者少食多餐

灵活加餐是一门很大的学问，对防止糖尿病患者的低血糖反应十分重要，尤其是皮下注射胰岛素的患者，适当而科学地加餐能使病情得到稳定或减少药物的用量，从而有效防止血糖出现大幅度的回落。

临床上经常见到一些注射胰岛素的患者晚上睡觉前尿糖阴性，早晨起床时空腹尿糖反而呈阳性。进一步观察发现，他们中除少数患者属“黎明现象”外，多数属夜间低血糖引起的晨起高血糖。对于这种现象，患者可以在晚间加食一些品种丰富的食物，除了主食之外，最好配备一些含优质蛋白质的食物，如鸡蛋、瘦肉、鱼虾等，因为这些食物中所含的蛋白质转变成葡萄糖的速度较其他食物中的缓慢而持久，这样一来，患者的清晨空腹尿糖就可以转阴。

还有一些糖尿病患者，病情极不稳定，常有心悸、手颤、多汗、饥饿等低血糖反应。当出现这些反应时应立即吃1块糖或50克馒头，以缓解病情发作。同时，发作前如能少量加餐，常可使血糖保持在相对稳定的状态，预防低血糖反应的发生。

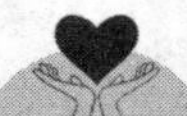

加餐时应注意以下两点：

（1）不要单纯进食肉类、蛋类食品，应适当进食些糖类（碳水化合物），若糖类摄取过少会引起饥饿性酮症。

（2）加餐不要超过总热量的需要，因为热量过高会引起肥胖，肥胖使体内组织对胰岛素的敏感性降低，因而对胰岛素的需要量增多，病情难以控制。

什么是体质指数和标准体重

体质指数就是指通过计算人体的身高与体重之间的比值大小来判断体重是否肥胖的一种检测方法。对糖尿病患者来说，过于肥胖或过于消瘦都不是好兆头。只有保持标准体重或体重指数才是控制糖尿病的上策，所以，需要我们了解一下标准体重的计算方法，其公式为：体质指数（BMI）=患者体重（千克）÷身高（米）。

以下是世界卫生组织根据亚太地区人的特点确定的亚太地区人体健康标准体质指数。

BMI=18.5～22.9 健康标准体质指数

BMI=23～24 超重

BMI=25～29.9 I度肥胖

BMI≥30 Ⅱ度肥胖

【举例来说】

小王的体重为80千克，身高为1.70米，他的体质指数是多少？

【计算方法】

小张的体质指数=80÷1.70=27.68，所以小张的体重属于Ⅰ度肥胖。

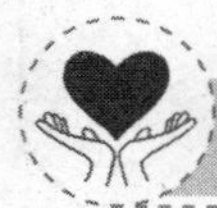

教你计算每日所需总热量

据有关专家说，糖尿病患者控制饮食的关键就在于控制好每日总热量的摄入。那么，患者应该怎样计算每日所需的总热量呢？这应该根据患者本人的年龄、胖瘦、工作性质、劳动强度等具体情况有关。具体公式如下：

所需的总热量=标准体重×每日每千克体重所需热量。

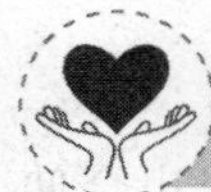

教你掌握一日营养素的摄入量

（1）成人一日热量摄入量：休息者则每日每千克体重应摄入105～126千焦热量；轻体力劳动者，每日每千克体重应摄入126～147千焦热量；中等程度体力劳动者，每日每千克体重应摄入147～167千焦热量；重体力劳动者，每日每千克体重应摄入167千焦热量。

（2）儿童一日热量摄入量：3岁以下的儿童，每日每千克体重应摄入210千焦热量；4～10岁的儿童，每日每千克体重应摄入126～147千焦热量；10～15岁的则每日每千克体重应摄入147～167千焦热量。

（3）对于孕妇、哺乳期妇女及患有严重营养不良的人，则每日每千克体重所需热量可增加10%～20%。

（4）对于超重及I度以上肥胖者，每日每千克体重所需要的热量则应减少15%；对于体重减轻及消瘦者，则每日每千克体重所需要的热量就应该相应地增加15%。

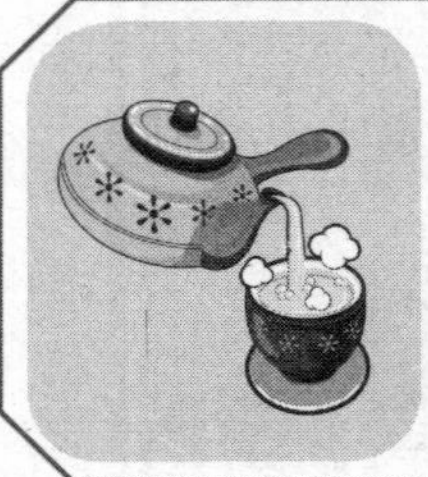

第二节 科学进补，营养素宜知道

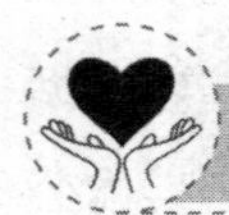

蛋白质——刺激胰岛素分泌

专家证明，机体的蛋白质代谢、糖类代谢与脂肪的代谢密切相关。当糖类和脂肪代谢出现紊乱时，蛋白质的代谢也必然会不平衡，这样就可以引起胰岛素分泌的变化，从而促使了糖尿病的发病。因此糖尿病患者应增加对优质蛋白的摄入比例。

我们知道，动物性蛋白质在给人体提供大量蛋白质的同时，也会使我们摄入过多的饱和脂肪酸和胆固醇；而植物性蛋白质如豆类、坚果类等，尽管蛋白质含量低于动物性蛋白质，但它们几乎不含有胆固醇，而且还含有大量的膳食纤维，因此非常适宜糖尿病患者食用。当然，我们为了提高蛋白质的营养价值，可以采取将几种不同食物蛋白质按一定比例混合食用，这样通过蛋白质之间的互补作用，就可以提高蛋白质的营养价值了。

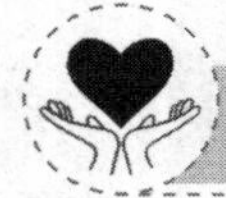

矿物质——提高胰岛素敏感性

我们知道矿物质可以影响胰腺的分泌功能或组织胰岛素的敏感性，从而导致糖尿病的发生。影响胰岛素活性和糖脂代谢的矿物质主要有铬、锌、铁、锗、锂、铜、硒、钒、硼、锰、镍、钨、钼和某些稀土元素，这些矿物质在糖尿病发病、并发症的发生和病程演化过程中起着重要的作用。

铬能活化人体内的胰岛素，使摄入人体的糖更好地转化为葡萄糖。锌可影响人体内分泌系统的多种功能，它能与胰岛素联结成复合物，从而起到调节和延长胰岛素降血糖的作用。铜对维护人体中枢神经系统的健康也很重要，而人体内胰岛素的分泌是受中枢神经系统调节的，因此，铜在治疗糖尿病的过程中的作用也是不可忽视的。

铬还可作用于葡萄糖代谢中的磷酸变位酶，如果人体内缺铬，其体内这种酶的活性就会下降，长此以往，必然会影响人的糖耐量（人体对糖的耐受能力），不利于对糖尿病的控制。机体一旦缺锌，人体的免疫功能就会下降，并容易发生各种感染性疾病，进而加重糖尿病的病情。此外，锌还能增强创伤组织的再生能力，使伤口的愈合速度加快。铜不但可参与人体正常的造血功能，糖尿病患者如并发眼底微血管病变可导致失明，而含有硒的谷甘肽过氧化物酶可以减轻糖尿病患者视网膜的损伤程度。目前，失明的糖尿病患者仍有望通过补硒而使其视力得到改善。

铬主要来源于粗粮、酵母、啤酒、豆类和肉类等。锌主要来源于动物性食物，如动物肝脏、蛋类、牡蛎、鲱鱼等。在植物性食物中则以白萝卜、黄豆、大白菜的含锌量最多。而铜主要来源于坚果、动物内脏、谷类、豆类和贝类食物等。

维生素——缓解糖尿病并发症

糖尿病患者需要根据病情来补充不同的维生素。各种维生素的作用如下。

1. 维生素B_1

维生素B_1不足可引起周围神经功能障碍，严重时甚至发生韦尼克脑病（急性出血性脑灰质炎）。而糖尿病患者经常处于高血糖状态，因为糖代谢过程要消耗维生素B_1，所以维生素B_1必然经常处于潜在性不足状态。这样周围神经功能障碍就是糖尿病患者常见的症状了，因此糖尿病患者适当补充维生素B_1是有益的。

维生素B_1主要来源于芝麻、花生、谷类、土豆、鲜冬菇、动物内脏以及牛奶、鸡蛋等。

2. 维生素B_6

维生素B_6与糖的原异生、糖酵解等相关的辅助作用有关。维生素B_6可使人体组织代谢正常进行，缓解糖尿病性视网膜病变、减少血中糖化血红蛋白，改善糖耐量；同时维生素B_6还能预防由于糖尿病引起的肾脏病变。

维生素B_6豆类来源有豆浆、豆腐、大豆；还有鸡蛋、牛奶、牛肾、牛肝、肉等。

3. 维生素C

维生素C又称为坏血酸，如果机体缺乏维生素C就会导致坏血病，从而诱发血管的病变，这与糖尿病引起血管的病变有相似之处，因此说维生素C有预防糖尿病性血管病变的作用，并且能预防糖尿病的其他并发病。

维生素C主要来源于菠菜、橙子、圆白菜、大白菜、土豆等新鲜水果、蔬菜。

4. 维生素E

维生素E可以改善脂质代谢、稳定细胞膜和细胞内脂类部分、减低红细胞脆性、促进毛细血管及小血管的增生，改善周围循环。所以，糖尿病患者体内如果维生素E不足，那么平衡就会被破坏，则血管内皮细胞将遭到破坏，并伴随低密度脂蛋白胆固醇在血管壁进行氧化反应，从而引起血管并发症。因此，糖尿病患者应积极补充维生素E。

维生素E主要来源于大豆油、果仁、坚果类食品、植物油、麦芽、豆类、蛋黄、瘦肉、花生、谷物、新鲜绿叶蔬菜、动物脏器等。

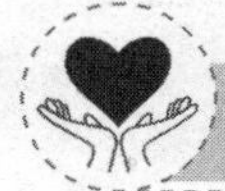

膳食纤维——减少胰岛素需要量

对于糖尿病患者来说，膳食纤维好处很多，素有“第七营养素”的美誉。

膳食纤维的作用如下。

1. 解毒

膳食纤维在肠道内有高渗透压的作用，可以对有害物质起到稀释的作用，还可以与致癌物质结合，从而可以降低结肠癌的发病率；又因为肠蠕动加快，因而也就减少了与有毒物质的接触时间。

2. 调节血糖

膳食纤维摄入胃肠以后，由于吸水膨胀而呈现为胶状，这样可以延缓食物中葡萄糖的吸收，进而降低胰岛素需求量，减轻对胰岛细胞的负担，增进胰岛素与受体的结合，从而能起到降低餐后血糖的作用。

3. 促进肠道蠕动

缩短肠内容物通过肠道的时间，并软化大便，起到润便、解除便秘的作用。

此外，膳食纤维可减少肠道对胆固醇的吸收，促进胆汁排泄，降低血胆固醇水平。

膳食纤维一般多存在于粗粮和一些菜果中，如燕麦、玉米、糙米、菠菜、笋类、白菜、油菜、魔芋等。

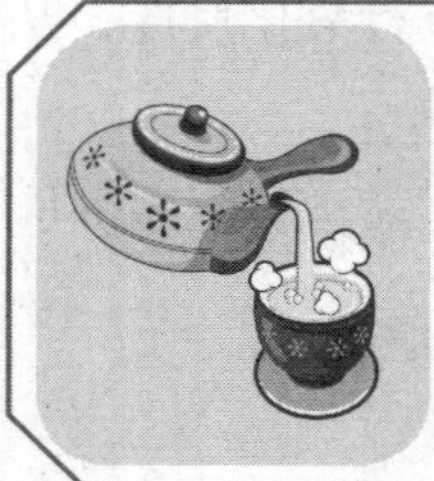

第三节 瓜果佳品，降糖有口福

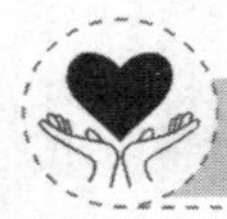

杨桃——降低餐后血糖

杨桃外形美观、独特，未熟时颜色呈翠绿，熟时呈鹅黄色，皮薄，果肉脆滑、鲜嫩且酸甜可口，里面含有充足的水分。主治风热，生津止渴。

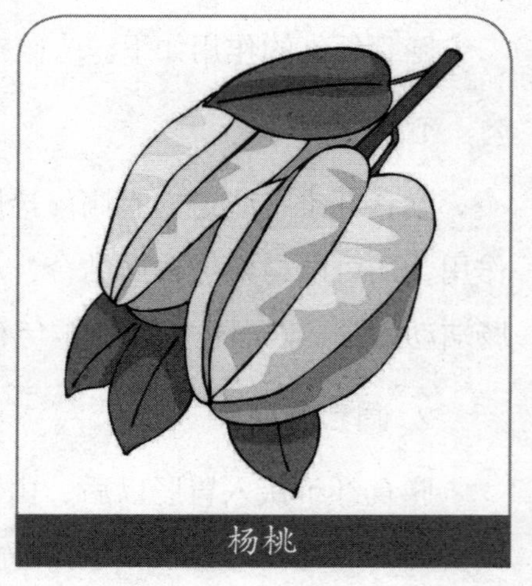
杨桃

因为杨桃果汁中含有大量草酸、柠檬酸、苹果酸等，能提高胃液的酸度及促进食物的消化，因而可降低糖尿病患者的餐后血糖。

另外可保护肝脏，降低血糖；对高血压、动脉硬化等心血管疾病有预防作用；杨桃中糖类、维生素C及有机酸含量丰富，且果汁充沛，能迅速补充人体的水分，生津止渴，并使体内的热或酒毒随小便排出体外，消除疲劳感。杨桃还能减少机体对脂肪的吸收，有降低血脂、胆固醇的作用。

【食用指导】

内服：煎汤30～60克；生食，每天1个。杨桃性寒，多食会冷脾胃，凡脾胃虚寒或有腹泻的人均宜少食。

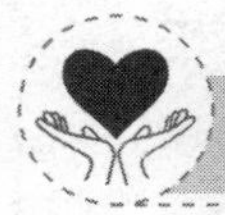

猕猴桃——帮助调节糖代谢

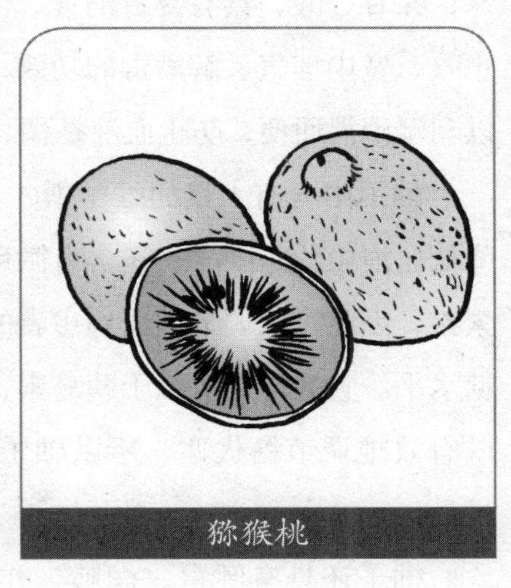
猕猴桃

猕猴桃是中华猕猴桃栽培种植水果的称谓。又称为羊桃、阳桃、木子、猕猴梨、藤梨与毛木果等，原产于中国湖北宜昌市夷陵区雾渡河镇。一般是椭圆形的。味甘、酸，性凉。能清热止渴，和胃降逆，利尿通淋。

猕猴桃中的肌醇对调节糖代谢很有好处。由于猕猴桃热量很低，属于膳食纤维丰富的低脂肪水果，因此非常适合糖尿病患者食用。

猕猴桃所富含的肌醇及氨基酸可抑制抑郁症，补充脑力所消耗的营养；猕猴桃含有丰富的维生素C，可强化免疫系统，促进伤口愈合和对铁质的吸收；猕猴桃的低钠高钾的完美比例，可补充熬夜加班所失去的体力。

【食用指导】

每日100～200克（2～4个），分2次，在两餐之间进食为宜。猕猴桃不宜与动物肝脏、番茄、黄瓜等食物一起食用；猕猴桃性寒，胃肠功能较弱的人不宜食用。另外慢性肠炎患者、黄疸型肝炎属寒湿内盛者不宜食用。

柚子——调节血糖水平

柚子是芸香科植物柚的成熟果实，产于我国福建、江西、广东、广

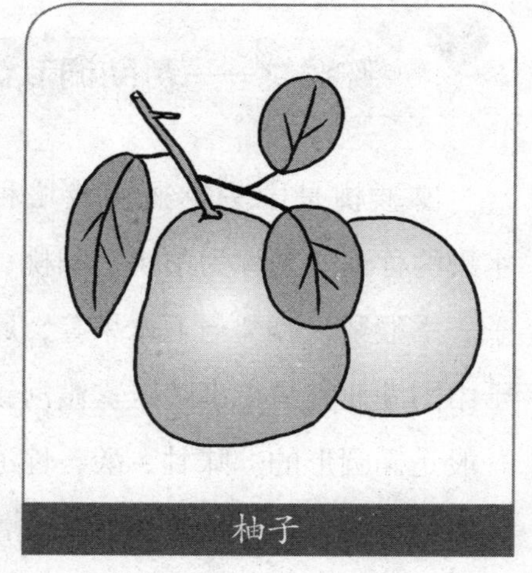
柚子

西等南方地区。它凉润、清香、酸甜，营养丰富，药用价值很高，它性寒，味甘、酸，具有健胃消食、化痰止咳、宽中理气、解酒毒的功效，可以利湿消渴通便，防止血液黏稠。

柚子中含有大量的维生素C，能降低血液中的胆固醇；还含有微量元素铬，因此可以调节糖尿病患者的血糖水平。它的作用类似于胰岛素，可以有效地调节糖代谢，所以柚子可以作为肥胖症、糖尿病患者的首选果品。

柚子还具有健胃、润肺、补血、清肠、利便等功效，可促进伤口愈合，对败血症等有良好的辅助疗效。此外，柚子含有生理活性物质皮甙，可降低血液的黏滞度，减少血栓的形成，故而对脑血管疾病，如脑血栓、中风等也有较好的预防作用。

【食用指导】

每日50克（1瓣左右）。柚子性寒，身体虚寒的人及儿童均不宜多吃；如果柚子与减肥茶同时服用，可能会导致血压上升，脉搏加快；鱼类虽含有铜质，但酸质会减低铜质的吸收，所以进食鱼类时应避免与柚子一同进食。

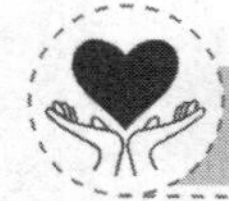

樱桃——修复受损胰岛细胞

樱桃属于落叶乔木果树，樱桃成熟时颜色鲜红，玲珑剔透，味美形娇，营养丰富，又有“含桃”的别称。性温，味甘、微酸；入脾、肝经。

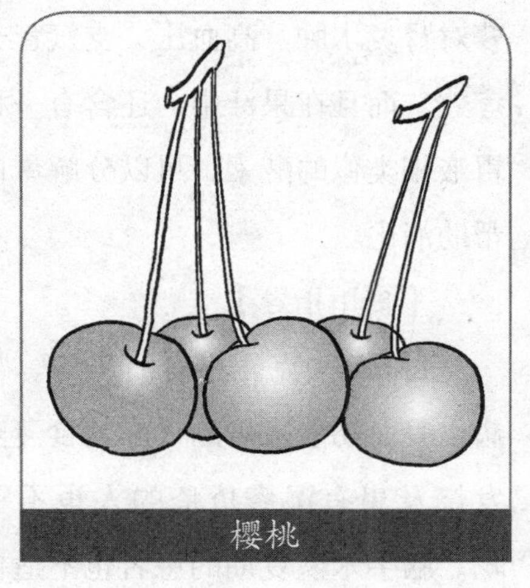
樱桃

因为樱桃中富含有花色素苷，它能够增加人体内部的胰岛素的含量及有效修复受损的胰岛细胞，所以利于糖尿病患者血糖的控制。

樱桃促进血液生成，含铁量高，位于各种水果之首，所以具有抗贫血的作用。樱桃含有丰富的维生素E，对于糖尿病患者而言，不仅对防治肾脏并发症有益，而且还能帮助糖尿病患者预防心血管系统的并发症。另外，樱桃性温热，兼具补中益气之功，能祛风除湿，对风湿腰腿疼痛有良效。樱桃树根还具有很强的驱虫、杀虫作用，可驱杀蛔虫、蛲虫、绦虫等。

【食用指导】

每日50克（10个）。樱桃核仁含氰苷，水解后可产生氢氰酸，所以药用时应小心中毒。樱桃性温，不宜多食；热性病及虚热咳嗽者忌食。

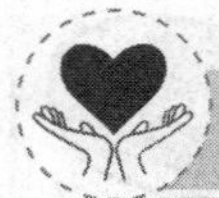

菠萝——适合肥胖型糖尿病患者

菠萝原名凤梨，原产巴西，16世纪时传入中国。味甘、酸，性温，具有解暑止渴、消食止泻之功效。

菠萝含有丰富的膳食纤维，不仅可以促进排便、降低血糖水平及减少糖尿病患者对胰岛素和药物的依赖性，而且可增加饱腹感，从而有利于肥胖型的糖尿病患者减轻体重。

菠萝含有丰富的B族维生素，能有效滋养肌肤，防止皮肤干裂，滋润头发的光亮，同时也可以消除身体的紧张感和增强机体的免疫力；菠萝对肾炎水肿、高血压、支气管炎有疗效。而且在果汁中，还含有一种跟胃液相类似的酵素，可以分解蛋白，帮助消化。

菠萝

【食用指导】

每日100克。患有溃疡病、肾脏病、凝血功能障碍的人应禁食菠萝，发烧及患有湿疹疥疮的人也不宜多吃。脑手术恢复期的患者也不适合食用，因为一旦发生过敏，将会危及生命。

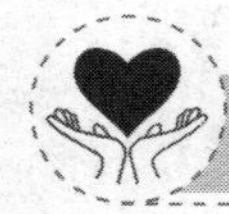

橄榄——防治糖尿病心血管并发症

橄榄又名青果，因果实尚呈青绿色时即可供鲜食而得名。橄榄果富含钙质和维生素C，于人有大益。原产中国。“桃三李四橄榄七”，意思是橄榄需栽培7年才挂果。味甘、酸，性平，入脾、胃、肺经，有清热解毒、利咽化痰、生津止渴的功效。

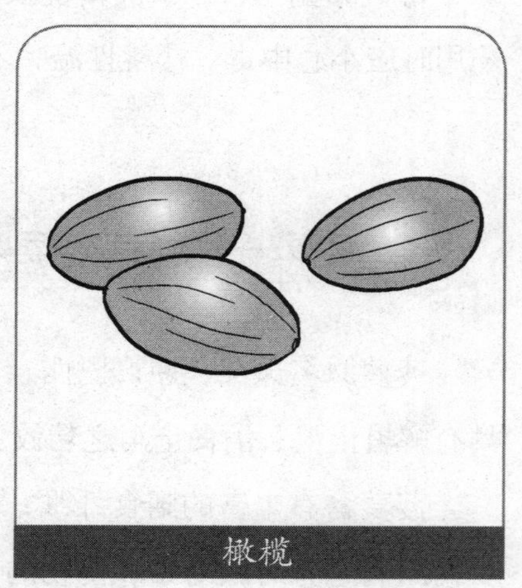
橄榄

因为橄榄中的多酚有很强的抗氧化能力，所以不仅能够预防冠心病、动脉粥样硬化的发生，而且还有舒缓血管平滑肌、降低血压的功效，对糖尿病的心血管并发症有很好的防治效果。

橄榄含有大量水分及多种营养物质，能够有效地补充人体的体液及营养成分，具有生津止渴的功效，可用于咽喉肿痛、心烦口渴或饮酒过度。另外，橄榄还能促进胶原蛋白的生成，从而具有美容的功效。

【食用指导】

适用量每日2～3个。色泽变黄且有黑点的橄榄说明已不新鲜，食用前要用水洗净。

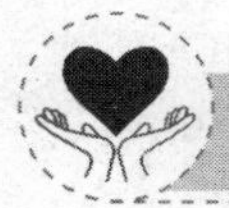

柠檬——防治糖尿病并发白内障等

柠檬又称柠果、洋柠檬、益母果等。因其味极酸，肝虚孕妇最喜食，故称益母果或益母子。味酸、甘、性平，入肝、胃经，有化痰止咳、生津、健脾的功效。

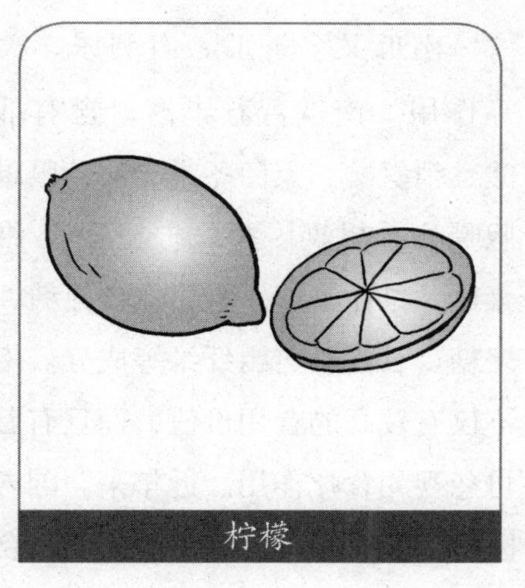
柠檬

由于柠檬中含有的一种特效成分——圣草枸橼苷，这是其他水果都不含有的物质，而它可以预防糖尿病脏器功能障碍和白内障等并发症的产生，所以糖尿病患者可以长期服用。

柠檬有生津止渴、健胃健脾、促进消化系统的功能，抑制体内的酸性，使胃中的碱性增加。它还具有美容的功效，如去除老死细胞使黯沉的肤色明亮，改善破裂的微血管，对油腻的发质有净化的功效。用于去除鸡眼、扁平疣和一般的疣都很有效，也可以软化结疤组织，预防指甲岔裂。

【食用指导】

每日1～2瓣。柠檬较酸，饮用柠檬汁后应立即刷牙，以保护牙齿。

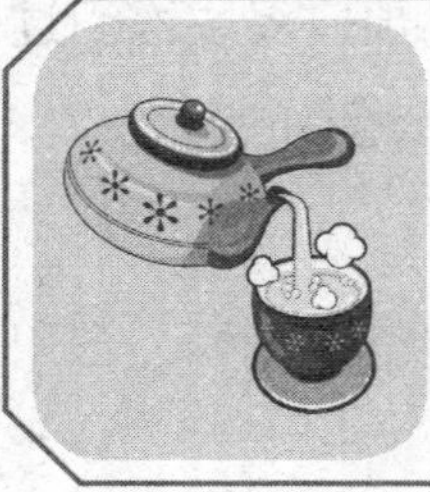

第四节 四季蔬菜，四季降糖有妙方

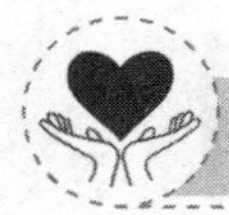

南瓜——防止饭后血糖过快升高

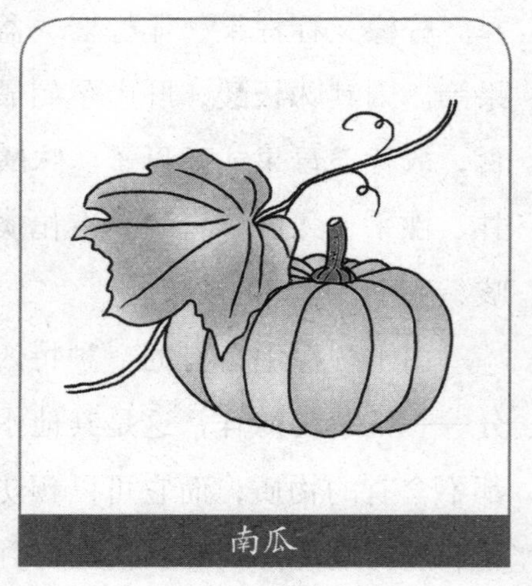
南瓜

南瓜又名番瓜，有利尿、美容等作用。南瓜营养丰富，含有瓜氨酸、精氨酸、天门冬素、葫芦巴碱、腺嘌呤、胡萝卜素、维生素A、维生素B_1、维生素C、葡萄糖、蔗糖、戊聚糖、甘露醇、粗纤维等成分。南瓜不仅有较高的食用价值，而且有着不可忽视的食疗作用。近年来，国内外医学专家、学者研究实验表明，食南瓜还有治疗前列腺肥大、预防前列腺癌、防治动脉硬化与胃黏膜溃疡、治糖尿病、化结石等作用。南瓜的降糖机制在于含有大量的果胶纤维素，与淀粉类食物混合时，会提高胃内容物的黏度，并调节胃内食物的吸收度，使糖类吸收减慢，从而推迟胃排空的时间，并改变肠蠕动速度，使饭后血糖不至升高过快。同时，果胶纤维素在肠道内形成一种凝胶状物质，使消化酶和糖类能均匀混合，延缓肠道对单糖物质的消化和吸收，从而使血糖降低。

近年来，南瓜粉防治糖尿病已被国内外所公认。研究人员证实，服用南瓜粉后，2型糖尿病患者70%～90%发生血糖降低现象，说明南瓜粉具有降血糖和升胰岛素作用。南瓜粉是如何防治糖尿病的呢？多年来，许多科学家致力于南瓜防治糖尿病功能因子的研究，指出南瓜防治糖尿病是在几种成分共同作用下实现的，而不是单一成分作用的结果。南瓜中含有CYT，能促进胰岛素正常分泌，增强胰岛素受体的敏感性，同时可激活葡萄糖酶，加快葡萄糖的转化，降低血糖浓度。南瓜中富含果胶，能减少胃肠道激素“胃抑多肽”的分泌，使餐后血糖及血液胰岛素水平下降；同时果胶具有饱腹效果，能改善患者的饥饿感。各种微量元素、维生素在控制血糖中也起重要作用，可使体内胰岛素生物活性降低。南瓜中铬含量比一般食品高出50倍。

【食用指导】

糖尿病患者每天吃100～500克的南瓜为宜。由于南瓜中含有糖类，如果不加控制也会因总热量“超标”而使血糖升高，因此每一次的食用量不要太多。

冬瓜——2型糖尿病减肥降脂两不误

冬瓜俗名枕瓜、白瓜等，有“减肥瓜”之美称，为葫芦科一年生蔓生草本植物冬瓜的成熟果实。它是低热能、低脂肪、含糖量极低的高钾（K因子>43）低钠蔬菜，且含多种无机盐、维生素和葫芦巴碱、丙醇二酸、甘露醇等活性成分。对于2型糖尿病伴有肥胖者而言，多食冬瓜，既能减肥，还能降脂，不失为首选佳蔬。明代李士材《本草图经》曰：“主

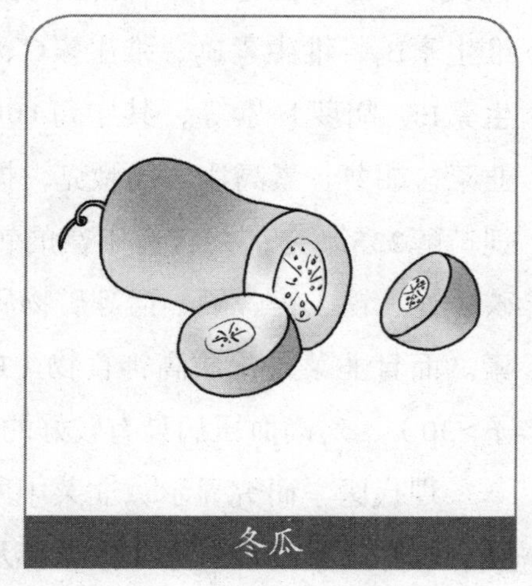

冬瓜

三消渴疾，解积热，利大、小肠。”《本草再新》记载：“清心火，泻脾火，利湿去风，消肿止渴，解暑化热。”南北朝陶弘景《名医别录》曰：“主治小腹水胀，利小便，止渴……解毒、消渴，止烦闷，直捣绞汁服之。”唐代孟诜《食疗本草》指出，冬瓜果实“益气耐老……欲得体瘦轻健者，则可长食之”。因此，冬瓜除治疗糖尿病外，还可治水肿、脚气病、急性肾炎等。

【食用指导】

冬瓜性凉，故热症、乙肝、脾胃虚寒者不宜多量食用，久病体弱者与阴虚火旺的人应禁止食用。

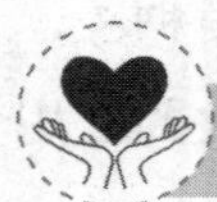

韭菜——防治糖尿病合并心血管病

俗话说“虾皮炒韭菜，无人不喜爱”。我国历代医家特别重视韭菜的药用保健价值，现代营养医学研究资料表明，韭菜含有粗纤维较多，并含维生素B_1、维生素B_2、维生素C、维生素E、胡萝卜素等，其中每100克韭菜含胡萝卜素高达1410微克，折合视黄醇235微克；并含有丰富的钙、磷、镁、铁、锌、硒、锰等矿物质元素。而且韭菜是优质高钾食物（K因子>30），对高血压病具有较好的防治作用。

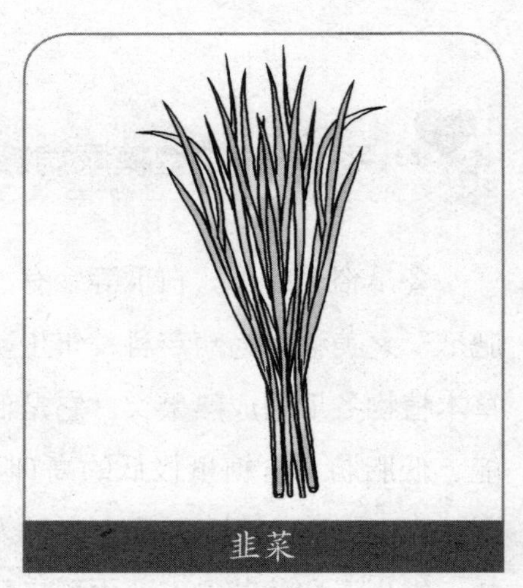

韭菜

现代医学研究显示，韭菜中所含的挥发油和硫化合物以及钙、磷、镁、锌等元素具有促进血液循环及降脂、降糖作用，对糖尿病及其合并高血压病、冠心病、高脂血症等病症均有较好的防治作用。

【食用指导】

韭菜属于辛温助热之品，吃多了容易上火，消化不良。故咽痛目赤、口舌生疮者不宜食用。

黄瓜——抑制糖类物质转为脂肪

黄瓜俗名刺瓜、青瓜，为葫芦科植物。它是低热能、低脂肪、含糖又低的优质食物，含钾量高（K因子>20），属高钾植物，含钙、磷、镁、铁、果胶、纤维素、胡萝卜素A、胡萝卜素B、胡萝卜素C、胡萝卜素D，多种维生素（维生素B_1、维生素B_2、维生素C、维生素E等）以及丙醇二酸等。其中丙醇二酸的重要作用是能有效地抑制糖类物质在体内转变形成脂肪，而脂肪在体内聚积、堆积过多便会形成肥胖症，这对防治糖尿病及其发生发展具有重要意义。此外，黄瓜中含有柔软的细纤维，有促进肠道中的腐败物质排泄及降低胆固醇作用，故还有降血脂、减肥、美容、防皱等作用。

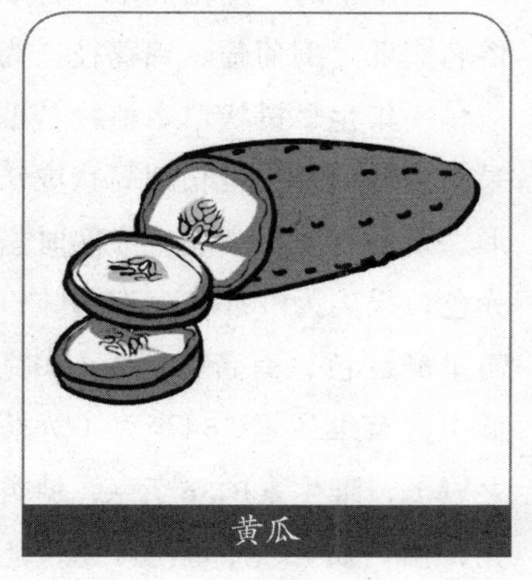
黄瓜

中医学认为，黄瓜归胃、脾、大肠经。《日用本草》曰：“黄瓜性凉，除热润燥，消胸中烦躁，解渴、生津、止腹泻。”李时珍《本草纲目》曰：“黄瓜清热止渴，利小便。”黄瓜尤适用于燥热伤肺、胃燥伤津型糖尿病患者，如能经常适量服食黄瓜及其制品，不仅可改善临床症状，还有助于防治肥胖症、高血压病等并发症。

【食用指导】

黄瓜性凉，久病体虚、脾胃虚寒的人不宜多吃；有肠胃病、肝病及心血管病的人不要吃腌黄瓜。

苦瓜——含有胰岛素样的物质

本草中的“降糖英雄”苦瓜，俗名癞瓜、癞葡萄、锦荔枝，为葫芦科一年生攀援状草本植物苦瓜的果实。苦瓜果实呈长圆筒状或纺锤形，果面有瘤状突起，成熟时呈黄赤色，果肉为鲜红色，有苦味；瓜瓤呈鲜红色，有苦味。每100克苦瓜中含有维生素C84毫克（为蔬菜之冠），维生素$B_2$36毫克，糖类15克，蛋白质45克，脂肪1克，还有磷145毫克，钙90毫克，铁3毫克以及镁、锌等无机盐。果实中含有苦瓜苷及多种氨基酸和果胶等活性成分。据印度的凯赫娜博士报告，已从苦瓜中提取出一种胰岛素样的“多肽类-P”物质，有明显的降血糖、降血压作用，预言将来可代替胰岛素。动物药理实验表明，给正常的以及患四氧嘧啶性糖尿病的家兔灌胃苦瓜浆汁后，可使血糖明显降低；给家兔口服苦瓜苷可降低血糖，作用方式与甲苯磺丁脲相似且较强。青苦瓜性寒、味苦，有祛暑解热、明目清心的功效；熟苦瓜性平，味甘，有养血滋肝、益脾补肾功效。《泉州本草》曰：“主治烦热消渴引饮、风热赤眼、中暑下痢”。《滇南本草》曰：“泻六经实火，清暑、益气、止渴。”苦瓜适用于热病及上、中消型糖尿病患者。此外，据美国堪萨斯

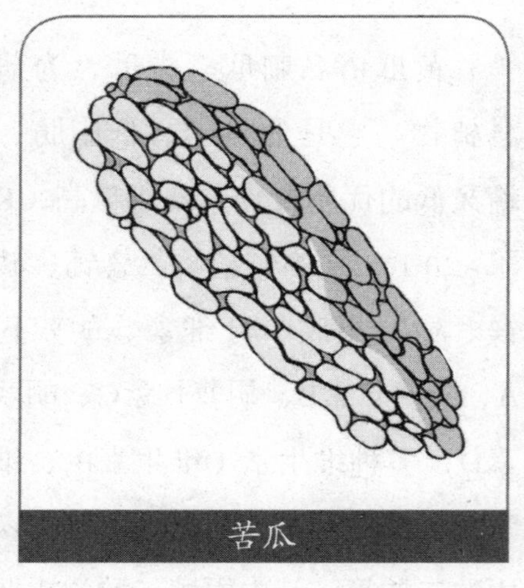
苦瓜

州大学的学者们发现，苦瓜中含有一种蛋白质类成分，具有刺激和增强动物体内免疫细胞、吞噬细胞的能力，认为苦瓜蛋白质类不久将成为一种抗癌新药造福人类。所以，苦瓜除作为降糖食物外，还可作为一种抗癌食品食用。

【食用指导】

苦瓜生吃性寒，脾虚胃寒的人不要生吃；孕妇也要慎食。苦瓜在食用时宜急火快炒，不宜长时间炖煮。

芹菜——促进脂肪分解，减肥降脂

经大量医学研究证实，芹菜中含有的芹菜碱有降压安神作用。芹菜还有加速脂肪分解的作用。芹菜含有刺激体内脂肪消耗的化学物质，再加上其富含粗纤维，故而有较好的减肥效果。因此，对2型糖尿病（且伴肥胖）患者而言，多吃芹菜必有益处。

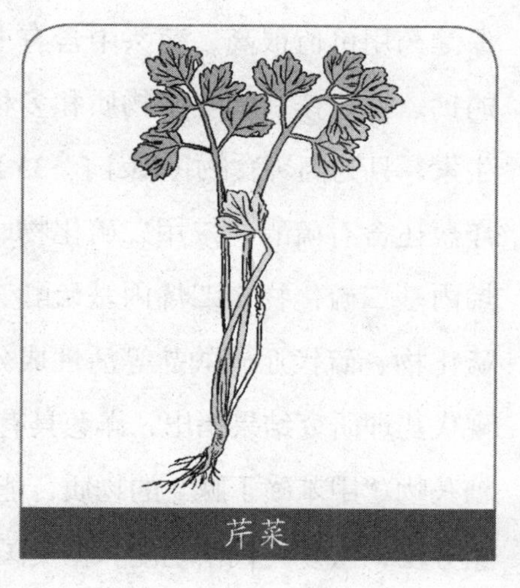

芹菜

中医学认为，旱芹性凉，味甘、苦，入肝、肾经，有清热、平肝、利水、健胃、降血压、降血脂等功效。清代王士雄《随息居饮食谱》曰：“芹菜，甘凉清胃、涤热祛风，补口齿、咽喉，明目。”《本草推陈》记载，“旱芹治肝阳头昏，面红耳赤，头重脚轻，步行飘摇等症”。经常食用旱芹，不仅有助于降血糖，还兼有防治其并发症如高血压病、肥胖病等作用。

【食用指导】

芹菜本性寒凉，纤维含量高，脾胃虚寒、大便溏泻的人最好不要吃；芹菜还有杀精的作用，准备怀孕的女性应该适量少吃。

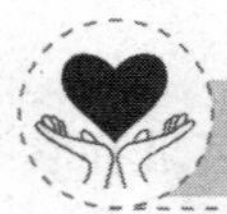

洋葱——帮助利用葡萄糖的“菜中皇后”

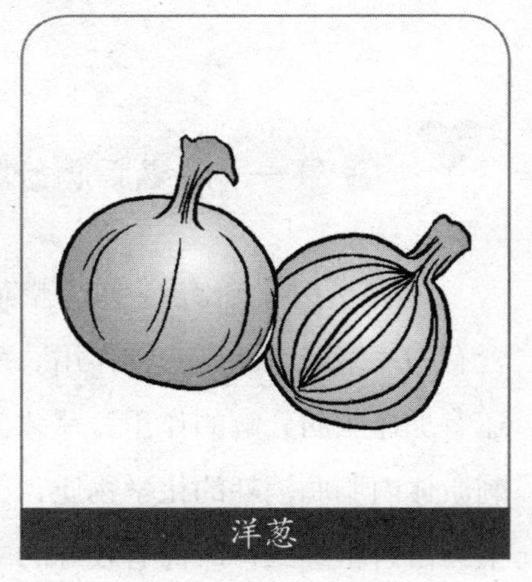
洋葱

洋葱又称葱头，在欧美国家被誉之为“菜中皇后”。一位美食家说：“没有葱头，就不会有烹调艺术。”现代营养医学研究资料表明，洋葱的保健药用价值很高，葱头中含有丰富的钙、铁、镁、磷等矿物质和多种维生素，且为高钾食物（K因子>33）；洋葱还含有硫醇、二甲二硫化物、二烯丙基二硫化物与二烯丙基硫醚、三硫化物、硫代亚磺酸盐等活性成分。现代药理研究结果指出，洋葱具有较好的降血糖作用。洋葱中含有类似降糖药物“甲苯磺丁脲”的物质，能选择性地作用于胰岛β细胞，促进胰岛素分泌，恢复其代偿功能。据美国《医学世界新闻》报道，洋葱的提取物可使四氧嘧啶诱发糖尿病兔的血糖值显著降低。应用乙醇提取物使空腹血糖下降最多，并认为洋葱的作用是帮助细胞更好地利用葡萄糖。洋葱对肾上腺素性高血糖具有抗糖尿病作用。对中老年2型糖尿病患者来说，洋葱还有防治糖尿病合并高血压病、高脂血症的作用。

据日本研究报告显示，洋葱的胰岛素作用高，处理血液中的葡萄糖效果好。

（1）洋葱的味道能降血糖值。洋葱和大蒜属于葱类，葱类的植物能降血糖值，其中洋葱降血糖的作用最好，若切开洋葱，就有一股特有的刺鼻味，事实上，那些味道有降血糖值的作用，胰岛素的作用是打开血液中葡萄糖进入细胞中的门的钥匙，洋葱的味，正好提高了胰岛素的工作效率，不让葡萄糖进入细胞中。

（2）有防治糖尿病并发症的效果。曾有医生做过这样的实验，让8位患者每天将20粒洋葱干燥丸和药一起服用，观察4个星期血糖值和血红素A、血红素C的数值。实验结果表明，1/5的人的血糖值和血红素A、血红素C数值下降。如果血红素A、血红素C值下降，糖尿病引起并发症的概率就少了，洋葱不仅能降血糖，也能预防糖尿病并发症。

（3）不要担心低血糖，洋葱对正常血糖值没有作用，仅对异常高血糖有作用，因此不必担心会引起高血糖或有什么不良反应等。所以，洋葱不仅适合于糖尿病患者，也适合于人们预防糖尿病。

（4）对预防高血压、高血脂、动脉硬化也有作用。洋葱内含有前列腺素样物质及能激活血纤溶酶活性的成分，这些物质可以扩张血管，减少外周血管和心脏冠状动脉阻力，并具有抗凝作用，防止血栓形成，对抗体内儿茶酚胺等升压物质的作用，可使血压下降。所以，洋葱对糖尿病伴有高血压、高血脂及心脏疾病患者尤为有益。

【食用指导】

洋葱一次不宜食用过多，容易引起目糊和发热等。因此，凡有皮肤瘙痒性疾病、患有眼疾以及胃病、肺胃发炎者应少吃。另外洋葱辛温，热病患者应慎食。

芦笋——改善糖尿病并发症状

芦笋又称龙须菜、石刁柏、长命菜。芦笋适用于肥胖症、高血压病、高血脂等症，对消除糖尿病慢性并发症及各种症状效果明显。现代研究表明，芦笋所含的维生素居一般蔬菜之冠，为一般蔬菜的2～5倍，在100克鲜芦笋中，含胡萝卜素220微克，而且所含氨基酸达17种之多，这在蔬菜中是少见的。芦笋的含钾量很高（K因子>68），是优质高钾食品。芦笋还含有多种特殊的营养成分，如石刁柏皂苷、香豆素、天门冬酰胺、天冬氨酸、甘露聚糖、多种甾体皂苷、芦丁、谷胱甘肽、叶酸等活性成分。现代医学研究结果显示，芦笋所含香豆素等成分有降低血糖的作用。

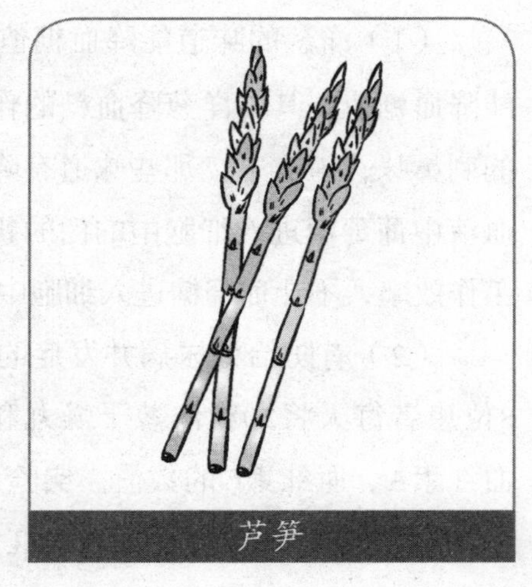
芦笋

对中老年2型糖尿病患者来说，经常服食芦笋制剂或食品，不仅可改善糖尿病症状，而且对糖尿病并发高血压病、视网膜损害以及肥胖等病症也有较好的防治作用。另外，芦笋还具有抗癌作用，能增强人体免疫功能。

【食用指导】

因芦笋含有少量嘌呤，痛风、泌尿道结石患者不宜多食。

胡萝卜——帮助缓解糖尿病并发症

胡萝卜又称黄萝卜，既是上好佳蔬，又可充任主粮，是日常生活中非常受人喜爱的大众食物之一。由于其形态颇似人参，对人类保健有着特殊重要的功效，被誉为“平民人参”。胡萝卜适用于消化不良、痢疾、咳嗽、夜盲症、角膜干燥症、皮肤干燥、头发干脆易脱落等。新鲜的胡萝卜清润益气，生津解渴，堪与梨、桃等瓜果媲美。早在400多年前，李时珍对胡萝卜就有深刻的评价，认为常食胡萝卜“有益无损”。

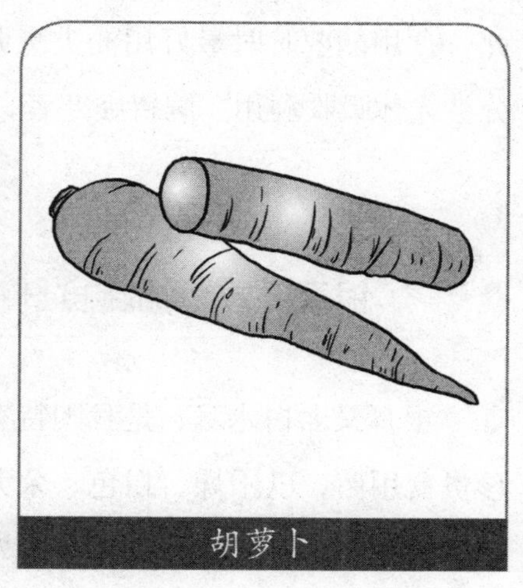
胡萝卜

现代营养医学研究结果证实，胡萝卜含钙、磷、镁、钾等矿物质元素和铁、铜、锰、钴、碘、氟等人体必需的微量元素。特别值得一提的是，胡萝卜含有多种维生素，世界上目前已发现的维生素共有20多种，在胡萝卜的根体内竟占了一半以上，而且每100克胡萝卜含胡萝卜素高达4010微克以上，这在所有蔬菜及根茎类食物中是很少见的。

经现代医学研究发现，胡萝卜提取物中有一种能降低血糖的成分，由此证明，胡萝卜有降血糖的作用。胡萝卜中还含有槲皮素、山萘酚等，能增加冠脉血流量，降低血脂，促进肾上腺素合成。胡萝卜中所含琥珀酸钾盐是降压药的有效成分，因而胡萝卜具有降血压、强心等功能。经常适量食用胡萝卜不仅有助于降低血糖，而且对糖尿病并发的高血压病、神经组织损伤、视网膜损伤等病症也有较好的防治效果。

美国疾病控制与防治中心的流行病专家富特及其同事对1665名年龄在40～75岁的志愿者测量了血液中的血糖含量，结果显示，健康人血液中的胡萝卜素的含量最高，而糖尿病患者的最低。富特在研究报告中称，在日常饮食中多吃胡萝卜及其他富含胡萝卜素的蔬菜，对预防糖尿病有极大的帮助。民间常用胡萝卜作水果生食，防治糖尿病效果佳。用胡萝卜榨汁代茶饮，可降血压、血糖。

【食用指导】

胡萝卜素因属脂溶性物质，故只有在油脂中才能被很好地吸收。因此，食用胡萝卜时最好用油类烹调后食用或同肉类同煨，以保证有效成分被人体吸收利用。脾胃虚寒者，不可生食。

银耳——增加膳食纤维，降血糖

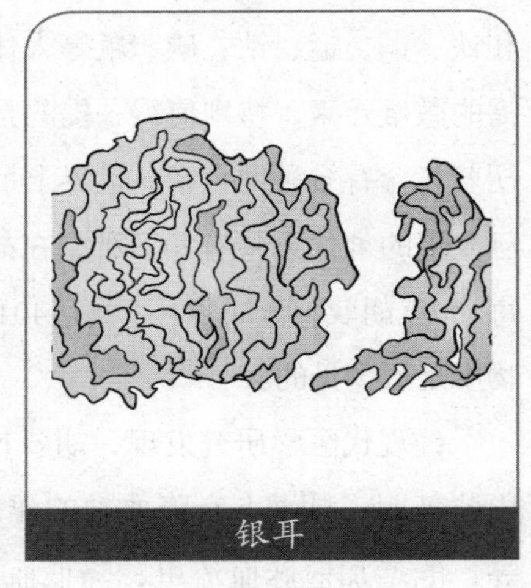

银耳

银耳又名白木耳，是我国特有的珍贵食用菌，以干燥、白色、朵大、嫩、体轻、有光泽、胶质厚者为上品，朵小色黄者次之。银耳，适用于肺胃燥热、灼伤津液、口渴明显、多饮多食等症。现代营养医学研究资料表明，银耳蛋白质的质量很高，含有17种以上的氨基酸，其中有7种是人体必需的氨基酸。银耳还含有葡萄糖醛酸、银耳多糖、多缩戊糖以及辅酶Q_{10}，维生素B_1、维生素B_2、维生素C和钙、磷、镁、钾、钠、铁等多种矿物质元素。

值得一提的是，每100克干品银耳食部含膳食纤维高达30.4克，而且含钾量相当高，其K因子（即钾/钠之值）>19，是高钾食品。临床流行病学研究发现，糖尿病、高脂血症、动脉粥样硬化性疾病以及高血压病的发生，均与膳食纤维的摄入不足有关。银耳含膳食纤维量很高，且富含胶质。经初步研究表明，按照大约1.3克/0.42千焦的剂量补充胶类，不论在代谢研究室和门诊的随诊中都显示有降血糖的作用。有的患者随诊6个月，胰岛素的用量平均减少26%；根据每日查4次尿糖浓度，共查1周的平均数字计算，尿糖减少约40%；胰岛素依赖型（1型）糖尿病患者亦可出现类似效果。由此可见，对中老年2型（即非胰岛素依赖型）糖尿病患者来说，经常食用银耳或服食银耳配制的药膳，将有助于降血糖和有效地控制病情，并对糖尿病并发高血压病、高脂血症等病症也有较好的防治效果。

【食用指导】

银耳宜用开水泡发，泡发后应去掉未发开的部分，特别是那些呈淡黄色的东西。银耳能清肺热，故外感风寒者忌用。食用变质银耳会发生中毒反应，严重者会有生命危险。

海带——促进胰岛素等的分泌

海带有海草等异名，植株生活在海水中，柔韧而长，有的如带子，所以有许多名称。海带是一种食用藻类，不仅可作食用，而且有很高的药用价值。现代营养医学研究资料表明，海带所含碘、钙、铁极高，还含磷、钴、氟、钾、锌等矿物质元素，并含有大量粗纤维和多糖类成分，如藻胶酸、昆布素、甘露醇以及岩藻甾醇、黑麦草内酯、戊聚糖、半乳糖、半乳糖醛酸、阿拉伯糖、木糖、O–甲基木糖、洋芫荽糖等。海带中有一种名为褐藻酸钠的成分，该成分可以使糖尿病患者对胰岛素的敏感性提高，空腹血糖下降，糖的耐受量得以改善，达到高碳水化合物的饮食治疗要求。

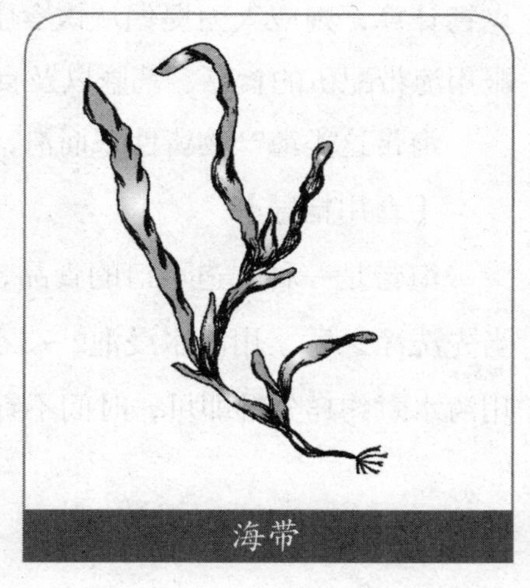

海带

现代医学研究发现，每100克干品海带食部含碘量高达24毫克，而一般成人每日有0.15毫克左右即可满足需要，海带含碘量之高在食品中独占鳌头，人们称其为“含碘冠军”。近年来医学研究报道显示，有机碘有类激素样作用，能提高人体内生物活性物质的功能，可促进胰岛素及肾上腺皮质激素的分泌，提高脂蛋白酯酶的活性，促进葡萄糖和脂肪酸在肝脏、脂肪、肌肉组织的代谢和利用，从而发挥其降血糖、降血脂作用，并有降血压、抗动脉硬化作用。而且，每100克海带含人体可利用的结合钙达348毫克。医学研究报告指出，钙元素与糖尿病并发症关系密切。国外专家曾详细报道了糖尿病并发骨质疏松症，并收集到了糖尿病可引起体内矿物质代谢紊乱、骨骼中无机盐成分减少的证据。在患糖尿病2～3年后，骨中钙的减少变得明显，病程短于5年的糖尿病患者的骨质疏松症可以和长期糖尿病患者一样严重。因此，专家们呼吁，在治疗糖尿病时，应及时补充钙及适量的维生素D。如按照成人每日需要0.6～0.8克钙计算，则应大力提倡从饮食中补充，对各类糖尿病患者来说，经常服用海带配伍的食品、药膳以及食用海带制剂或食品，是大有裨益的。

海带这类海产物皆性寒而滑，脾胃虚寒而便溏不实者不宜食用。

【食用指导】

海带是一种味道可口的食品，既可凉拌，又可做汤。但食用前，应当先洗净之后，用清水浸泡2～3小时后再食用。为保证海带鲜嫩可口，用清水煮约15分钟即可，时间不宜过久。

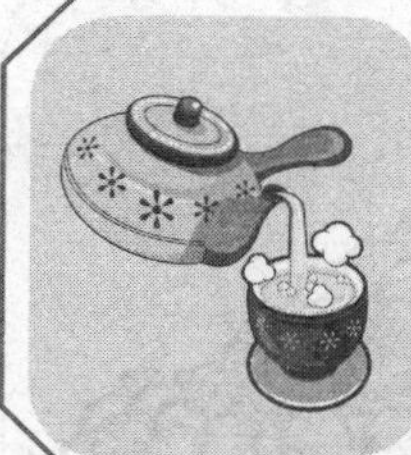

第五节 五谷杂粮，餐桌降糖老友

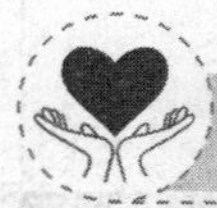

绿豆——适用于糖尿病合并高血压等症

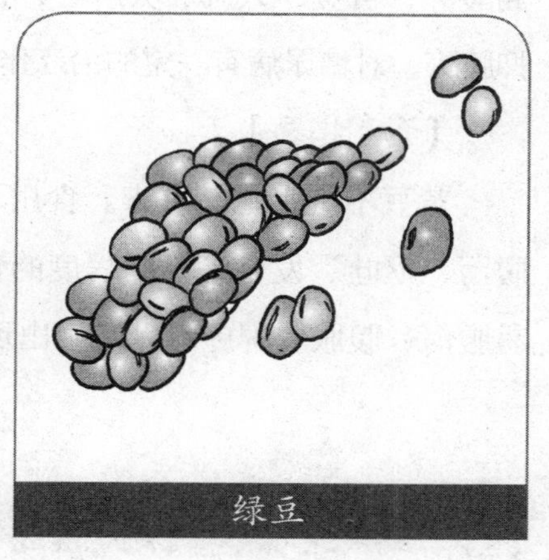
绿豆

现代研究表明，糖尿病患者饮用绿豆煮出的汤汁，有辅助治疗的效果。绿豆营养价值极高，所含球蛋白与大豆相似，而含脂肪量较大豆低，有降低胆固醇、降血脂、解毒、保肝等作用。适用于糖尿病合并高血压及各种急性感染。可用绿豆煮粥、煎饼食用。

【食用指导】

煎汤，15～30克，大剂量可用120克。绿豆不宜煮得过烂，以免使有机酸和维生素遭到破坏，降低清热解毒功效。绿豆性凉，脾胃虚弱的人不宜多吃。服药特别是服温补药时不要吃绿豆食品，以免降低药效。未煮烂的绿豆腥味强烈，食后易恶心、呕吐。

黄豆——防治糖尿病的“绿色牛奶”

黄豆又名大豆、黄大豆。其营养成分全面而丰富，有“绿色牛奶”

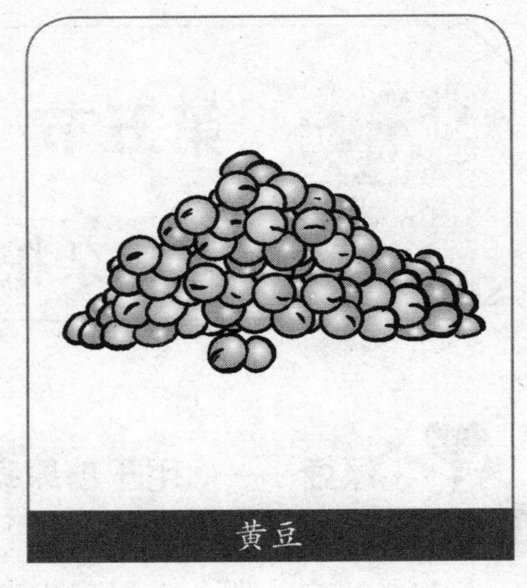
黄豆

之称。每100克黄豆中含蛋白质36.3克，脂肪18.4克，磷571毫克，钙367毫克，铁11毫克，烟酸2.1毫克，硫胺素（维生素B_1）0.79毫克，核黄素（维生素B_2）0.25毫克，还含有丰富的硒、锌、钾、镁、铜等。黄豆中的蛋白质中含有8种必需氨基酸，脂肪中含有大量不饱和脂肪酸、亚麻油酸和油酸等。黄豆，入脾、大肠经，还含抑胰酶，对糖尿病有一定的治疗作用，故黄豆是糖尿病患者的食疗佳品。

【食用指导】

黄豆不可生吃，有毒。食用了不完全熟的豆浆可能出现包括胀肚、腹泻、呕吐、发烧等不同程度的食物中毒症状。黄豆性偏寒，胃寒者和易腹泻、腹胀、脾虚者以及常出现遗精的肾亏者不宜多食。

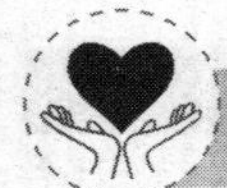

黑芝麻——保护胰岛细胞

黑芝麻又称胡麻，现代营养医学研究资料表明，芝麻含脂肪油可达61.7%左右，且多为不饱和脂肪酸，其中有亚油酸、棕榈酸、花生酸、廿四酸、廿二酸等的甘油脂，还含芝麻素、芝麻林素、芝麻酚、卵磷脂、多缩戊糖以及钙、磷、铁和多种维生素（维生素E、维生素A、维生素D、维生素B_2）、叶酸等成分。

现代医学研究结果证明，黑芝麻含有丰富的维生素E，维生素E有清除生物膜内产生的自由基的功能，从而可阻止生物膜被氧化。给予大剂量维生素E口服，可保护胰岛细胞，并有助于缓解神经系统症状。临床

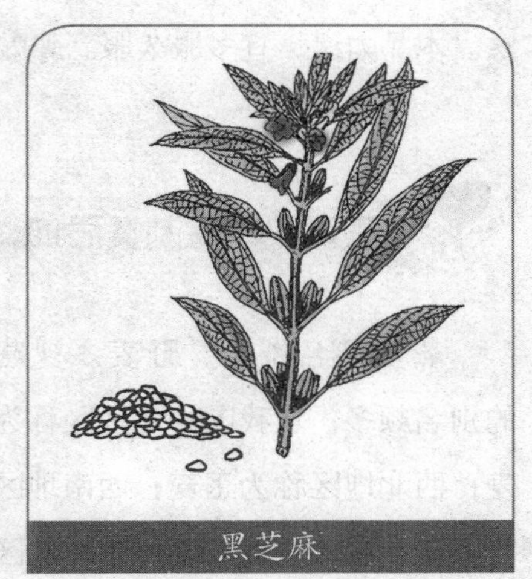
黑芝麻

研究发现，黑芝麻对肠燥津虚、血虚的便秘有润肠通便的作用，并对糖尿病患者自主神经功能失调引起的便秘亦很有效。另外，黑芝麻可增加肝脏及肌肉中糖原的含量，故有降低血糖的作用。

【食用指导】

黑芝麻连皮一起吃不容易消化，压碎后不仅有股迷人的香气，更有助于人体吸收。

薏米——调节免疫功能，降低血糖

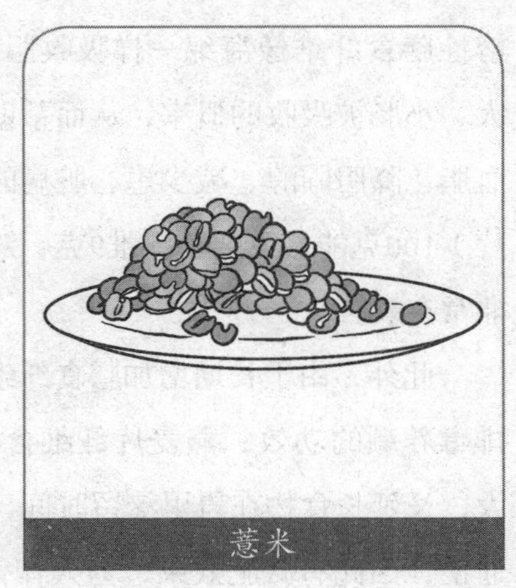
薏米

薏米又名薏苡仁，适用于糖尿病脾虚腹泻、糖尿病性肾病、尿少、水肿等症。现代医学研究表明，薏米中含有淀粉、蛋白质、脂肪油、类脂、多种氨基酸、微量元素以及少量B族维生素。另外还含有薏苡仁酯、薏苡仁素、多糖等特殊物质。薏米具有调节免疫功能、抑制肿瘤生长、降低血糖的作用。薏米中的薏苡仁素和薏苡仁糖均具有显著降低血糖的作用。

【食用指导】

食用薏苡仁，可以用它来煮饭，这是最简单、最有效果的食用方法。本品力缓，宜多服久服。脾虚无湿、大便燥结及孕妇慎服。

燕麦——控制餐后血糖急剧上升

燕麦又名雀麦、野麦。裸燕麦的别名颇多，在我国华北地区称为莜麦；西北地区称为玉麦；西南地区称为燕麦，有时也称莜麦；东北地区称为铃铛麦。燕麦性平，味甘，归肝、脾、胃经，具用益肝和胃之功效，用于肝胃不和所致食少、纳差、大便不畅等。

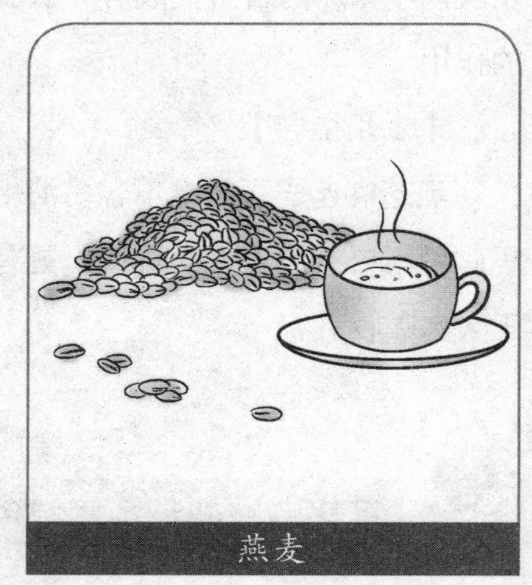
燕麦

燕麦含有丰富的膳食纤维。水溶性膳食纤维像海绵一样吸收胆固醇并将其排出体外，减少胆固醇在大、小肠被吸收的概率，从而帮助降低血液中的胆固醇含量，也就降低血脂，降胆固醇、减少患心脏病的概率。每餐食用燕麦面食品（或燕麦片）100克能摄入膳食纤维9克，对控制餐后血糖急剧上升和预防糖尿病非常有效。

此外，由于长期增加膳食纤维的摄入量，所以可以起到滑肠通便、排毒养颜的功效；燕麦片纤维含量高，吸水性强，吸水膨胀，体积增大，又延长食物在胃里滞留时间，有饱腹感，可少进食，且燕麦耐饥、通便，因此有减肥效果，为人体体内做环保。燕麦中的维生素E、亚麻酸、铜、锌、硒、镁能清除体内多余的自由基，抗衰老；燕麦中含有褪黑素，它能去掉黑斑，使皮肤白腻，并且还有诱导睡眠的作用，休息好，精神爽。

【食用指导】

燕麦一次不宜吃太多，每餐以40克左右为宜，否则会造成胃痉挛或腹胀，故腹泻时不宜食。需要注意的是，由于吃得过多容易造成催产，所以孕妇应该忌食。

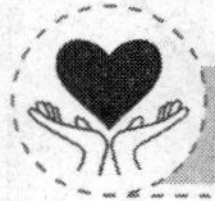

小米——缓解糖尿病症状

小米具有理气化痰、健脾养胃的作用。对食欲不振和大便秘结有一定的功效。小米属于五谷之一，能健脾益胃、消肿解毒，对病后体虚者有滋养的作用。另外小米中的脂肪含量较少，能够避免体内形成脂肪，对糖尿病患者也有缓解症状的作用，适宜糖尿病患者日常调理食用。

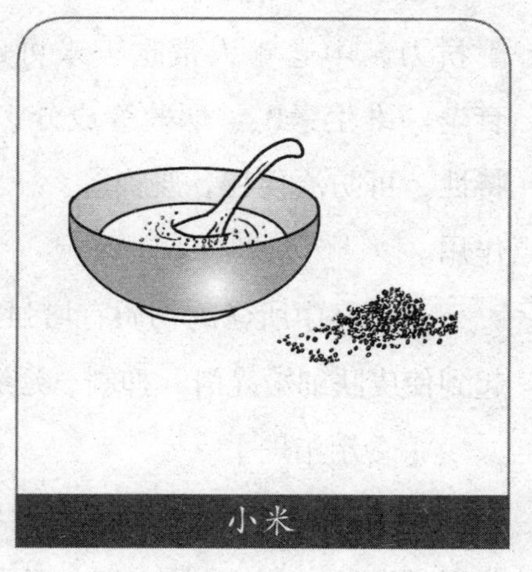
小米

小米还具有防止反胃、呕吐、滋阴养血的功效。可以使产妇虚寒的体质得到调养，有助于她们恢复体力。

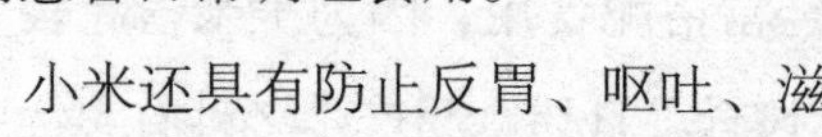

【食用指导】

小米粥不宜太稀薄；淘米时不要用手搓，忌长时间浸泡或用热水淘米；小米宜与大豆或肉类食物混合食用，这是由于小米的氨基酸中缺乏赖氨酸，而大豆的氨基酸中富含赖氨酸，可以补充小米的不足。

玉米——胡萝卜素、纤维素降血糖

玉米中镁的含量非常丰富。镁是一种保护人体免受癌症侵袭的重要物质。另外，玉米中还富含胡萝卜素和纤维素。由于玉米中硒、镁、谷胱甘肽、赖氨酸、胡萝卜素含量很高，所以玉米可防治多种疾病，如糖尿病、动脉粥样硬化、泌尿系结石、脂肪肝等，不仅如此，玉米对抗癌也有很好的疗效。

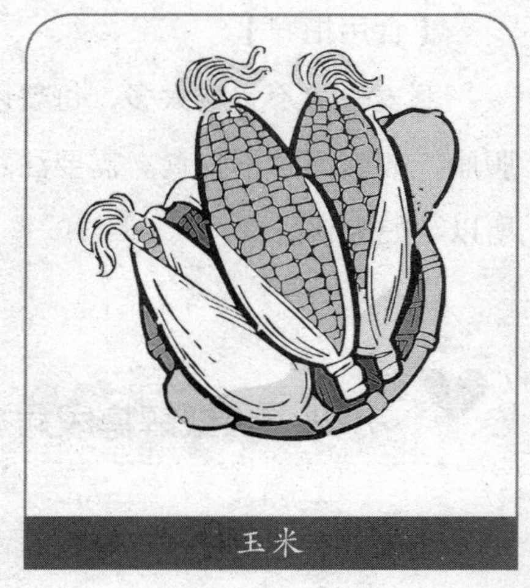
玉米

玉米中的维生素E可增强体力及耐抗力，中老年人常吃玉米可延缓衰老。维生素B_6、烟酸等成分，具有刺激胃肠蠕动、加速粪便排泄的特性，可防治便秘、肠炎等。玉米中还富含维生素C等，有长寿、美容作用。

玉米胚中所含的物质有增强人体新陈代谢、调整神经系统功能，能起到使皮肤细嫩光滑，抑制、延缓皱纹产生的作用。

【食用指导】

玉米不宜与富含纤维素的食物经常搭配食用，因为玉米含有较多的木质纤维素。青玉米棒宜煮食而不宜烤食，且烤食易产生多种有害物质。

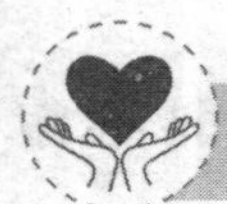

荞麦——防治糖尿病性高血压

荞麦是一种杂粮，荞麦面中含有丰富的蛋白质，比大米、白面粉含量丰富。从营养学角度来看，小麦面粉的指数为59，大米为70，而荞麦面粉则为80（个别地区的甚至高达92）。荞麦含有9种脂肪酸，其中最多的是油酸和亚油酸。油酸在人体内可以合成花生四烯酸，它有降低血脂的作用，因此常食荞麦可防治糖尿病性高脂血症。

荞麦所含的微量元素和维生素等营养物质也是出类拔萃的。有资料报道，荞麦面含有的维生素B_1和维生素B_2比小麦面粉多2倍，烟酸多3～4倍。突出的是荞麦面中还含有其他食物所不具有的芳香苷（芦丁）。烟酸和芳香苷有降低高血脂的作用，是治疗高血压、冠心病的重要药物。因此，长期食用荞麦可防治糖尿病性高血压、糖尿病性冠心病。

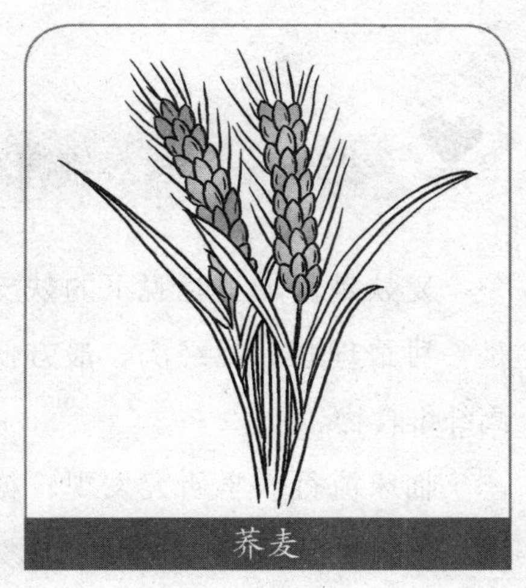
荞麦

荞麦面中所含的无机盐高于任何其他天然食品，含量为精白米和小麦面粉的2～3倍；铁的含量为小麦面粉的3～20倍；镁的含量比大米、小麦面粉高1倍。镁能促进人体纤维蛋白溶解，使血管扩张，抑制凝血酶的生成，具有抗血栓的作用。可见，常吃荞麦面亦可预防糖尿病性脑血栓形成。

荞麦中含有的维生素B_1能使糖类转换成能量，可处理血液中的葡萄糖、丰富的水溶性食物纤维，使糖类在肠道中延迟吸收、抑制饭后血糖值的上升，它还含有防止肥胖的不溶性食物纤维和改善胰岛素的锌等。现代临床医学研究表明，荞麦含有丰富的植物蛋白、矿物质、维生素和膳食纤维，荞麦粉及其制品具有降血糖、降高血脂、增强人体免疫力的作用，对糖尿病、高血压、高血脂、冠心病、脑卒中（中风）等患者都有辅助治疗作用。长期食用荞麦可以防止糖尿病的发生。糖尿病患者长期服用可以使血糖下降，临床症状消失。

【食用指导】

每餐食用约60克为宜。脾胃虚寒、消化功能不佳、经常腹泻的人、体质敏感之人不宜食用。

麦麸——膳食纤维调治高血糖

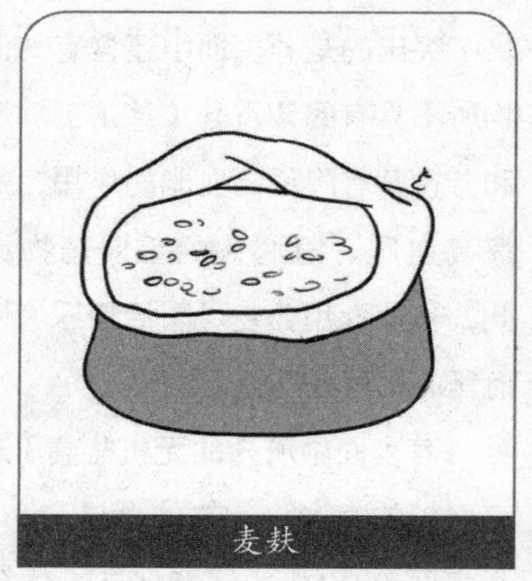
麦麸

麦麸是麦加工时脱下的麸皮，是一种最理想、最经济、最方便的高纤维食物。

临床流行病学研究发现：糖尿病、高脂血症、动脉粥样硬化性疾病的发生均与膳食纤维的摄入不足存在着关系。糖尿病患者常食麦麸等高纤维食物有明显的治疗作用。

麦麸含有蛋白质、脂肪、膳食纤维、糖类、维生素B_1、维生素B_2、烟酸、维生素E，且为高钾食物（K因子>70），并含钙、磷、镁、锌、铁、锰、铜和硒等微量元素，在谷类制品中是佼佼者。麦麸所含维生素及常量元素、微量元素，经现代医学研究证实，具有降血糖、降血压作用。

有人应用麦麸按每天每千克体重0.4克加等量的面粉制成小馒头后，加入糖尿病患者饮食中，4周后血糖、糖化血红蛋白及24小时尿糖明显下降，表明麦麸能改善糖代谢和胰岛素分泌；并发现肠内锌的净吸收率和锌平衡值显著增加。而且，麦麸对钙、铜、镁的肠净吸收率和平衡值无显著影响。以麸皮为主要成分的系列食品是糖尿病患者最理想的高纤维食品，应多食用。

【食用指导】

麦麸每日的总摄入量在20～30克即可。麦麸是降糖的“好副手”，但它只能作为主食的补给剂，并不是“多多益善”。由于口感不是很好，溶解度又较低，可以把麦麸掺在白面中，做成面粉做的食品；还可以买现成的麦麸面粉和水发酵制成的食品。

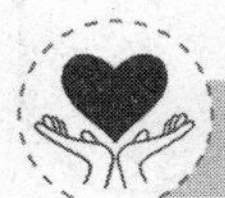

青稞——帮助控制血糖，防治糖尿病

青稞是禾本科大麦属的一种禾谷类作物，因其内外颖壳分离，籽粒裸露，故又称裸大麦、元麦、米大麦。青稞具有下气宽中、壮精益力、除湿发汗、止泻的作用。

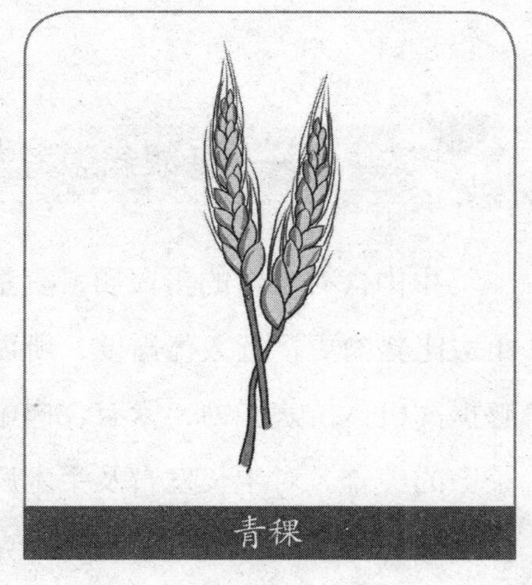
青稞

青稞是世界上麦类作物中β－葡聚糖最高的作物，据检测青稞β－葡聚糖平均含量为6.57%。而β－葡聚糖可以控制血糖防治糖尿病。所以糖尿病患者适宜长期食用。

此外，β－葡聚糖通过减少肠道黏膜与致癌物质的接触和间接抑制致癌微生物作用来预防结肠癌；通过降血脂和降胆固醇的合成预防心血管疾病。含有稀有营养成分，即每100克青稞面粉中含硫胺素（维生素B_1）0.32毫克，核黄素（维生素B_2）0.21毫克，烟酸3.6毫克；维生素E0.25毫克。而这些物质对促进人体健康发育都有积极的作用。

【食用指导】

青稞可酿制青稞酒，也是藏族人民制作糌粑的主要原料。青稞炒后磨成面用酥油茶拌着吃，也可将青稞与豌豆掺和制作成糌粑。

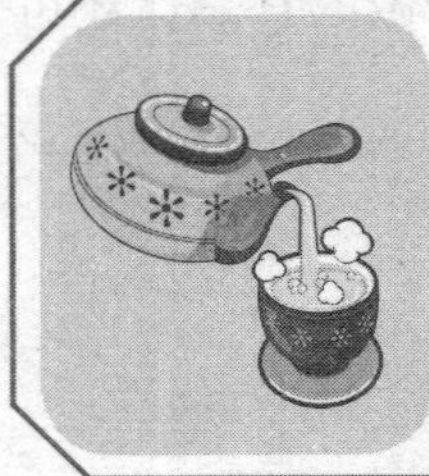

第六节 适量吃荤，让你血糖平稳

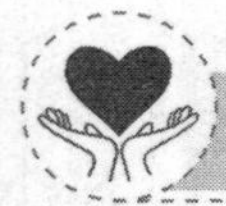

牛肉——糖尿病患者之“肉中骄子”

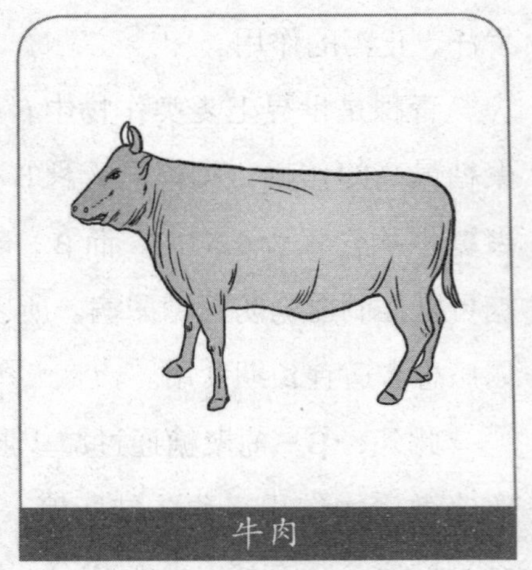

牛肉

牛肉含有丰富的蛋白质，氨基酸组成比猪肉更接近人体需要，所以能够提高机体抗病能力，素有“肉中骄子”的美誉。对生长发育及手术后、病后调养的人特别适宜。每100克牛肉中含有热量523千焦（125千卡），蛋白质19.9克，脂肪4.2克，维生素A7微克，维生素PP56毫克（烟酸、尼克酸），钙23毫克，磷168毫克，钾216毫克，钠842毫克，镁20毫克，铁33毫克，锌473毫克，此外还含有铜、硒、锰等微量元素，是一种营养丰富的优质食品。牛肉的胆固醇含量较低，但蛋白质和铁的含量丰富，适宜动脉硬化以及糖尿病患者适量食用。

【食用指导】

牛肉是一种发物，患有疮毒、湿疹、瘙痒症等皮肤病患者应禁食；而患有肝炎、肾炎者亦应慎食之，以免病情加重或复发。牛肉不宜常吃，最好一周吃一次。而且，牛肉不宜与韭菜同食，因韭菜为大辛大热助火之物，若与甘温之牛肉同食，则是火上浇油，极易引发牙齿炎症。也不宜与栗子同食，不易消化吸收。

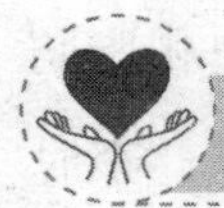

鸡肉——助糖尿病患者补充蛋白质

糖尿病患者蛋白质的消耗量较正常人有所增加，所以需要适当地补充蛋白质。鸡肉富含优质蛋白质，且容易消化吸收，是糖尿病患者良好的蛋白质来源。此外，鸡肉营养丰富，对糖尿病患者有很好的滋补作用，尤其适合身体瘦弱的糖尿病患者食用。

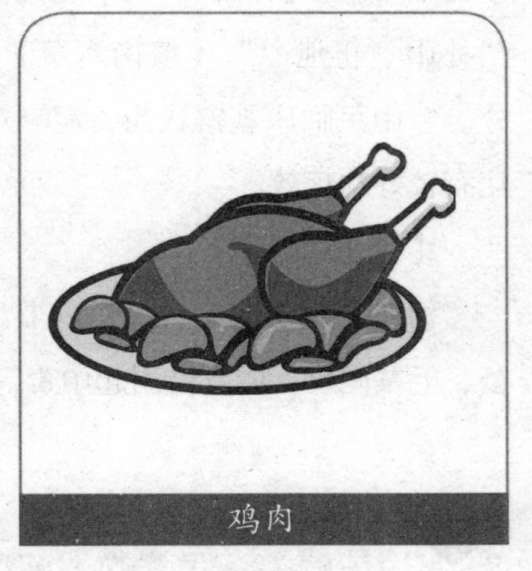
鸡肉

【食用指导】

鸡汤中含有较多的脂肪，动脉硬化症、冠心病和高脂血症以及高血压患者应忌饮。鸡屁股是淋巴最为集中的地方，也是储存病菌、病毒和致癌物的仓库，应弃掉不要。另外，鸡肉性温热，感冒的人如有头痛、乏力、发热现象，会使病情加重，也应忌食鸡肉，忌饮鸡汤。

泥鳅——保护胰岛β细胞的“水中人参”

泥鳅俗名鳅鱼，为鳅科动物泥鳅的肉或全体。它是高蛋白、低脂肪的高级滋补品，被称为“水中人参”。每100克泥鳅可食部分含蛋白质18.4克，脂肪3.7克，糖类（碳水化合物）2.5克，灰分2.2克，还含磷302毫克，钙299毫克，硒35.30微克，锌2.76毫克。上述所含无机盐等成分，不仅有助于降血糖，而且从中得到钙、磷，可有效地遏制或阻断糖尿病酮症酸中毒和非酮症性高渗性综合征的发生、发展。

另外，泥鳅所含脂肪中有类似廿碳戊烯酸（EPA）的不饱和脂肪酸，其抗氧化能力强，对胰岛β细胞有较强的保护作用。泥鳅，李时珍《本草纲目》曰："暖中益气，醒酒，解消渴。"《医学入门》曰："补中、止泄。"《滇南本草》曰："煮食治疮癣，通血脉而大补阴分。"中医临床观察认为，泥鳅对肾气虚所致的消渴多饮、皮肤痒疹等症有较好的疗效。

【食用指导】

泥鳅的吃法有多种，但以煨汤和红烧为最佳。泥鳅不宜与狗肉、螃蟹、毛蟹同食，同食会引起中毒等不良反应。

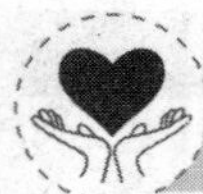

黄鳝——显著的类胰岛素降糖功效

黄鳝又称鳝鱼，肉味鲜美，是大小宴席一道不可缺少的珍馔佳肴。自古以来，黄鳝即被认为是补益佳品。现代医学研究资料表明，黄鳝营养成分丰富，含有多种维生素，其中每100克黄鳝中含维生素A50微克，并含钙、磷、锌、铜、锰、钾、镁等矿物质元素，及胡萝卜素、维生素B_1、维生素B_2、维生素PP（烟酸、尼克酸）

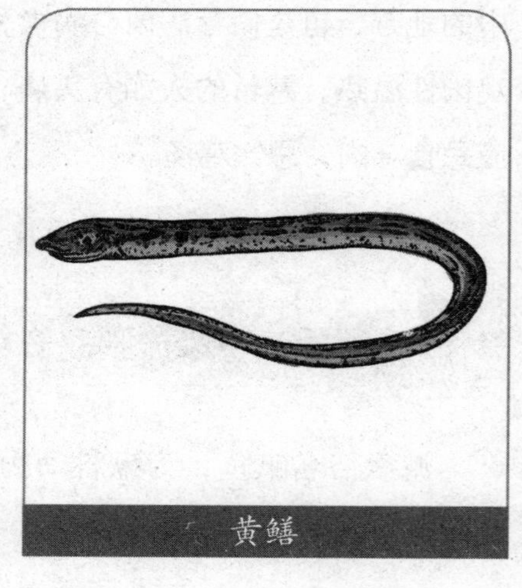

黄鳝

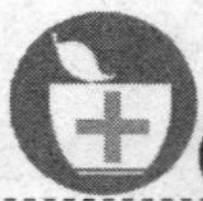

等。值得一提的是，黄鳝含硒量很丰富，每100克黄鳝食部含硒量可达34.56微克，并含有黄鳝素等结合蛋白成分。

日本营养学家熊本正一发现，黄鳝对糖尿病有良好的治疗作用。黄鳝体内含有黄鳝素A和黄鳝素B，它们均具有显著的降血糖和恢复正常调节血糖的生理作用，同时对高血糖有显著的类胰岛素降血糖作用，因而可以治疗糖尿病。另据有关报道，从黄鳝中提取出一种含有天然蛋白质的成分，给实验家兔喂服后，对糖代谢有双向调节作用。这种有效活性成分对家兔正常血糖无明显影响，但对静脉注射葡萄糖引起家兔的高血糖有明显降低作用，且可持续1～4小时，较大剂量或连续应用并不导致低血糖，并对胰岛素所致的低血糖有抵抗作用。现代医学研究结果还提示，富硒地区人群的糖尿病慢性并发症，特别是心血管并发症的死亡率明显低于低硒地区人群，补硒对胰岛β细胞有保护作用。对糖尿病患者来说，经常适量食用黄鳝的菜肴及其药膳，是有助于降血糖和改善其临床症状的。但中医认为，“时行病起，食之多复”，“凡病属虚热者不宜食”。

【食用指导】

鳝鱼不宜与狗肉、狗血、南瓜、菠菜、红枣同食。如黄鳝同菠菜同食，易致腹泻，黄鳝与狗肉同食，易上火、易使旧病复发。

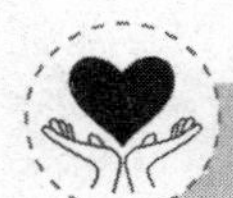

鲫鱼——有助于降血压和降血糖

鲫鱼俗称鲫瓜子、土鱼，是淡水鱼中分布最广、适应能力最强的上等鱼。它肉味鲜美，肉质细嫩，刺较少且粗，营养价值极高。经常食用鲫鱼，可以补充营养，增强抗病能力，同时，还能减少肥胖，有助于降血压和降血糖，使人延年益寿。《本草经疏》中说：“鲫鱼与病无碍，诸鱼中唯此可常食。”

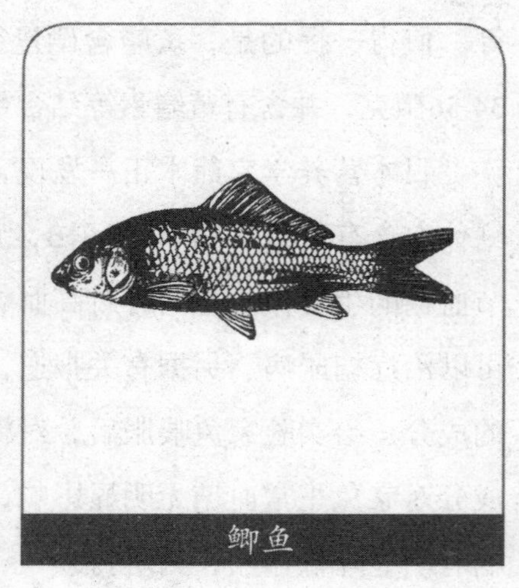
鲫鱼

鲫鱼所含的蛋白质质优齐全，且容易消化吸收，是糖尿病患者良好的蛋白质来源。此外，鲫鱼还有健脾利湿、和中开胃、活血通络、温中下气的功效，对糖尿病患者有很好的滋补食疗作用。鲫鱼为发物，皮肤病患者不宜食，食之易诱发或加重病情。鲫鱼中含胆固醇较高，所以，中老年高脂血症患者不宜多吃。

【食用指导】

鲫鱼经清蒸或煮汤的营养效果更佳；若经煎炸与豆腐搭配炖汤营养更佳。鲫鱼不可与芥菜同食，否则容易发生水肿；不可与猪肝同食，否则易导致肝瘀气滞。

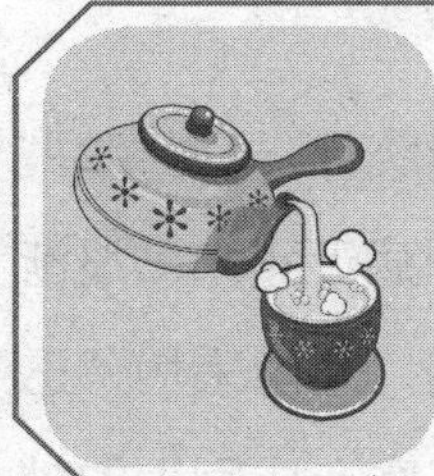

第七节 科学配餐，因人因病各有侧重

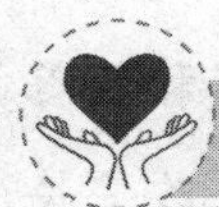

并发肾病的配餐原则

糖尿病可由不同途径损害肾脏，这些损害可以累及肾脏所有的结构，肾小球硬化症与糖尿病直接相关，又称为糖尿病肾病，是糖尿病全身性微血管并发症之一。糖尿病肾病是由不同病因与发病机制引起体内胰岛素绝对与相对不足以致糖蛋白质和脂肪代谢障碍，而以慢性高血糖为主要临床表现的全身性疾病。糖尿病肾病患者饮食应注意以下几方面。

1. 控制患者血糖

血糖持续升高，会诱发脂肪胆固醇代谢障碍，促进肾小球、肾毛细血管内膜增厚硬化变性，使其丧失正常功能。控制血糖的关键：一是严格限制热量摄入，二是坚持服用降糖药物，避免情绪激动、感染等可以引起血糖波动的各种因素。

2. 控制食盐摄入量

为了保护肾脏，减轻其工作负荷，糖尿病患者菜肴应尽可能味淡一些，食盐摄入量应在每天7克以内，严重肾衰时还应限制摄入水量。

3. 限制钾和蛋白质

因为糖尿病性肾病极易出现酸中毒和高钾血症，一旦出现，将诱发心律失常和昏迷。

4. 摄入充足维生素、微量元素

糖尿病肾病是糖尿病患者的主要死亡原因之一。据统计，1型和2型糖尿病中分别有约35%和25%发生糖尿病性肾病，而糖尿病近年来已逐渐成为导致尿毒症的首位病因。一旦发展为糖尿病尿毒症，只能采用“透析”或“肾脏移植”的办法治疗，这势必给患者及其家庭造成巨大的精神压力与经济负担。

一般来说，糖尿病肾病的饮食安排很复杂，既要保证热量和营养充足，又要适当限制糖类、饱和脂肪和蛋白质。但如果什么都不吃，长期摄入不足导致的营养不良会使身体更加虚弱，无法对抗疾病，预后更差。所以，尽早采纳合理有效的综合治疗方案来延缓糖尿病性肾病的进展就显得尤为重要。特别是B族维生素、维生素C和锌、钙、铁等，可对肾脏起保护作用。

另外，糖尿病肾病的饮食安排要随着病情的变化不断调整。建议广大糖尿病肾病患者能够掌握饮食原则，在医生的帮助下正确安排一日三餐。除黄豆以外的豆类，如红小豆、绿豆、蚕豆、芸豆、豌豆，它们的主要成分也是淀粉，所以也要算作主食的量。特别要提醒的是，糖尿病患者千万不要限制喝水。

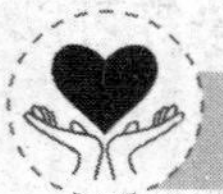

糖尿病并发肾病的一日三餐

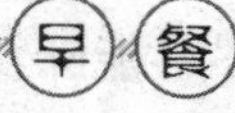

①大米粥75克，荷包蛋1个，烹调用油6毫升，酱菜少许。

②大米粥65克，煮花生米30克，酱菜少许。

③切面95克，牛肉片30克，菠菜或鸡毛菜100克，烹调用油3毫升。

④豆浆200毫升，面包或馒头75克，鸡蛋1/2个，黄油或冰淇淋6克。

⑤牛奶200毫升，馒头55克，油条1根。

午餐

①大米饭130克，牛肉丝30克，芹菜150克，番茄100克，鸡蛋1个，烹调用油9毫升，西瓜200克。

②大米饭130克，带鱼75克，太古菜200克，烹调用油13毫升，苹果75克。

③米饭100克，菜椒炒肉丝（肉丝50克，菜椒50克），可以补充豌豆苗之类的食物。

晚餐

①素菜蒸饺200克（西葫芦、虾仁和淀粉），醋熘白菜。

②挂面105克，鸡肉55克，大白菜200克，烹调用油15毫升，梨110克。

③菜肉包子（面粉130克，瘦肉30克，豆腐干30克，大白菜200克，素油5毫升），广柑80克。

④菜肉馄饨（馄饨皮180克，豆腐干30克，瘦肉30克，青菜200克，素油5毫升），橘子100克。

加餐：可以吃点时下较为流行的千层饼，或者蒸煮鸡蛋1个。如不吃水果时，可将午晚二餐所含20克糖类折算为1/2两纯粮点心，在下午或晚上食用。由于100克牛肉内含蛋白质20克，脂肪10克，作为基数在用其他食物换算时较为方便。

糖尿病并发肾病的经典食谱

蒜醋鲤鱼

【原料】鲤鱼1条，糖、酱油、黄酒各适量，蒜25克，姜、韭菜、醋各适量。

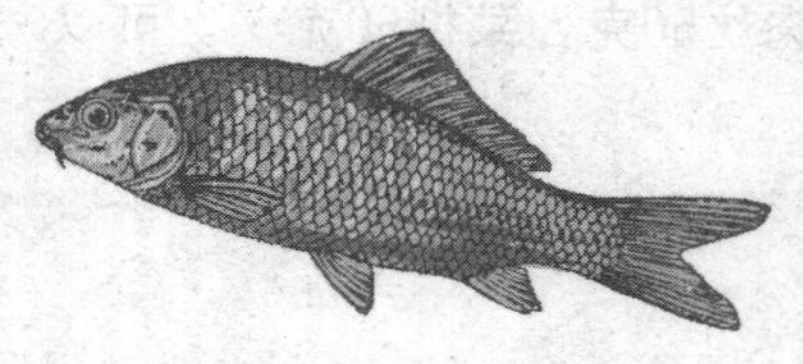

鲤 鱼

【制作】先将鱼的鳃、鳞、内脏去掉，洗净，切块，用素油煎黄，烹酱油少许，加糖、黄酒适量，加水煨炖至熟，收汁后，盛平盘，上撒姜、蒜、韭菜和浇醋少许，即可。

【适用】补肾纳气，止咳平喘，降糖，利水。适用于体虚久咳、气喘、胸满不舒、糖尿病性肾病。

辣椒炒芹菜

【原料】柿椒100克，芹菜250克，调味品。

【制作】柿椒切丝，芹菜洗净连根叶一起切成小段，常法以油炒熟，调味。

【适用】降糖降压，利尿祛脂。适用于糖尿病、高血压、高脂血症、糖尿病足、糖尿病肾病。

薏米大枣粥

【原料】薏苡仁30克，大枣20枚，糯米（或粳米）30克。

【制作】将薏米、糯米分别浸泡发胀，用水淘洗干净。大枣用温水浸泡一刻钟后洗净，去核。然后一起放入锅中，加水适量，先用武火煮沸，再用文火慢慢熬煮，至米粒极烂、粥稠。

【适用】补脾胃，养气血，

安神志，降糖。适用于脾胃虚弱、气血不足、贫血、慢性肝炎兼有湿热者、慢性胃炎、慢性肾炎水肿不严重、营养不良及糖尿病肾病。

薏米赤豆粥

【原料】薏苡仁30克，赤小豆20克，粳米30克，生甘草5克。

【制作】将薏米、赤小豆、粳米分别浸泡发胀，用水淘洗干净。赤小豆放入锅中，加水适量，置炉子上用武火烧沸，再改用文火慢慢熬煮。熬煮至赤小豆破裂时，加入薏米及粳米，继续熬煮，直至豆酥烂、粥稠时，调入甘草水（生甘草水煎去渣）即可。

【适用】清热养肝，健脾利湿，行水解毒，降糖。适用于糖尿病、糖尿病性肾病、糖尿病皮肤感染。

女贞银耳山药羹

【原料】女贞子20克，银耳10克，怀山药100克。

【制作】女贞子布包，银耳泡发撕成小朵，山药切小片。加水煮至黏稠时即可，服前去女贞子。

【适用】滋补肝肾，益气养血，健脾和胃，降糖降脂。适用于糖尿病肝肾阴虚、慢性胃炎、糖尿病性肾病、慢性肝病、脂肪肝。

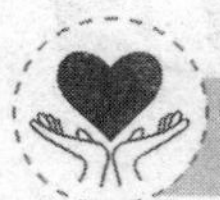

并发高血压的配餐原则

患糖尿病并发高血压的患者，饮食上要遵循四字方针，即除了糖尿病饮食的一些禁忌外，在饮食、生活方面还要做到“两少”“一多”“一适”。

1. 少吃食盐

食盐在人体内含量过多，就会增加血容量和血液黏稠度，使血管收缩、血压升高。据调查，吃咸鱼、咸菜多的地方的人，心血管病的发病率高；吃盐多，高血压发病率也越高。患者应避免吃咸鱼、咸菜、黄酱、火腿等咸物。如果高血压患者出现心力衰竭、肾功能减退、水肿、尿少、气短、咳喘等情况时，应该完全停止吃盐。

2. 少吃油腻

主要是少吃含动物脂肪和胆固醇高的食物，如猪肝、牛肝、牛油、猪油、羊油、奶油、蛋黄、鱼子以及动物脑、肾、肠等。

3. 多吃蔬菜

新鲜蔬菜含有大量维生素，能防止血管硬化。蔬菜中的维生素还能保持大便通畅，芹菜还有一定的降压作用。

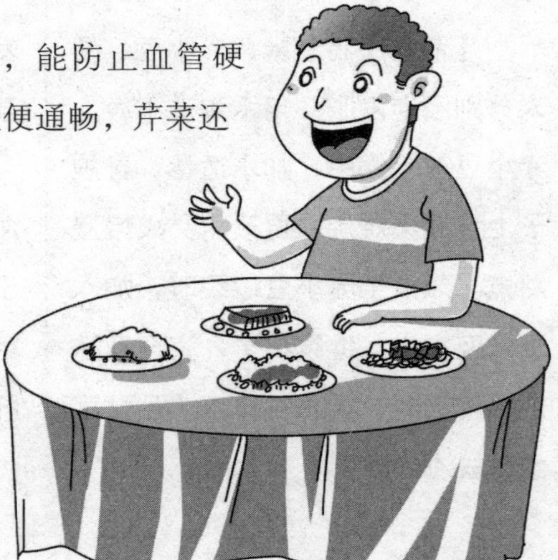

4. 限制高盐，重中之重

现代医学研究已表明，过多地摄入盐，具有增强淀粉酶活性而促进淀粉消化和促进小肠吸收游离葡萄糖的作用，可引起血糖浓度增高而加重病情。因此，糖尿病患者不宜高盐饮食。若糖尿病患者对食盐不加限制，长期摄入过多的盐，势必诱发高血压病，并且会加速和加重糖尿病大血管并发症的发展。此外，盐能刺激食欲，增加饮食量。因此，必须实行低盐饮食，即每天摄入盐的量在5克以下（大约一满牙膏盖），限盐还应包括含盐的调味品如酱油、酱、醋、海产品等，一些面食如250克发碱发酵的馒头所含的钠约等于2克食盐。现有低钠盐的出售，提供了方便，但也要加强重视。

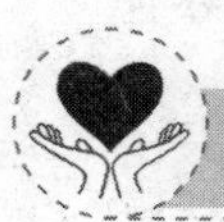

糖尿病并发高血压的一日三餐

早餐

①小麦胚芽粥100克、全麦面包1块，黄豆50克，亚麻粉50克，苹果1个（高血压），西红柿1个（糖尿病）。

②红豆糙米粥100克，全麦面馒头1个，白腰豆50克，亚麻粉50克，香蕉（高血压），黄瓜1根（糖尿病）。

③南瓜粥100克，犹太面包1个，五香花腰豆50克，亚麻粉50克，猕猴桃（高血压），生胡萝卜1根（糖尿病）。

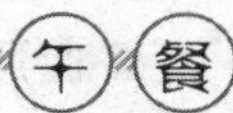

午餐

①米饭100克，黄豆50克，生菜2种：凉拌三丝与千岛黄瓜；熟菜2种：奶汁南瓜与豆腐丸子，紫菜汤。

②红豆糙米饭100克，生菜2种：绿皮三丝与酸菜心；熟菜2种：豆皮炒西芹与西芹百合，丝瓜汤1碗

③蚕豆红米饭100克，生菜2种：什锦凉菜与芹菜豆芽；熟菜2种：五彩豆腐与南瓜什锦，藕枣长生汤。

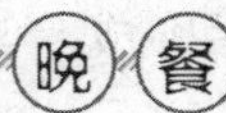

晚餐

①豌豆糙米饭100克，生菜2种：白玉韭菜与香菜豆腐；熟菜2种：三色南瓜与土豆泥，酸辣汤一碗。

②红薯粥100克，面包1个，黄豆50克，亚麻粉50克，芝麻

香芋饼1个，生菜2种：香菜拌黄瓜与凉拌洋葱；熟菜3种：墨西哥豆与木耳炒白菜，可外加炒饼子，桂圆汤1碗。

③八宝粥100克，全麦面饼1个、红小豆50克、亚麻粉50克、黄瓜1根（糖尿病），香梨1个（高血压），西红柿1个（糖尿病）。

糖尿病并发高血压的经典食谱

芹菜煮豆腐

【原料】芹菜100克，豆腐250克。

【制作】将芹菜去根、叶洗净，下沸水锅中焯一下，捞出切成小段（长约1厘米），盛入碗中备用。将豆腐漂洗干净，切成1厘米见方的小块待用。烧锅置火上，加植物油中火烧至六成热，加葱花、姜末煸炒出香，放入豆腐块，边煎边散开，加适量清汤，煨煮5分钟后加芹菜小段，改用小火继续煨煮15分钟，加精盐、味精、五香粉，拌匀，用湿淀粉勾薄芡，淋入麻油即成。

【适用】宽中益气，清热降压，降血糖。适用于燥热伤肺型糖尿病，对糖尿病并发高血压病的中老年患者尤为适宜。

天麻煮豆腐

【原料】天麻10克，豆腐60克，调料适量。

【制作】将天麻洗净打碎加水煮沸，再放入豆腐煮透，加入少许精盐、味精调味后即成。

【适用】息风止痉，平肝潜阳。适用于脾虚痰盛、肝风上扰之糖尿病并发高血压而致头目眩晕、头重如裹者。

瘦肉炒腐竹

【原料】芹菜200克，腐竹50克，猪瘦肉50克。

【制作】将腐竹用温水泡发，沥去水分，入沸水锅中焯透，切成3厘米长的小条。将猪肉洗净后切成薄片，盛入碗中。将芹菜择洗干净，去叶后切成3厘米长的小段。炒锅置火上，加植物油烧至六成热时加葱花、姜末煸炒出香，加肉片熘炒，烹入黄酒，加腐竹条及芹菜段，不断翻炒，加适量清汤，并加酱油、精盐、味精，再炒至肉片熟烂即成。

【适用】清热润燥，平肝潜阳，益气降糖。适用于阴虚阳浮型糖尿病，对糖尿病并发高血压病的中老年患者尤为适宜。

玉米须茶

【原料】玉米须50克。

【制作】将采收的新鲜玉米须放入清水中漂洗干净，晒干或烘干，切碎，装入洁净纱布袋，扎口，放入大茶杯中，用沸水冲泡，加盖，闷15分钟即可饮用。

【适用】解毒泄热，平肝降压，降血糖。适用于各类糖尿病，对中老年糖尿病并发高血压病者尤为适宜。

芹香炒鳝丝

【原料】芹菜200克，香干50克，黄鳝丝150克，葱花、姜末各适量。

【制作】将芹菜去叶理好，洗净后切成段，用开水焯一下；香干洗净，剖片后切成香干丝；黄鳝丝洗净，切成段，放入烧至六成热的植物油锅中煸炒，加入葱花和姜末煸出香味，烹入料酒翻炒后，再加入芹菜段和香干丝，急火翻炒片刻，下入精油、精盐、味精及清汤各少许，用大火快炒几下即成。

【适用】清热利湿，平肝降压，降血糖。适用于各类型糖尿病患者，对中老年人阴虚阳浮、胃燥津伤型糖尿病患者尤为适宜，对兼有糖尿病伴发高血压病者也有较好的防治作用。

口蘑烧冬瓜

【原料】水发口蘑700克，冬瓜500克，料酒、精盐、味精、湿淀粉、豆油、豆芽汤各适量。

【制作】将冬瓜去皮洗净，去瓤，放入沸水锅中煮熟捞出，在凉水中浸凉，捞出切成小块；将水发口蘑去杂洗净，备用。将豆油烧热，加入豆芽汤、口蘑、冬瓜块、料酒、精盐、味精，用大火烧沸，再改小火炖至口蘑、冬瓜入味，用湿淀粉勾芡即可出锅装汤盘。

【适用】利咽清痰，清热解毒，减肥降压。适用于高血压、肥胖病、高血糖病的辅助治疗。

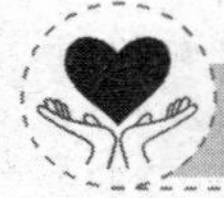

并发痛风症的饮食配餐原则

痛风是一种嘌呤代谢紊乱所致的疾病，尚无有效治疗方法，饮食治疗对控制病情发展、预防并发症的发生起到积极作用。营养过剩是痛风发病的原因之一，随着人们生活水平的提高，热量摄入的增加，痛风发病率逐年提高。

患者由于嘌呤代谢紊乱而使血液尿酸过高，正常人为157～420毫升/升，痛风病患者高于此值。患者易与风湿性、类风湿性关节炎以及其他关节疼痛混淆，导致盲目用药而久治不愈，严重者不仅引起关节疼痛、畸形、痛风石沉积，甚至发生肾衰竭，威胁患者生命。其治疗原则如下。

1. 严把“一限”

日常低嘌呤饮食：奶类、蛋类、水果类、蔬菜类（卷心菜、黄瓜、芹菜、茄子、莴笋、西葫芦、西红柿、萝卜）、精致谷类、茶、无糖果汁饮料。

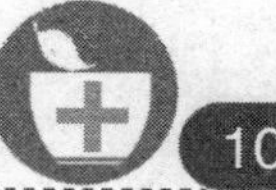

中等嘌呤饮食：龙须菜、菜豆、蘑菇、菠菜、菜花、芦笋、鲜豌豆、麦片、鸡、鳝鱼、鲑鱼、白鱼、金枪鱼、鲱鱼、虾。

较多嘌呤饮食：各种肉类、鲤鱼、禽类、干豆类、干豌豆、肉汤。

2. 力争“两多”

多饮水、多排尿：每天饮水2500～3000毫升，尿量达到2000毫升为宜，每天热水浴，也可增加尿酸排出。

多吃维生素：可促使淤积在组织中的尿酸盐溶解而排出体外。多补充B族维生素及维生素C。

3. 捍卫“三低”

低热量：低热量食物有哪些？选择新鲜的天然食物。新鲜的天然食物一般热量都比加工食物要低。如胚芽米的热量低于白米，新鲜水果的热量低于果汁，新鲜猪肉的热量低于香肠、肉干等。选择清炖、清蒸、水煮、凉拌食物，这些食物比油炸、油煎、油炒食物热量低得多，如清蒸鱼、凉拌青菜、泡菜等都是可供你外食时选择的上好的低热量食物。肉类尽量选择鱼肉、鸡肉等，肉类所含热量依种类不同，大致是猪肉>羊肉>牛肉>鸭肉>鱼肉>鸡肉，所以尽量选择鱼肉和鸡肉。

低脂肪：每天50克（包括肉类中的脂肪），烹调油20毫升。低脂肪利于尿酸的排出。

低蛋白：每天50～60克，谷类蔬菜水果为主，血糖控制好的可吃一些水果，绿色蔬菜可吃1千克，水果是碱性物质，利于中和尿酸，可适当摄入。牛奶、鸡蛋不含核蛋白，可作为主要的动物性食品。

糖尿病并发痛风症的一日三餐

早餐

①牛奶250毫升，馒头（面粉100克），拌黄瓜100克。

②发糕（面粉75克），素炒茄子250克。

③米饭100克，清拌苦瓜1盘，青椒鸡丝1份。

午餐

①米饭（大米100克），鸡肉炒木耳（鸡肉50克，木耳20克），素炒茄子丝（茄子150克）。

②米饭（大米100克），鲫鱼800克，赤豆30粒。

③小碗蒸面，冬瓜250克为汤，鸡蛋150克，黄花菜（干）50克，黄瓜100克做成木须瓜片。

④米饭（大米100克），茄子（紫皮、长）650克，豌豆25克，豌豆烧茄子。

晚餐

①小米粥（小米50克），西葫芦炒鸡蛋（西葫芦200克，鸡蛋1个），冬瓜汤（冬瓜100克）。

②豆豉150克，小米150克，做成薄豆粟粥，土豆（黄皮）250克，茄子（紫皮、长）20克，辣椒（青、尖）100克，黄瓜50克，胡萝卜25克，做成土豆炖茄子尖椒。

③取适量的薏仁和白米，两者的比例约为三比一，然后两者

混合，加水一起熬煮成粥。土豆（黄皮）700克，南瓜700克做土豆炖倭瓜。

④面粉或者小米，面粉约75克，小米约50克，花生仁（生）100克，黄瓜200克，外加芝麻拌白菜丁300克。

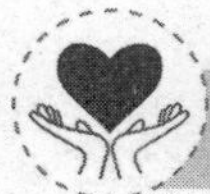

糖尿病并发痛风症的经典食谱

炒烂糊白菜

【原料】白菜500克，香油、盐、味精、胡椒、料酒、葱、姜等各适量。

【制作】先将白菜洗净，顺丝切成寸丝。葱、姜切末。锅上火放入猪油、香油二合油烧热，放入葱、姜末煸出香味，放入白菜丝煸炒至熟，放盐、酱油、味精、胡椒粉、料酒等调料，加适量汤（100毫升左右），待白菜全烂时，淋入水淀粉勾芡，淋入香油，即可出锅。

【适用】本菜适用于痛风患者，而糖尿病并发痛风者可以少用盐，尽可能不用糖。此餐可以作为早餐、中餐和晚餐用，也可以作为糖尿病患者的零食加餐用。

栗子糯米粥

【原料】栗子粉30克，糯米50克，水750毫升。

【制作】同煮至粥熟后服食。

【适用】适用于糖尿病伴有痛风症，痛风未发作者。

小炒竹笋

【原料】竹笋250克，植物油30毫升，盐少量。

【制作】竹笋切丝炒至熟后服，可常食。

【适用】适于痛风症发作时，糖尿病患者可参照选用。

炒大白菜

【原料】大白菜250克，牛奶150毫升，植物油15毫升，盐适量。

【制作】炒将熟，浇入牛奶150毫升，直至炒熟后食。

【适用】适用于痛风缓解之时，糖尿病患者参照选用。

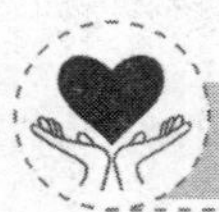

妊娠期的饮食配餐原则

妊娠糖尿病患者营养需求与正常孕妇相同，只不过必须更注意热量的摄取、营养素的分配比例及餐次的分配。此外，应避免甜食及高油食物的摄取，并增加膳食纤维。对妊娠糖尿病患者进行饮食控制之目的为提供母体与胎儿足够的热量及营养素，使母体及胎儿能适当地增加体重，符合理想的血糖控制、预防妊娠毒血症及减少早产、流产与难产的发生。

1. 富有针对性合理安排饮食结构

油脂类物质的摄取，烹调用油以植物油为主，减少油炸、油煎、油酥之食物以及动物之皮、肥肉等。蛋白质的摄取上，如果在孕前已摄取足够营养，则妊娠初期不需增加蛋白质摄取量，妊娠中期、后期每天需增加蛋白质的量各为6克、12克，其中一半需来自高生理价值蛋白质，如蛋、牛奶、深红色肉类、鱼类及豆浆、豆腐等黄豆制品。最好每天喝两杯牛奶，以获得足够钙质，但千万不可拿牛奶当水喝，以免血糖过高。

摄取纤维质上，在可摄取的分量范围内，多摄取高纤维食物，如以糙米或五谷米饭取代白米饭，增加蔬菜的摄取量，吃新鲜水果而勿喝果汁等，如此可延缓血糖的升高，帮助血糖的控制，也比较有饱足感。但千万不可无限量地吃水果。

2. 餐次分配要结合自身及胎儿

孕妇都是一个人吃两个人用，对此类患者来说，饮食有两个方面的基本需求，即维持血糖值平稳及避免酮血症，由此，餐次的分配非常重要。因为一次进食大量食物会造成血糖快速上升，且母体空腹太久时，容易产生酮体，所以建议少量多餐，将每天应摄取的食物分成5～6餐。特别要避免晚餐与隔天早餐的时间相距过长，所以睡前要补充点心。

3. 热量需求实现过程控制

怀孕十月，母体会有很多的变化，胎儿也在不断成长，所以，要母子兼顾，营养和疾患对饮食的要求，必须形成一种过程控制。一般而言，妊娠初期不需要特别增加热量，中、后期必须依照孕前所需的热量，再增加300大卡/天。由于体重减轻可能会使母体内的酮体增加，对胎儿造成不良影响，故孕期不宜减轻体重。

4. 摄取正确糖类

糖类的摄取是为提供热量，维持代谢正常，并避免酮体产生。不应误以为不吃淀粉类可控制血糖或体重，而完全不吃饭；而是应尽量避免加有蔗糖、砂糖、果糖、葡萄糖、冰糖、蜂蜜、麦芽糖之含糖饮料及甜食，可避免餐后快速的血糖增加。如有需要可加少许代糖，建议你尽量选择纤维含量较高的未精制主食，可更有利于血糖的控制，如以糙米或五谷饭取代白米饭、选用全谷类面包或馒头等。妊娠糖尿病患者早晨的血糖值较高，因此，早餐淀粉类食物的含量必须较少。

5. 正餐、加餐时间间隔合理

妊娠期糖尿病控制饮食的前提是供给足够的营养，以维持生理所需，并保证胎儿的正常生长发育，即控制好糖类、蛋白质、脂肪的摄入，并保证维生素、矿物质、水、膳食纤维的供给。因此，饮食治疗的原则首先是注意饮食均衡，一天的食谱要尽量包括4大类基本食物：五谷类、蔬果类、肉类和奶类，不偏食，在每类基本食物中选吃各式不同的食物。

用餐要定时定量，每天至少有早、午、晚3餐；每餐至少包括不少于3类食物：谷类、肉类、蔬果类，细嚼慢咽，不可过饥过饱，按分量进餐。最好是使用少量多餐的方式，如三餐正餐之间加两个加餐等，使全日总食物分量分配到各餐次中，保持血糖的稳定，不过高或过低。加餐可以是1杯牛奶、1个中等大小的水果、1～2片咸面包、3片咸饼干、1个鸡蛋或7～8颗花生等，分量不可过多；睡前最好不要加餐，并尽量减少外出吃饭。

妊娠期糖尿病的一日三餐

早餐

①瘦肉生菜汤面（干面75克，瘦肉50克，生菜100克）。加餐：牛奶1杯（250毫升）。

②牛奶220毫升、蒸鸡蛋羹50克，杂粮馒头50克，加餐：咸切片面包1～2片。

③煮鸡蛋50克，小米粥50克，牛奶220毫升。加餐：豆腐脑250克。

④豆腐脑250克，杂粮馒头50克，煮鸡蛋一个50克。加餐：苏打饼干25克。

⑤酱蛋50克，豆浆200克，麦麸面包50克。加餐：柚子150克。

⑥煮鸡蛋50克，牛奶220克，麦麸面包60克，加餐：花卷30克。

⑦煮鸡蛋50克，花卷50克，拌黄瓜80克。加餐：咸切片面包50克。

午餐

①米饭1碗半（米100克），香菇蒸鸡（去皮鸡100克，香菇少许）。炒西蓝花（200克），胡萝卜瘦肉汤1碗（不吃或吃少许渣）。加餐：水果1个（150克）。

②炒苋菜150克，冬瓜肉片汤125克，莴笋炒肉片125克，二米饭100克。加餐：黄瓜1根。

③拌黄瓜80克，炒绿豆芽200克，二米饭100克，蒸鳊鱼100克，虾皮菜秧榨菜汤1碗。加餐：梨1个。

④盐水河虾100克，木耳炒白菜190克，虾皮冬瓜汤100克，荞麦面条100克。加餐：黄瓜汁150克。

⑤二米饭100克，丝瓜鸡蛋汤100克，白斩鸡50克，苦瓜炒肉丝125克。加餐：小花卷30克，西红柿1个。

⑥米饭100克，黑木耳烩豆腐70克，萝卜丝汤1碗，青豆虾仁70克。加餐：橙子150克。

⑦清蒸鲈鱼100克，二米饭100克，冬瓜汤1碗，菜花炒胡萝卜150克。加餐：桃子2个。

晚餐

①米饭1碗（米75克），清蒸鲈鱼（鲈鱼120克，葱少许），上汤菜心（200克）。

②红烧豆腐50克，清蒸鱼100克，蔬菜水饺200克。加餐：西红柿2个。

③青椒肉丝、芹菜炒肉各130克，二米饭100克，西红柿紫菜汤1碗。加餐：西红柿2个。

④青椒肉丝130克，丝瓜鸡蛋汤1碗，芹菜拌海米110克，二

米饭（稻米和小米）100克。加餐：牛奶220毫升。

⑤二米饭100克，小白菜汤120克，凉拌海带100克，洋葱炒鳝丝150克，加餐：牛奶220毫升。

⑥鲜蘑清汤1碗，二米饭100克，蒸鳊鱼100克，炒苋菜150克。加餐：牛奶220毫升。

⑦煎饼50克，炒青菜150克，芹菜炒香干130克，烧鳝段80克，荞麦粥50克。加餐：牛奶220毫升。

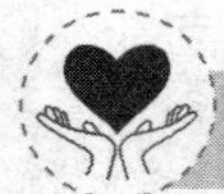

妊娠期糖尿病的经典食谱

姜汁炒胡萝卜

【原料】胡萝卜300克，姜汁10毫升，油、盐各适量。

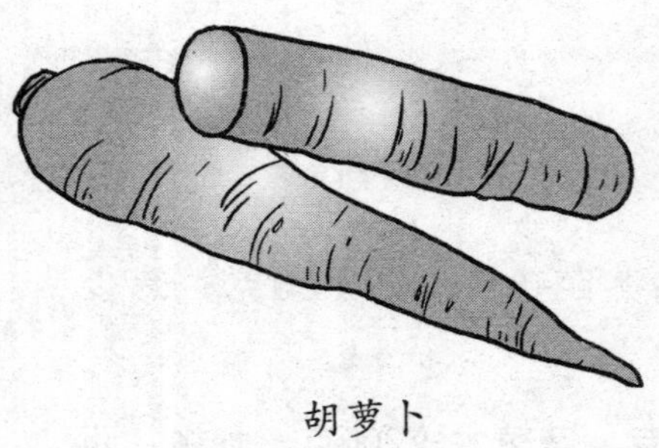

胡萝卜

【制作】生姜去皮洗净，榨取汁10毫升备用。胡萝卜洗净切丝。锅内放油适量，加胡萝卜丝爆炒至熟，加盐适量调味，然后加入姜汁，搅拌均匀即成。

【适用】温胃安胎，降气止呕。适用于糖尿病并发妊娠恶阻、胎动不安属胃中虚寒者。

黄花菜炒黄瓜

【原料】黄花菜15克，黄瓜150克，食用油10毫升。

【制作】黄瓜洗净切块，黄花菜洗净。炒锅置旺火上，加油烧至九成热时迅速倒入黄瓜及黄花菜，炒至熟透即可。

【适用】补虚养血。适用于糖尿病妊娠有脾虚水肿及身体虚弱者。

砂仁蒸鲫鱼

【原料】鲜鲫鱼250克，砂仁末5克，油、盐、黑豆各适量。

【制作】将鲜鲫鱼剖开，去鳞、肠杂和鳃。砂仁研成细末，黑豆研成粉备用。将油、盐、砂仁末拌匀，纳入鱼腹中，用黑豆粉封住腹部刀口，再将鱼置盘上，用大碗盖严，隔水蒸熟食用。

【适用】醒脾开胃，利湿止呕。适用于糖尿病并发妊娠呕吐、胎动不安者。

艾叶生姜鸡蛋汤

【原料】艾叶12克，生姜15克，鸡蛋2个。

【制作】艾叶、生姜洗净，加水适量煎汁去渣，然后打入鸡蛋，煎熟，饮汤吃蛋。孕后第2个月开始，每日服1次；孕后第3个月起，半月服1次；孕后第4个月起，每月服1次，直至妊娠足月为止。

【适用】和血，降逆，止呕。适用于糖尿病患者。

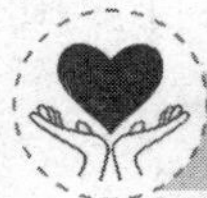

老年性糖尿病的饮食配餐原则

通常情况下，老年糖尿病是指年龄在60岁以上的糖尿病患者，其中一部分是在进入老年期即在60岁以后发病诊断的，另一部分是60岁以前确诊，而后进入老年期的患者。老年糖尿病具有患病率高、病情轻、易漏诊以及心血管及神经系统等并发症较严重等特点，总起来看，老年糖尿病大多属非胰岛素依赖型糖尿病。因此，在饮食方面老年糖尿病患者需要遵守以下一些配餐原则。

1. 少食多餐原则

所谓的少食多餐原则是指在确定了每日总量后，患者应尽量每次进餐吃得少，但一天可以多吃几次。一般情况下，建议老年糖尿病患者每天吃5～6次，这对保持血糖稳定大有好处。那么，如何分配食物呢？可将每餐的食物分成三份，主餐时先吃其中的两份，留出一份放到加餐。如早餐：牛奶250毫升，煮鸡蛋1个，燕麦片50克，可先食牛奶煮燕麦片，加餐时再吃煮鸡蛋。午餐：米饭、蔬菜、鱼或肉等，主餐时可少吃25克米饭，午睡后就可吃一个中等大小的水果（如苹果、橙子、梨、猕猴桃、柚子等）。考虑到水果含有6%左右的葡萄糖，如果患者每日吃1～2个中等大小的水果，则需减主食25克。晚餐同午餐，留出的量可根据个人的喜好，睡前半小时加服一小纸杯酸奶（最好无糖的），或者两块饼干加一小杯牛奶，也可吃一个水果。

2. 定量原则

所谓的定量原则，就是指每个患者每日允许摄入的食物总热量。一般情况下，是按每日每千克体重104.5千焦（25千卡）来计算，其中蛋白质占12%～20%（每日保证有200毫升奶制品，一个鸡蛋，50～100克鱼、肉或禽类，50～100克豆制品）；脂肪占20%～30%（每日食用油摄入控制在50克以内）：糖类占50%～65%（每日米饭摄入量控制在350克以内）。食物多样化是获取全面营养的必要条件，应该主食粗细搭配，副食荤素均有，并避免进食高胆固醇的动物内脏、鱼子、蛋黄等。

所以，总起就不难看出，定时多餐又可预防出现低血糖，维持血糖稳定，减少各类并发症的发生发展，进而保证老年患者的生活质量。再者，老年人糖尿病多属2型，体内尚存一定的胰岛素分泌功能，加之活动量减少，耐受低血糖的能力较年轻患者差，少量进食可避免饮食数量超过胰岛的负担而使血糖升得过高。

老年糖尿病的一日三餐

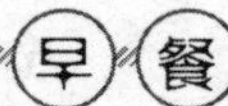

早餐

①鲜牛奶250毫升，燕麦片25克，咸面包25克，素拌黄瓜。

②馒头或饼，煮鸡蛋或荷包蛋1个，淡豆浆、牛奶或小米粥可任选一种。

③米粥或者小米1碗，加凉拌蔬菜。

④豆沙包（面粉50克，赤小豆25克），咸鸭蛋40克，牛奶250毫升。

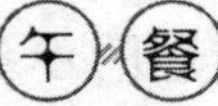

午餐

①米饭（大米75克），苦瓜125克与25克瘦肉炒，豆腐干25克，可以与125克芹菜炒好。

②高纤维大米饭、高纤维馒头、高纤维面条或其他高纤维主食。副食在瘦肉、鱼、鸡、鸭中可根据情况选择；清炒蔬菜、凉拌蔬菜、豆制品等。

③大米饭（大米100克），肉丝炒芹菜（芹菜100克，瘦肉30克），拌茄泥（茄子100克，香菜10克，大蒜20克）。

晚餐

①馒头（相当于面粉75克），15克粉丝与100克油菜相炒，清炖鲫鱼100克。

②高纤维馒头、高纤维大米饭等主食。喜欢喝粥者可根据个

人习惯选择小米粥、绿豆粥、红小豆粥等。鸡、鸭、肉、鱼等可根据个人喜爱情况选择。最好用炖、蒸、煮等方法烹制。

③千层饼（面粉100克），滑熘豆腐（豆腐100克，淀粉10克），西红柿蛋汤（西红柿100克，鸡蛋50克）。

加餐：时间可选在午餐后晚餐前，约进食100克苹果或者每晚睡前喝纯牛奶一杯（约300毫升）。

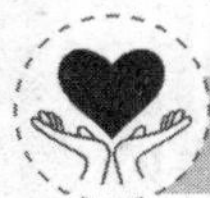

老年糖尿病的经典食谱

山药薏米粥

【原料】小米100克，薏米30克，莲子15克，枣（干）10克，山药30克。

【制作】将山药，薏米，莲肉，大枣与小米共煮粥、空腹食用，每日2次。

【适用】适用于气阴两虚型糖尿病患者。

参竹煲老鸭

【原料】老鸭半只、沙参20克、玉竹30克、蜜枣1枚、生姜2片。

【制作】老鸭用清水洗净，放入沙煲内，加入清水适量，再放入洗净及事先浸泡过的沙参、玉竹、蜜枣、生姜，用大火煲开后再用小火煲2小时，加入适当的调味品即成。

【适用】适用于老年糖尿病患者，尤其是糖尿病口干者。

人参莲子汤

【原料】人参6克，莲子10枚，冰糖30克。

【制作】将莲子去心，然后与人参一起置碗内，加水浸泡1小时，加入冰糖，放锅内隔水蒸炖1小时。

【适用】适用于老年糖尿病体虚、气短懒言、心烦多梦者。

玉竹蒸海参

【原料】水发海参50克，火腿肉25克，玉竹、天门冬、香菇各15克。

【制作】将水发海参洗净，剖成数段，切成长丝状；火腿肉切成薄片；玉竹和天门冬洗净后分别切成薄片；香菇用温水泡发，洗净后切成细条状。将海参装入蒸盆内，抹上精盐、酱油各少许，香菇条及玉竹、天门冬片分放在海参四周，火腿片盖在上面，在海参周围顺序码放，加入鸡汤适量，入笼用大火蒸45分钟即成。

【适用】滋补肝肾，润燥止渴，降血糖。适用于肾阴亏虚型糖尿病患者，对中老年糖尿病患者属阴阳两虚、燥热伤肺者亦有较好的疗效。

洋参鲫鱼汤

【原料】鲫鱼300克，西洋参5克，黄精15克，红枣6枚。

【制作】将鲫鱼宰杀，去鳃、鳞及内脏后洗净，入植物油锅煸炒片刻，加入料酒烹炒出香味，盛入大碗中。将西洋参、黄精、红枣分别洗净，西洋参切成片。黄精切成小段或切成薄片，红枣用温水泡发。锅置旺火上，放入清水1000毫升，煮沸后移入煸透的鲫鱼，加入红枣，炖煮时改用小火，30分钟后，下入洋参片及黄精段拌匀即成。

【适用】清热消肿，生津止渴，降血糖。适用于燥热伤肺、胃燥津伤型糖尿病患者，对中老年糖尿病患者来说，夏、秋季食用尤为适宜。

肥胖型糖尿病的饮食配餐原则

随着生活水平的提高，人们营养出现了严重的偏食，以前一月也吃不了几次的鱼虾，现在想吃就吃，肥胖也自然在情理之中，当然，还有就是病理性的。通常而言，肥胖是指人体内脂肪细胞的数量增多或体积增大导致脂肪积累过多的表现。有研究显示，已患有糖尿病且应用胰岛素的肥胖患者，若减掉10%的体重，就可以减少胰岛素的用量或改用口服降糖药。由此不难看出，肥胖是导致糖尿病的主要危险因素，减肥则是治疗肥胖型糖尿病最有效的方法。

那么，糖尿病患者应如何进行减肥呢？以下是肥胖型糖尿病进食的一些基本的原则。

1. 少吃多动

研究发现，一个人若想养成一种好的行为习惯或者克服一种坏的行为习惯，至少需要3周的时间。也就是说，减肥时患者出现的饥饿感是暂时的，只要坚持3周的时间就会逐渐适应这种习惯，进而可达到减肥的目的。

少吃并非是常说的限制饮食，不是不吃饱，而是要平衡膳食，就是用正常的饮食量来取代过剩的饮食量，吃七分饱即可。如某人日需热量1900卡，减肥时可通过进食获得1000卡热量，余下的900卡热量可以通过消耗掉体内的100克脂肪来供给，也就是说只要每天消耗掉体内的100克脂肪，10天后就可降低体重1公斤。

患者在减肥的头几天，因为每餐吃得少，没有饱食的感觉，因而常会出现饥饿感。特别是不到下一餐时就会饿得头晕、眼花、乏力、出汗，这是低血糖的表现。此时患者千万不要吃东西，可以喝些水，也可以卧床休息一下，一般只要坚持20分钟就好了。这饥饿的20分钟，正是患者的身体为了保持血糖的平衡，将体内储存的脂肪分解成氨基酸，再在肝脏中合成肝糖原的过程。此过程叫糖原异生，它既是患者在减肥的过程中最难熬的时刻，也是决定患者减肥成败的关键时刻。

2. 运动有常

有报告称，年龄较小的肥胖型糖尿病患者若在发病的初期通过运动减肥使体重达标，将有50%的人得到康复。运动要坚持，众所周知，运动可加速人体内热量的消耗，提高胰岛素的敏感性，其治疗糖尿病的效果有时甚至胜过降糖药。那么，肥胖型糖尿病患者该如何调理饮食呢？

糖尿病患者运动的频率以每分钟步行100步为宜。若在饭后步行30分钟，可消耗掉其刚刚摄入的糖和脂肪所产生的一半热量，并可使其血糖降低1～2毫摩尔/升。若患者饭后步行60分钟，则可消耗掉其刚刚摄入身体热量中70%的脂肪和30%的糖所产生的热量，其降糖效果会更加明显。因此，糖尿病患者若想减肥，每天最少应运动60分钟以上。最简单的运动方法是爬楼梯，每天可爬3次6层楼梯，这样能消耗热量约200卡（相当于50克主食产生的热量）。

3. 减肥降糖两不误

很多肥胖患者都有饥饿感，但饥饿感明显或由食欲亢进导致的肥胖患者，可适当地服用减肥药，但儿童和怀孕的糖尿病患者则不宜服用减肥药。比如，赛尼克，每次服120毫克，每日服3次可以胰脂酶抑制剂，是糖尿病患者首选的减肥药；西布曲明（可秀、曲美），每次服10毫克，每日服1～3次。此药为中枢神经减肥药，可增加患者的饱食感，适宜于不能坚持运动和控制饮食困难的糖尿病患者服用。

此外，要注意的事项还有每日所食蔬菜品种和副食要多样化，不要单调；每日烹调油（植物油）不超过10毫升，食盐不超过6克，以清淡为宜；上午、下午加餐可吃些水果，但不要过量，不超过100克为宜；选择含糖量低的水果（含糖量在14%以下），如西瓜、草莓、枇杷、梨、桃、菠萝、苹果等；每日的主食做到大米、面粉混合食用才有宜健康，即一天两顿大米主食、一顿面主食；或一顿大米主食、两顿面主食；晚上睡觉前喝鲜纯牛奶300毫升，约一杯。

肥胖型糖尿病的一日三餐

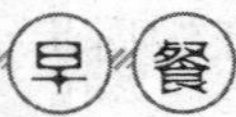

早餐

①高纤维馒头或花卷50～100克（干品），豆浆200～300毫升，凉拌蔬菜100～150克。

②麦麸饼干50克，豆浆200毫升。加餐：苹果75克。

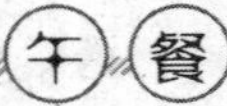

午餐

①高纤维大米饭、高纤维馒头或其他高纤维主食75～100克，瘦肉或鸡、鸭、鱼等不超过50克；蔬菜200～250克，清炒或凉拌；豆腐、鸡蛋等（鸡蛋不超过1个）。

②主食75克，芹菜炒肉丝（芹菜100克，瘦肉30克），清炖豆腐（豆腐100克）。可加餐苹果或梨100克。

晚餐

①高纤维大米饭、高纤维馒头或饼等其他高纤维主食50～100克；小米粥，绿豆粥或者赤豆粥等，任选一种，每餐25克；瘦肉不超过25克；蔬菜200～250克，清炒或凉拌。

②主食50克，韭菜炒鸡蛋（韭菜100克，鸡蛋50克），冬瓜虾仁（冬瓜150克，虾仁20克）。加餐：苹果75克。

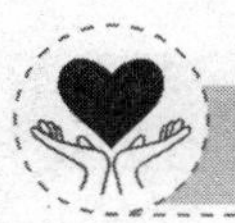

肥胖型糖尿病的经典食谱

香菇豆腐

【原料】豆腐300克，香菇3个，榨菜、酱油、糖、香油、淀粉各适量。

【制作】将豆腐切成四方小块，中心挖空；将洗净泡软的香菇剁碎，榨菜剁碎，加入调味料及淀粉拌匀即为馅料；将馅料酿入豆腐中心，摆在碟上蒸熟，淋上香油、酱油即可食用。

【适用】香菇可降低胆固醇，豆腐有利减肥，综合起来，对肥胖型糖尿病有不错的辅助治疗效果。

荷叶粥

【原料】取新鲜荷叶一张，大米、冰糖、核桃、枸杞各适量。

【制作】将新鲜的荷叶洗干净后，剪成几大块，然后放锅里煮水，水开后大约煮上5分钟即可，捞出荷叶，留水备用；加入适量的大米，开始煮粥，如果偏向稀粥，水与大米的比例一般10：1；待粥煮至黏稠的时候再放入冰糖，等冰糖化了即可，撒上核桃和枸杞或葡萄干。

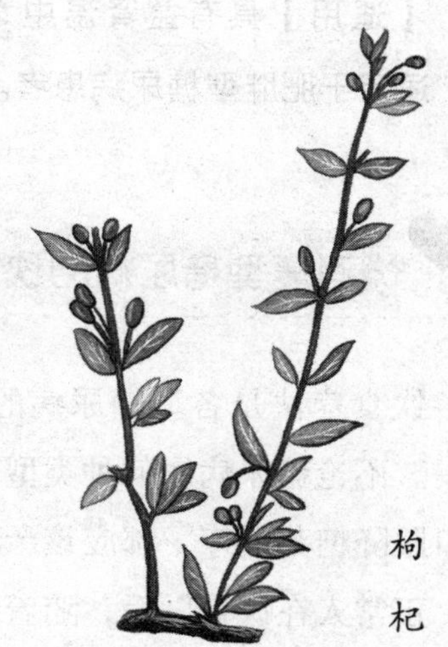

枸杞

【适用】具有消暑、生津之能效，降脂减肥的佳品，对肥胖型糖尿病有不错的辅助治疗效果。

鲫鱼汤

【原料】鲫鱼500克，黑豆150克，花生150克，红芸豆100

克，盐适量。

【制作】将鲫鱼开膛，去鳃、除内脏，洗净待用；黑豆、花生、红芸豆用水清洗干净待用；在沙锅中放入足够多的清水（12小碗左右），将鲫鱼、黑豆、花生、红芸豆放入，大火烧开。转小火，煲40分钟，加盐调味即可。

【适用】具有益肾温中之功效，适用于肥胖型糖尿病患者。

冬瓜粥

【原料】冬瓜、大米、葱、排骨各适量。

【制作】冬瓜去瓤，连皮洗净，切成小方块状，大米淘洗干净，同放入锅中加水，武火煮沸，后文火慢煮，至瓜烂米熟粥稠即可。

【适用】具有清热利尿、减肥之功效，适用于暑热烦闷，可起到清热利尿作用。

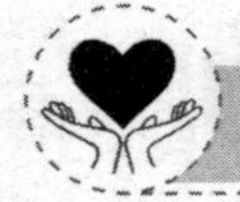

消瘦型糖尿病的饮食配餐原则

饮食疗法是各型糖尿病的治疗基础，是糖尿病最根本的治疗方法之一。不论糖尿病属何种类型，病情轻重或有无并发症，是否用胰岛素或口服降糖药治疗，都应该严格进行和长期坚持饮食控制。医学研究证明，正常人在饮食以后，随着血糖升高，胰岛素分泌也增多，从而使血糖下降并维持在正常范围，因此，不会发生糖尿病。而糖尿病患者由于胰岛功能减退，胰岛素分泌绝对或相对不足，胰岛素不能在饮食后随血糖升高而增加，不能起到有效的降血糖作用，于是血糖就超过正常范围。

饮食疗法应根据病情随时调整、灵活掌握。消瘦患者可适当放宽，保证总热量。但同样要遵循一些饮食的基本原则。

1. 科学合理，适当放宽

消瘦型糖尿病患者大可不必什么都不敢吃，一点糖类也不敢沾，反而加重病情，甚至出现酮症。应根据自己的病情、体重、身高，严格地进行计算，在控制总热量的前提下科学地、合理地安排好饮食，达到既满足人体最低需要，又能控制总热量的目的。

2. 主食副食巧妙搭配

除合理控制主食外，副食也应合理搭配，否则照样不能取得预期效果。研究证实，科学地安排好主食与副食，不可只注意主食而轻视副食。虽然主食是血糖的主要来源，应予以控制，但是副食中的蛋白质、脂肪进入体内照样有一部分也可变成血糖，成为血糖的来源。蛋白质和脂肪在代谢中分别有58%和10%变成葡萄糖。这类副食过多，也可使体重增加，对病情不利。

3. 少吃水果帮助降糖

糖尿病患者应少吃或不吃水果。因水果中含有较多的糖类，并且主要是葡萄糖、蔗糖、淀粉。食后消化吸收的速度快，可迅速导致血糖升高，对糖尿病患者不利，但消瘦型糖尿病患者可以适当吃点，一定要遵照的前提是病情稳定。

严格控制饮食是治疗糖尿病的先决条件，也是最重要的一环。医生在临床实践中发现，患者往往因为饮食控制不好而药物不能发挥应有的疗效。结合起来，还需要注意的事项有打破“多吃降糖药可以多吃饭”的错误观念；所谓“无糖食品”实质上是未加蔗糖的食品，某些食品是用甜味剂代替蔗糖，仍然不能随便吃；碳水化合物食物要按规定吃，不能少吃也不能多吃，要均匀地吃（碳水化合物是指粮食、蔬菜、奶、水果、豆制品、硬果类食物中的糖分）；吃“糖尿病食品”的量与吃普通食品的量要相等。

此外，“糖尿病食品”是指用高膳食纤维的粮食做的，如荞麦、燕麦。尽管这些食物消化吸收的时间较长，但最终还是会变成葡萄糖；

以淀粉为主要成分的蔬菜应算在主食的量中。这些蔬菜为土豆、白薯、藕、山药、菱角、芋头、百合、荸荠、慈姑等；不能用花生米、瓜子、核桃、杏仁、松子等硬果类食物充饥。

消瘦型糖尿病的一日三餐

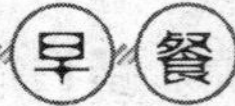

早餐

①牛奶、花卷、鸡蛋各1个，调理生活，还可以加点香椿拌豆腐，根据爱好适当搭配，一般控制在共计不超过200克为佳。

②牛奶1杯，煮蛋1个，菜肉大包2个（菜100克、肉末30克、面粉100克）。

③牛奶1杯，菜肉大馄饨10个。上午加餐：番茄1个。

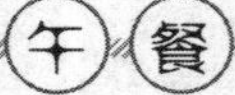

午餐

①如果早餐吃的面食，中午可以从口感上调换一下，将午餐改为大米，按用餐人数和量进行分配，一般100克炒个素菜，如圆白菜等，少放油、盐，喜欢吃鱼，推荐带鱼，但最好是蒸和炖。

②米饭1小碗（稍满），冬瓜炖大排1块（去肥），茼蒿菜200克，烹调用油1匙。下午加餐：草莓100克。

③米饭1小碗，芹菜豆腐干肉丝（豆腐干半块，瘦肉25克，芹菜100克），蒸蛋羹（蛋1个），烹调用油1匙。下午加餐：西瓜带皮250克。

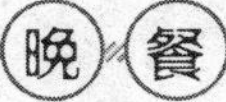

①玉米面贴饼（100克）1个，肉丝木耳菠菜汤干稀适中（肉丝50克、木耳10克，菠菜约150克即可），如果汤料不放菠菜，也可拌或者炒一个适时素菜。

②米饭1小碗，清蒸武昌鱼100克，刀豆150克，荠菜豆腐汤（荠菜50克，豆腐200克），烹调用油1匙。晚餐后加餐：牛奶1杯，切片面包1片。

③馒头1个（面粉50克），木耳黄焖鸡（木耳少许，鸡100克），塔菜200克，黄豆芽汤（黄豆芽50克），烹调用油1匙。晚餐后加餐：苦荞麦糊1小碗（苦荞粉25克）。

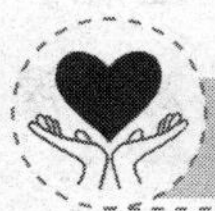

消瘦型糖尿病的经典食谱

枸杞炖兔肉

【原料】枸杞子30克，兔肉100克。

【制作】加水适量，文火炖熟，后加姜、葱、盐调味，即可食肉喝汤。

【适用】适合于肝肾阴虚所致的消瘦型糖尿病。

鸽肉玉竹汤

【原料】乳鸽1只，山药、玉竹、葱、姜以及盐、味精、料酒、胡椒粉各适量。

【制作】将鸽子洗净切块，入开水中加料酒焯烫片刻取出；将山药切滚刀块，用开水焯烫，玉竹用开水泡软备用；沙锅中倒入适量开水，放入山药、鸽子、玉竹、葱、姜，大火烧开，去掉浮沫，煮4～5分钟后加盖转小火炖10分钟，开盖后加盐、味精、胡椒粉调味即可。

【适用】本品具有滋养五脏、益正气、除消渴的功效，对于身体虚弱伴发消瘦型糖尿病有补益和辅助治疗作用。

红烧鳝鱼

【原料】净鳝鱼片500克，大蒜75克，豆瓣40克，精盐2克，酱油15毫升，葱段10克，姜片10克，味精1克，水豆粉15克，鲜汤400毫升，熟菜油100毫升，料酒10毫升。

【制作】鳝鱼洗干净，切成6厘米长的段。独头大蒜去外皮、洗净，放入冷水锅内煮熟（或蒸熟）待用。豆瓣剁细。炒锅置旺火上，放油烧至七成热，放入鳝鱼炒至断生，加豆瓣、姜片、葱段炒香至油呈红色时，加鲜汤、酱油、盐、大蒜烧沸入味至软熟，放味精、水豆粉待收汁后起锅装盘即成。

【适用】本品具有通血脉、益正气、降血糖的功能，对口渴不重的消瘦病有一定疗效。

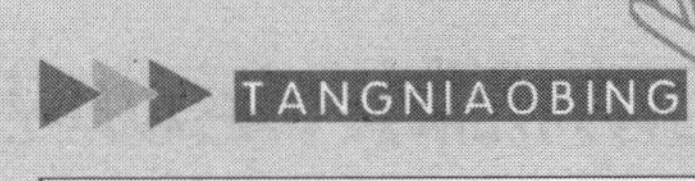

第三章

运动降糖，举手投足间的养生智慧

俗语说，生命在于运动。对于糖尿病患者来说加强运动，增强体质具有非凡的意义。依据运动的形式又可分为主动运动和被动运动。主动运动是指通过主体主观的自身活动来达到无病时预防疾病、有病时抵御疾病、医疗时促进机体康复的效果。它的形式有散步、慢跑、游泳、舞蹈、气功、攀高等。而被动运动的形式包括刮痧、拔罐、针灸、按摩等，它一般具有针对性，病症不同方法亦不同，但往往都会收到事半功倍的效果。本章主要讲主动运动。

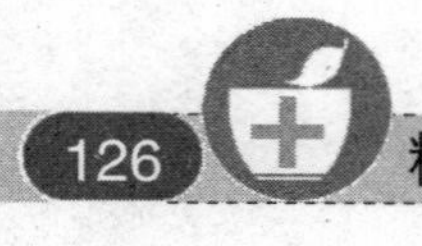

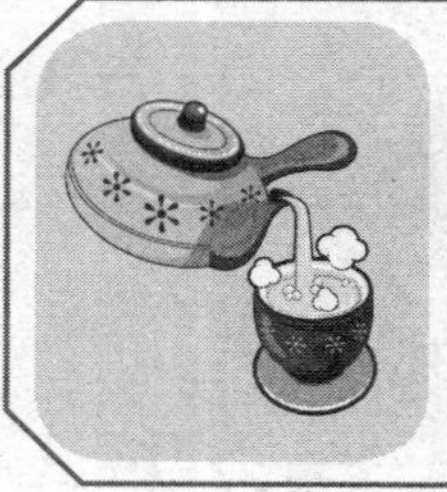

第一节

运动机制：运动应“循规蹈矩”

选择最佳的运动形式

运动疗法在治疗糖尿病的过程中应该因人而异，量力而为，循序渐进，持之以恒。因为任何运动项目都有其利弊，而且利弊是相对的。对于他是长处，对于你可能是短处。一项好的运动项目最好是强度易制订，有利于全身肌肉运动，不受条件、时间、地点限制，符合自己爱好，可操作性强，便于长期坚持，能达到目的，如散步、广播操、太极拳、打球、游泳、滑冰、划船、骑自行车、跑步等。运动疗法需要长期坚持才能达到治疗目的，所以一定要根据自己的病情及爱好选择运动形式，只有这样才能持久地坚持运动。各种运动中，散步运动安全、简便，最易持久进行，是首选的锻炼方式。

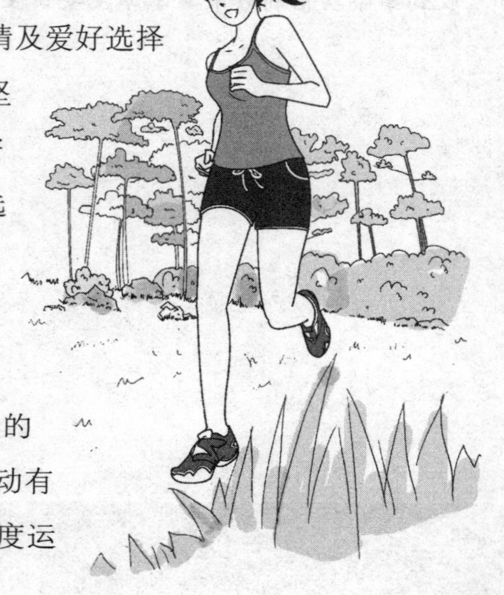

糖尿病轻重程度不同，对运动的反应也不同，选择的运动方式也不同。对于正常体重的轻、中等程度的糖尿病患者，运动有利于降脂、降糖，可选择中等程度运

动量，如散步、骑自行车、跳舞、球类、划船等；偏胖的轻、中度糖尿病患者，运动不仅有利于降糖、降脂，还有利于减肥，可选择中、重度运动量，如疾步行走、跳舞、游泳、滑雪等；偏瘦、胰岛素严重缺乏的糖尿病患者，运动会使血糖升高，病情加重，故运动时应选择轻度运动量，如散步、气功等。所以在选择运动方式时，也要根据自己的病情轻重选择，不能只考虑兴趣和爱好。

选取最佳的运动时间

糖尿病患者身体较弱，且病情反复，因此，一方面强调运动锻炼对缓解和改善糖尿病有积极意义；另一方面，也应强调必须结合每一个患者的具体病情，有计划、有步骤地开展一些轻体力、低负荷量的运动。开始进行体育活动时，应先做短时间的运动锻炼，取得身体适应后，才能逐渐增加运动量和活动时间。必须注意，适当的运动锻炼有益血糖、尿糖的控制；不适当的或过度运动，不仅无益，反而会引起病情恶化，损害身体。

有人习惯于早晨空腹时锻炼身体，也有人主张晚上餐后进行体育锻炼，到底什么时间锻炼身体最好呢？我们认为以早餐或晚餐后半小时或1小时后开始锻炼较为适宜。餐前锻炼身体有可能引起血糖波动，可能因延迟进餐造成血糖过低，也可能因没有服药而使血糖过高，当然还可能是血糖先低，而后又因苏木杰反应而过高，所以最好把运动时间放在餐后。为避免对消化系统功能的影响，体育锻炼最好在进餐结束后半小时以上再进行。晚餐后的体育锻炼值得提倡，因为中国人多半进晚餐比较多，而且多数人晚餐后就是看看报纸或电视节目，体力活动很少，这对降低血糖和减轻体重十分不利。对于注射胰岛素的患者来说，应选择在外源性胰岛素作用最强之前进行，如注射胰岛素的作用最强时间是注射后2～4小时，若必须在胰岛素作用最强时进行运动锻炼，应少量加餐。重型糖尿病患者清晨空腹时，应避免体力活动，否则易引起酮症，使病情恶化。若合并有并发症时，更应注意每日运动量，以免过度疲劳，加重病情。

另外，糖尿病患者必须坚持“三定”的原则，包括定时定量的饮食、定时定量的运动和定时定量地使用降糖药物，这里特别要强调的是体育锻炼的定时定量，往往有人做不到，而只有做到这一点，才能真正达到体育锻炼的目的。

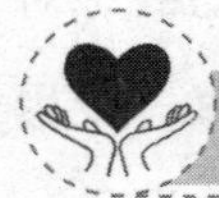

把握适度的运动强度

糖尿病患者的运动调理必须要有一定的强度限制，如运动强度过大易发生低血糖，强度太小又达不到锻炼身体和控制血糖的目的。患者在选择运动强度时应注意以下事项：

（1）每周规定运动次数应在3次以上，但每个人每周的运动次数应固定。

（2）每次运动时间在30分钟到1小时之间，每个人的运动时间应固定。

（3）合适的运动强度估计方法：方法一，交谈试验。“交谈试验”是衡量运动强度的一种简单方法，当运动强度达到刚好还能自然交谈的程度，表示运动强度比较合适。如果运动中有交谈困难，表示运动强度太大，应该降低运动强度。方法二，最大心率。运动后心率达到最大心率的60%左右是合适的运动强度。最大心率（次/分）=220-年龄，患者可以通过自数脉搏得知自己的心率。

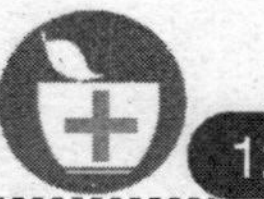

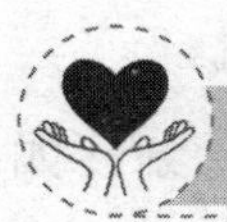

遵循一定的运动原则

糖尿病患者做运动调理应遵循以下原则：

（1）要循序渐进，活动的强度、方法、时间的长短都应遵循从少到多的原则。当找到一个合适的运动量后，要坚持按这个标准进行，最好不要忽多忽少。

（2）运动时应注意气候季节的变化，防止受凉感冒。

（3）要持之以恒，保证每天有一定的时间进行运动锻炼，时间安排要固定，同时也可见缝插针，利用工作间隙进行。

（4）无论选择轻度或中度运动量的锻炼，都应遵循三部曲：运动前热身，即5～10分钟准备活动；运动过程，前5～10分钟做轻度运动，然后根据实际情况逐渐加大强度；运动后恢复，在运动将结束前，再做10分钟左右的恢复运动，特别是较强运动量之后不可马上停下来。

活动方法与活动量因人因时因地而异，要使身体得到足够的活动，但又不能过度劳累。要以低强度、长时间的方式进行，不主张高强度、短时间的锻炼方法。

制订合理的运动计划

对于不擅长做运动的糖尿病患者来说，虽然明知患了糖尿病需要进行运动调理，但运动仍然是一件极不情愿、非常困难的事情。而运动不足正是不少患者患糖尿病的原因之一。对于不喜欢做但又必须去做的事情，任何人都难免有抵触情绪，但是糖尿病患者的疾病诊断一旦确立，运动调理就势在必行。所以必须要纠正以前沉溺于美食且懒于运动的生活习惯，而糖尿病的确诊也不失为一个就此改变生活习惯的契机。

在下定决心开始运动后，患者还要设计一个合理的运动计划，如进行什么运动、要达到多大的运动量等，这些必须要在医师的指导下进行。不同病情的患者，运动需要有相应的控制，而有些患者可能还需禁止运动。

下文将会介绍糖尿病患者应进行何种运动、运动的强度、运动持续的时间及每周运动的频度等具体内容，但这些仅仅是一些原则性和一般性的要求。不同的患者具有不同的个体差异，因此仍需在医师的指导下决定最适合自己的运动方案。

在医师指导下制订了运动计划后，最关键的就是要持之以恒，而不应寻找各种借口或因为各种理由间断。同时，也不应运动过量，超过机体的承受能力，而应该从轻量、短时的运动开始，循序渐进地进行运动疗法。

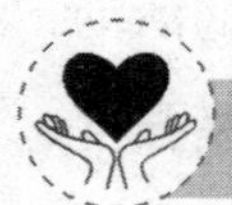

适量运动前的准备工作

适量运动对糖尿病患者是十分有益的，但应做好以下准备工作：

（1）到医院进行一次全面系统的检查：包括血压、血糖、糖化血红蛋白、心电图、眼底、肾功能等。最好还进行心功能检查。

（2）与医生商讨，制订你的运动计划。

（3）选择合适的鞋和袜，特别注意密闭性和通气性。

（4）选择安全的运动场地，寻找运动伙伴，应避免单独运动。

（5）携带处理低血糖的物品，如糖块、饼干等。

（6）携带糖尿病急救卡片。

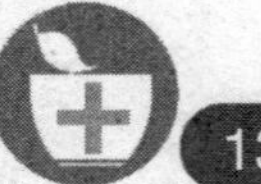

（7）运动应以耗氧式（包括散步、登山、游泳、太极拳、骑车等）为主，而不是竞技式（包括足球、篮球、网球、拳击、举重等），因为竞技运动容易造成精神极度紧张，使体内抗胰岛素的激素如肾上腺素、肾上腺皮质激素等分泌增加，血糖因此反而升高。

（8）避免有危险性动作和姿势，以防止外伤、骨折、溺水等事故发生。

（9）运动中，一旦出现轻微呼吸困难，或微头昏，或自测心律不齐等，应立即停止运动锻炼。

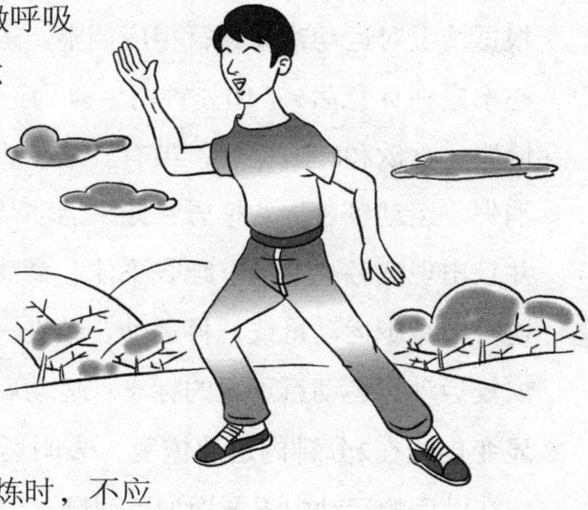

（10）由于糖尿病患者在不当运动或紧张情况下，极少时候会出现心绞痛、心肌梗死、高血压危象、中风、视网膜出血、视网膜剥离等意外，因此，为安全起见，参加运动锻炼时，不应该单独进行运动锻炼，须有同伴一起相陪。

（11）由于运动锻炼可以使患者对降糖药的需要量减少，因此，在运动期间，应每半月检查血糖、血脂，以利于调整降糖药剂量，避免低血糖症发生。

（12）活动量和活动持续时间，以循序渐进为宜，从较轻的活动量开始，适应后再逐渐增加运动量，延长运动时间，不可操之过急，以免发生意外。

（13）增减运动量，因人因时而异。要根据自身体质水平，或气候环境变化来决定运动量的增减。

（14）治疗糖尿病的运动锻炼贵在持之以恒，每日坚持锻炼或隔日一次，养成习惯，只有坚持下去才能达到降低血糖的目的。

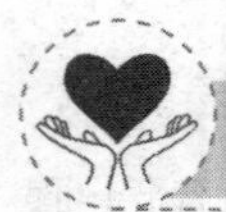

运动后的注意事项

（1）每次运动后应做好放松活动，以加速代谢产物的清除，加快体力恢复。

（2）进行运动后自我监测。每次运动后，患者应注意自我感觉，根据情况对运动方案进行相应调整。运动量适宜的标志：运动结束后，心率应在休息后5～10分钟内恢复到运动前水平，并且运动后自感轻松愉快，食欲和睡眠良好，虽有疲乏、肌肉酸痛，但经短时间休息后即可消失。运动量过大的标志：如果运动结束后10～20分钟心率仍未恢复，并且出现疲劳、心慌、睡眠不佳、食欲减退等情况，说明运动量过大，这时应减少运动量或暂停运动，做进一步检查，待身体情况好转后，再恢复运动。运动量不足的标志：运动后身体无发热感、无汗，脉搏无明显变化或在2分钟内迅速恢复，表明运动量过小，难以产生运动效果，应在以后的运动中逐渐增加运动量。

（3）运动后如果出汗较多，不宜马上洗冷水浴和热水浴。因为运动后，皮肤血管处于显著扩张状态，血压较低，若用冷水冲浴，可引起皮肤血管收缩，导致血压升高，增加心血管负荷。如用热水冲浴，会对机体产生刺激作用，导致皮肤血管进一步扩张，血压更趋降低，严重时可引起脑缺血。正确的方法是在运动后心率恢复正常，汗已擦干，再进行温水淋浴。

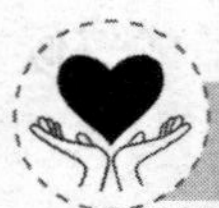

1型糖尿病患者的调理方法

1型糖尿病患者运动锻炼对血糖的影响较为复杂。其治疗原则与2型

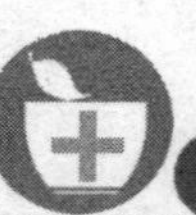

糖尿病治疗原则有所不同，1型糖尿病一旦确诊，首先就宜实施胰岛素治疗和饮食控制，待血糖得到较好控制后再开始实施运动疗法。

1型糖尿病以青少年较多见。运动是青少年正常生长发育所需要的一个促进因素。运动锻炼对1型糖尿病患者有双重意义。一方面可促进生长发育，增强心血管功能，维持正常的运动能力，改善生活质量，增强对生活的信心；另一方面可提高外周组织对胰岛素的敏感性，增强胰岛素的作用，有利于血糖的控制。有研究表明，经常参加运动的1型糖尿病患者其糖代谢控制较好，并且10～30年后并发症的发生率和病死率，都明显低于不参加运动锻炼的1型糖尿病患者。

运动的种类和运动强度可根据1型糖尿病患者的年龄、病情、兴趣爱好和运动能力而选择，如步行、慢跑、踢球、跳绳、游泳、舞蹈等均可。开始时运动强度以50%～60%最高心率为宜，运动时间从20分钟开始，每周运动3～4次。随着运动能力的提高，可逐渐增加运动的时间和运动次数。每次运动应适度，不要过度劳累，以免加重病情。在制订1型糖尿病患者运动方案时，应多注意运动的兴趣性和直观性，不断变换运动锻炼的方法、内容，以提高他们对运动锻炼的积极性，每次运动锻炼都要进行热身运动及放松运动，并且以达到靶心率为目标，需要特别注意避免血糖水平发生大幅度的波动。

1型糖尿病患者由于体内内源性胰岛素分泌绝对不足，需要皮下注射外源性胰岛素来补充，因此有可能会出现血胰岛素浓度过高或不足的情况。如在胰岛素注射后高峰期进行过强运动，此时肌肉组织对葡萄糖的利用增加，使血糖下降，又由于过量的胰岛素妨碍肝糖的生成和输出，最终可导致低血糖。另一种情况，如在未注射胰岛素时进行运动，此时体内胰岛素缺乏，肝糖的输出增加，但肌细胞对葡萄糖的摄取不能相应增加，可出现进行性高血糖症；同时运动促进脂质分解增加，血液中游离脂肪酸和酮体浓度升高，出现酮症酸中毒。

因此，要使1型糖尿病患者运动中血糖相对稳定，必须处理好运动与使用胰岛素和与饮食的关系，防止并发症发生。使用胰岛素的患者在进行运动疗法时须防止因此诱发的低血糖或高血糖症，注意处理运动和胰岛素相互之间的关系：

（1）如运动前注射胰岛素应注意，胰岛素作用高峰期在注射后2～4小时，而注射中效胰岛素如中性鱼精蛋白锌胰岛素和慢胰岛素作用高峰期则在注射后8～10小时，每次运动应避开这些胰岛素作用高峰期，如必须在这段时间内运动，可在运动前适当增加食物。

（2）应考虑胰岛素注射的部位与运动的关系，注射部位越接近运动时经常使用的肌肉，胰岛素吸收越快，尤其是刚注射完胰岛素即进行运动容易出现低血糖反应。

（3）运动锻炼开始前最好能先检测血糖，如血糖>14毫摩尔/升，应再检查尿酮；如果尿酮阳性，应暂缓或推迟运动，先补充胰岛素，以纠正高血糖和酮症。待病情好转后，再考虑运动锻炼。

（4）糖尿病患者清晨空腹未注射胰岛素之前，血浆胰岛素水平很低，此时运动可诱发酮症。合理的方法应在注射胰岛素和早餐后再进行运动锻炼。

总之，1型糖尿病患者的运动疗法比较复杂，需要患者和其家长了解糖尿病的知识，能对血糖经常做自我监测，咨询医生，在医生的指导下，进行安全、适宜的运动，选择合适的胰岛素注射部位。同时还要考虑饮食、胰岛素注射和运动锻炼时间的安排，防止血糖的大幅度波动，防止各种并发症的发生。一旦掌握了上述知识，运动将极大改善1型糖尿病患者的生活质量，获得较理想的运动能力。

2型糖尿病患者的调理方法

2型糖尿病的发病与遗传及环境因素有关，环境因素如进食过多、肥胖、缺乏运动等，这些因素最终导致外周组织对胰岛素的抵抗和胰岛β细胞分泌功能减退，出现高血糖。对此型糖尿病患者的治疗应首先着重于改变原有的不良生活方式。通常先实施饮食控制和运动疗法以达到控制血糖，消除症状。

一种良好的运动治疗方案应包括以下三个部分。

1. 热身活动

通常热身活动包括5～10分钟的四肢和全身缓和伸展的活动，如步行，以慢走开始，同时做一些低强度、轻微的伸展活动，也可打太极拳和各种保健操等，逐步增加运动强度，使肌肉逐渐活动起来，其作用在于使心血管逐渐适应运动，并可提高和改善关节、肌肉的活动效应。在寒冷气温下进行运动，准备活动的时间须相应延长。切不可未进行充分的热身活动就开始运动锻炼，以免引起肌肉的损伤和一些不良反应。

2. 锻炼部分

运动锻炼部分是用以达到治疗目的的核心部分，也是最有意义的阶段。通常适用于糖尿病患者的运动锻炼方法是一种低等至中等强度的有氧运动，或称耐力运动，主要是由机体中大肌肉群参加的持续性运动。

有氧运动就是指能增强体内氧气的吸入、运送及利用的耐久性运动。在整个运动过程中，人体吸入的氧气和人体所需要的氧气量基本相等，也就是说吸入的氧气量基本满足体内氧气的消耗量，没有缺氧的情况存在。这种运动对增强心血管功能和呼吸功能，改善血糖、血脂代谢都有明显作用。

常用的有氧运动包括步行、慢跑、游泳、划船、阻力自行车等，或做中等强度的徒手体操，或称有氧体操，适当的球类活动，太极拳、木兰拳、原地跑、登楼梯或爬山等也是一些简单可用的运动锻炼方法，可根据患者的爱好和环境条件加以选择。当然，要想控制好运动量，循序渐进，还要通过运动的时间、强度和频度三个因素决定。

运动时间：运动的时间可自10分钟开始，逐步延长至30～40分钟，其中可穿插必要的间歇时间，但达到靶心率的累计时间一般以20～30分钟为佳。因为运动时间过短，达不到体内代谢效应，而如果运动时间过长，再加上运动强度过大，易产生疲劳，诱发酮症，加重病情。

运动强度和运动持续时间共同决定了每次运动的运动量。总运动量确定后，运动强度较大时则持续时间可相应缩短，强度低时则持续时间可相应延长，前者适用于年轻或体力较好的糖尿病患者，后者适用于年老体弱的患者。

运动强度：运动强度决定了运动的效果。一般认为只有当运动强度达到50%最大摄氧量时才能改善代谢和心血管功能。如果运动强度过低只能起安慰作用，但可改善主观感觉。如果运动强度过大时，无氧代谢的比重增加，治疗作用降低，且可引起心血管负荷过度或运动器官损伤，应予避免。由于在有效的运动锻炼范围内，运动强度的大小与心率的快慢呈线性相关，因此常采用运动中的心率作为评定运动强度大小的指标。临床上将能获得较好运动效果，并能确保安全的运动心率称为靶心率。靶心率的确定最好通过运动试验获得，即取运动试验中最高心率的70%～80%作为靶心率，开始时宜用低运动强度进行运动。

运动频度：一般认为每星期运动锻炼3～4次是最适宜的，可根据每次运动的运动量大小而定。如果每次运动量较大，间歇宜稍长。但运动间歇超过3～4天，则运动锻炼的效果将减少，难以产生疗效。因此，运

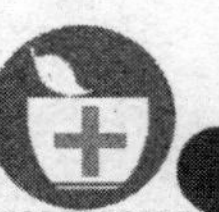

动锻炼不应间断。可以采取一天进行有氧运动，另一天进行强化肌肉弹性的运动。或者练一天歇一天的方式。如果每次运动量较小，且身体条件较好，每次运动后不觉疲劳的患者，可坚持每天运动。

3. 放松活动

当做完一系列的运动之后，还不能马上停下来休息，还要适当做几分钟的放松运动，如步行或保健操等轻微的活动。

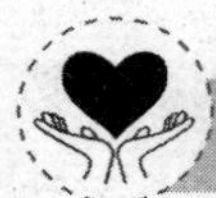

糖尿病患者运动需注意的情况

以下情况应避免运动或应减少运动量:

（1）血糖控制很差。过量的运动可能引起血糖的进一步升高，甚至引起糖尿病酮症酸中毒。

（2）较重的糖尿病大血管并发症。此时要严格选择好运动方式，并掌握好运动量，以避免血压升高以及脑血管意外、心肌梗死及下肢坏死的发生。

（3）较重的糖尿病眼底病变。患者视网膜微血管异常，通透性增加，过量运动可加重眼底病变，甚至引起眼底较大血管的破裂出血，影响患者的视力，所以也不宜从事运动量较大的体育锻炼。

（4）较严重的糖尿病性肾病。过量运动会使肾脏的血流量增多，增加尿蛋白的排出量，加快糖尿病性肾病的进展，此类患者也不适于较剧烈的体育锻炼。

（5）并发急性感染，活动性肺结核患者。

（6）合并严重心、肾并发症，酮症酸中毒者。

（7）重型糖尿患者，在清晨没有注射胰岛素时，不要进行体育锻炼，以防发生酮症。

（8）应用胰岛素治疗的患者，在胰岛素发挥作用最强的时刻，如上午11时不宜进行体育锻炼。如果进行，必须临时加餐，以防低血糖反应。

（9）在注射胰岛素后及吃饭以前，也应避免体育活动，防止发生低血糖。

（10）妊娠、呕吐、腹泻及有低血糖倾向者，宜避免体育锻炼。

（11）控制不好的1型糖尿病患者，血糖太高，胰岛素用量太大，病情波动较大情况下，宜暂时禁止运动疗法。

当然，除了存在急症情况之外，糖尿病患者没有完全卧床休息的必要，而应该坚持一定量的运动，哪怕是局部锻炼。关键的问题在于运动方式和运动量要适宜。

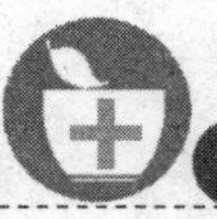

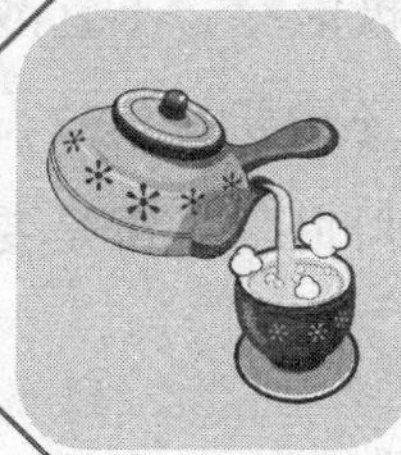

第二节 运动清单：细数降脂“家珍”

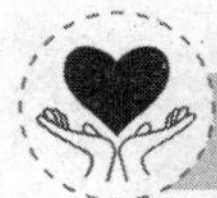

散步——控制血糖最安全的运动

饭后步行对控制血糖是一种最安全、简便和最能持久的运动疗法。

步行运动量的大小是由步行速度与步行时间所决定的。一般每分钟90～100米为快速步行；每分钟70～90米为中速步行；每分钟40～70米为慢速步行。开始宜用慢速步行，适应以后逐渐增加步行速度。步行的时间可从10分钟逐渐延长至30分钟，并逐渐延长步行距离，如自500米延长至1000米或1500米，中间可穿插一些爬坡或登台阶等，可根据患者的实际运动能力调整运动量。

实验证明，以每小时3000米的速度步行，每分钟要行走90～120步，机体代谢率可提高48%。这样行走对于糖尿病患者控制血糖十分有益，行走时间应在饭后，每次行走15～20分钟，或根据个人情况适当延长。散步又是一种天然的镇静剂和心理调节剂。精神压力过大，会使心率加快、血压上升、肌肉紧张、血糖升高，不利于糖尿病控制；而每天坚持散步15分钟，可使情绪变得稳定，消除精神压力。行走是一种负重锻炼，它可以减缓骨质损失，甚至能促进其增长，是防止骨质疏松的一种很好的锻炼方法。散步有助于饮食的消化吸收，并可通过促进胃肠运动而使排便正常。散步的场地一般以平地为宜，尽可能选择空气清新、环境幽静的场所，如公园、操场、庭院等。散步时最好穿运动鞋或旅游鞋，衣服要宽松合体。脚有炎症、感染或水肿时应积极治疗，不宜散步。行走的速度、距离和时间可根据各自的情况而定，不要机械仿效，原则是既要达到运动锻炼自疗目的，而又不要走得气喘吁吁。关键是要循序渐进，持之以恒。

慢跑——代谢脂肪改善病状

由于跑步具有显著的健身效果，不少人加入了跑步的行列。糖尿病患者比较适宜慢跑。慢跑比步行的运动强度稍稍加大，是一般患者都能做到的。长年坚持慢跑者经络畅通，动脉硬化推迟；慢跑还是防治老年肌肉萎缩、保持关节灵活的良方；慢跑可以使胃肠道蠕动加强，从而增进食欲，改善消化和吸收功能，防止中老年人及脑力劳动者的胃肠功能紊乱，保持大便通畅。慢跑可以增加脂肪的代谢，减轻体重。此外，慢跑还能给中老年人带来愉快的情绪，给生活增添情趣。最新研究发现，慢跑可使体内的自由基清除系统保持在较高的功能状态，降低体内自由基水平，从而减少自由基损伤，延缓衰老。

慢跑时能量的消耗可根据运动中脉搏数计算，计算公式：能量消耗千卡/分钟=（0.2×脉搏−11.3）÷2。

例如，糖尿病患者慢跑中的脉搏为120次/分钟，代入公式，可得患者1分钟所消耗的能量：（0.2×120−11.3）÷2=6.35千卡。如果慢跑30分钟则消耗1905千卡=797.05千焦。

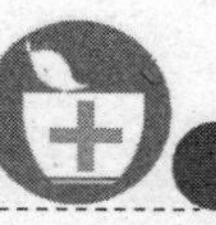

慢跑运动简便易行且不受年龄限制，中老年人都可以参加。慢跑速度可以掌握在每分钟100～120米，每次慢跑10分钟；血糖控制较好的患者可科学地安排跑步进程和严格按时训练。训练分3个阶段进行，每阶段12周。

运用跑步治疗的患者，应注意以下几方面：

（1）跑步前做3分钟准备活动，如肢体伸展及徒手操，跑步结束后不宜蹲下休息，因为蹲下休息不利于下肢血液回流，加深机体疲劳。

（2）跑步过程中如果发生意外要保持镇静，应随身携带糖果和疾病卡。

（3）跑步时间宜选在每天上午9～10时和下午4～5时。如在饱餐之后跑步会使胃肠功能减弱，影响消化和吸收，甚至会出现腹痛、呕吐；空腹跑步容易诱发低血糖。上午9～10时和下午4～5时处于不饥不饱状态，各器官运转正常，有利于进行锻炼。

（4）持之以恒，循序渐进，注意控制运动量，不要急于求成而盲目加快速度，延长距离，以免适得其反；也不要随意间断，偶尔跑一两次不但达不到运动治疗的目的，而且容易发生意外。

游泳——一举多得的水中降糖操

人类与水有着根深蒂固的渊源。生活、生产都离不开水，人体本身65%都是水分。游泳是人在水中玩要首先要学会的一种技能，在世界各地都非常普及，是大众健身项目中最常见的一种。游泳按姿势不同可分为蛙泳、自由泳、仰泳、蝶泳。游泳是一项全身运动，几乎所有的肌肉群和内脏器官都要积极参加活动，因此能增加各器官和系统的功能，使身体得到全面锻炼。此外，在自然水域中游泳，还能充分享受到新鲜的空气浴、日光浴，因此，对糖尿病患者有极大的好处。

游泳能提高心脏的泵血功能和氧的运输能力，能使人的舒张压下降，这是由于游泳运动使自主神经系统的血管反射调节能力提高，从而降低了人体外周血管阻力的结果；游泳对人的身体健康非常有益，游泳要求人体各运动器官同时协调配合，使人体从皮肤到内脏，从上肢到下肢都得到均衡发展；游泳是在水的压力下进行的不随意呼吸，游泳时人体内二氧化碳相对增加，刺激了呼吸加强，这样不仅锻炼了呼吸肌，也提高了肺活量。游泳能提高有氧代谢能力；游泳时的一系列复杂动作，是在大脑的支配下完成的，游泳锻炼可提高大脑的功能，促进大脑对外界环境的反应能力和智力发育；游泳是提高人体抗御疾病能力、提高免疫功能最有效的手段之一，可提高人体对外界环境的适应能力；人体在水中散热比陆上散热要多，并且水温越低，人体的散热也越多，能量消耗就越大，因此，游泳不仅可以帮助降血糖，还可以减肥，增加抵抗力。

游泳消耗的能量比走路大2~9倍，所以糖尿病患者在进行游泳锻炼时，要注意运动量不要太大，以防引起低血糖，同时游泳还需注意以下几个方面：

（1）游泳前必须进行体检，凡有肺结核、传染性肝炎、细菌性痢疾、化脓性中耳炎、严重心血管疾病、红眼病、皮肤病、精神病以及开放性创口等都不宜游泳。

（2）游泳前要做好准备活动，可以提高神经系统的兴奋性，加快血液循环和物质代谢，使肌肉的力量和弹性增加，身体各关节的活动范围加大，灵活性提高，可防止抽筋。准备运动可做广播体操、跑步和各种拉长肌肉和韧带的练习。

（3）饭后和饥饿时不宜游泳，饭后下水，由于在水中胸式呼吸的结果，使胸腔扩大，腹肌收缩，腹腔便因此而缩小。胃肠受到腹壁的挤压和水的挤压，很容易使胃中食物反射性上溢。轻者会在游泳中打嗝，

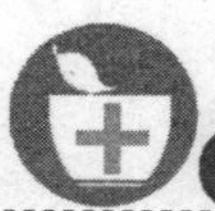

重者出现呕吐、胃痉挛、腹痛等。因此，宜饭后1小时再游泳。饥饿时也不能游泳，因为空腹游泳容易导致低血糖。

（4）游泳后应做放松活动。游泳后马上擦干身上的水，以免受凉，并做放松活动或四肢运动，有助于消除疲劳。

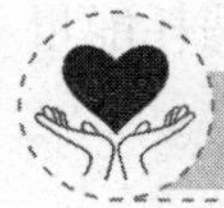

登楼梯——防治静脉曲张，降血糖

登楼梯是一种有氧运动，对人体大有好处。登楼梯可使心跳加快，心肌收缩加强，心脏血液输出量增加，血液循环加快，从而改善心脏和肺部的功能，使体质逐渐增强。

上楼梯时，上体前倾，头部抬起，双目前视，大腿抬高，髋关节前送，使大小腿间成一直角，它兼有走和跳两方面的作用；下楼梯时，髋、膝、踝关节交替活动，可以增强下肢肌肉的灵活性，促使静脉血液回流，防治静脉曲张。同时，上、下楼梯时，对腹腔的震动，也可以促进肠胃的蠕动和胃液的分泌，对增强消化系统的功能很有好处。登楼梯还是预防冠心病、高血压、糖尿病的好办法。

据报道每天登5层楼梯，可使心脏病的发病率比乘电梯的人减少25%；如果每天登6层楼梯3次，其死亡率比不运动者减少1/4～1/3，说明登楼梯运动可保持身体健康，减少各种疾病的发生。

登楼梯的锻炼方法包

括走楼梯、跑楼梯和跳台阶三种形式，可根据患者体力选用。开始先选择走楼梯，当能在1分钟内走完5～6个梯段或能连续进行6～7分钟时，即可进行跑楼梯锻炼。每次运动应以中等强度进行，以不感明显劳累为度。

登楼梯时能量的消耗比静坐多10倍，比步行多17倍。据统计，一个体重65千克的人如用正常速度登楼梯，上、下楼梯10分钟约消耗能量31395千焦，下楼的能量消耗为上楼的1/3。

气功——调呼吸、通督脉、血糖降下来

坐、站均可，排除杂念，心不外驰，注意鼻尖少时，即可闭目内视心窝部。用耳细听呼气。勿令粗糙。同时意念随呼气趋向心窝部，吸气则须任其自然。反复行之，真气即在心窝部集中起来。要求每日早、中、晚各一次，每次20分钟，这是第一步功夫。当练到一呼气即觉心窝部发热时，在呼气时延伸下沉的功夫，慢慢自然地向丹田推进。每日3次，每次25～30分钟，这是第二步功夫。当练到丹田有明显感觉时，让呼吸有意无意地停留在丹田。每日3次，每次30分钟以上，这是第三步功夫。

意守丹田40天左右，真气充实到一定的程度，有了足够的力量，即沿脊柱上行，若行到某处停下来，不要用意念勉强向上导引，待丹田力量继续充实，自然渐渐上行，如果上行到玉枕关再停下来，内视头顶就可以通过了。每日酌加练功次数，每次40～60分钟，这是第四步功夫。

原则上还是意守丹田，如百会穴出现活动力量，也可意守头顶，可以灵活掌握。每日3次，每次60分钟以上，这是第五步功夫。必须循序渐进，练功要顺乎自然，又要耐心求进，持之以恒，自能成功。督脉通后，病情就会明显好转，血糖与尿糖趋向正常，自觉精力充沛，十分舒适。

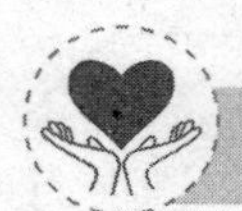

舞蹈——促进糖脂分解、减轻胰岛负担

舞蹈是通过有节奏的、经过提炼和组织的动作和身体造型来表达思想感情的艺术，是一种可供人欣赏和调节情绪的艺术形式和娱乐行为。至今，全世界不少民族还保留着古代盛行的舞蹈习俗，用以欢乐生活，调节情绪，解除忧郁。

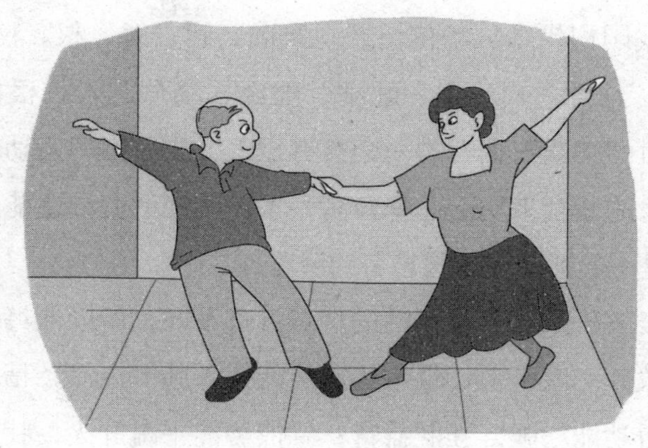

舞蹈通常分为艺术舞蹈和生活舞蹈两大类。作为休闲娱乐的舞蹈当然是以不受过分严格艺术限制的生活舞蹈为主。生活舞蹈与人们的生活和交往密切相关，是人人都可以参与的群众性自娱舞蹈。如交谊舞、习俗舞、健身舞、秧歌舞、青少年喜欢的太空舞、霹雳舞、迪斯科等，因此，当今许多人选择跳舞作为新潮化的休闲方式。

跳舞有益于健康，这是因为舞蹈具有增强心肺功能，调节新陈代谢的作用。有人统计过，跳1小时华尔兹，相当于步行2千米，从而达到了消耗体能、促进糖脂分解代谢、减轻胰岛负担的目的。跳舞还可以使血脉流通、经络畅达。当人在随着悠扬的音乐跳舞时，身体可以分泌一些有益于健康的激素，调节大脑神经，促进肠胃蠕动，调整血压，减少消化不良、肥胖、痔疮、高血压和动脉硬化等疾病的发生。

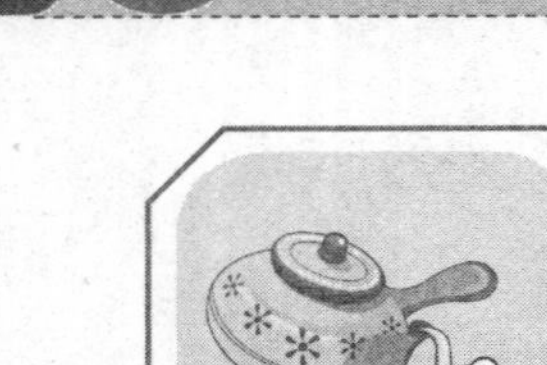

第三节 运动专题：五禽戏

五禽戏是我国古代名医华佗通过观察虎、鹿、熊、猿、鸟5种禽兽的神态和动作，结合古代导引、吐纳、熊经、鸟伸之术，根据人体脏腑、经络和气血的功能而编写的一套具有显著民族风格的运动健身术。五禽戏是从健身的角度来防治血糖升高，不仅调经活血，还能促进脂肪代谢。所以，是一套适合糖尿病患者的降糖操。

降血糖也要安五脏。五禽活动的特点各有不同，所以做每一禽戏都各有不同的收效。一般来说，经常练虎势能使人肺气充沛，精力旺盛；练鹿势能使脾胃功能增强，强肝益肾；练熊势能平疏肝火，壮体力，静安眠；练猿势能灵活脑筋，增强记忆，开展心胸，增进气血流通；练鸟势能舒畅经络，易筋活血，活动关节，提高平衡能力。练五禽戏时，不仅要求形似，而且要求神似。如模仿虎的刚威勇猛，鹿的奔驰反顾，熊的倒卧翻滚，猿的攀援跳跃，鸟的展翅高飞。同时要求注意力集中，以意引气，呼吸均匀，轻松自然，拉伸肢体，动静结合，刚柔相济。

一般而言，体弱者宜练熊戏和鸟戏，体力较好者可连续演练。

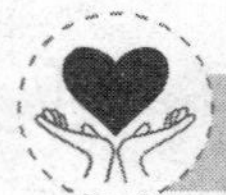

虎举——改善上肢血液循环

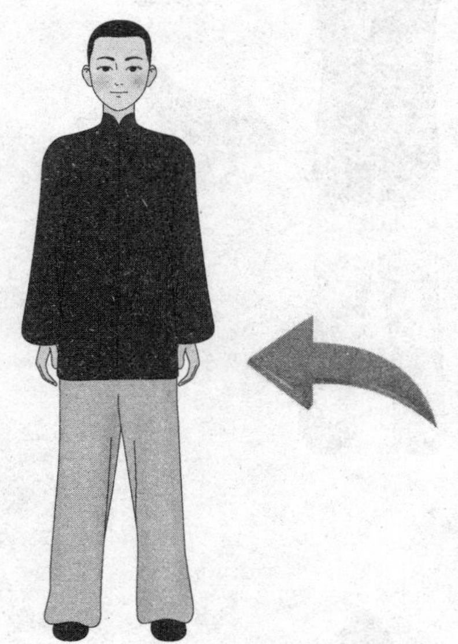

动作1：双腿并拢、直立，双手自然下垂于体侧，胸腹放松，头顶正直，微收下颌，舌抵上腭，目视正前方。然后重心稍向右移，左脚向左侧横跨一步，距离稍宽于肩，两膝微屈，意守丹田。

动作2：双手掌心向下，十指展开弯曲成虎爪状，头自然下垂，目视双手。

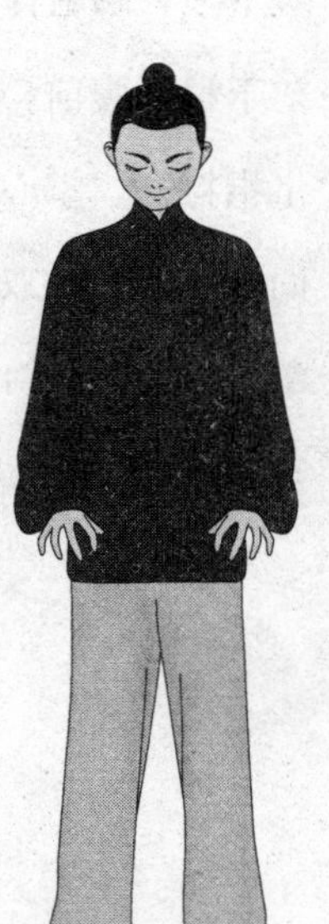

动作3：双臂外旋，小指先弯曲，其他四指依次弯曲握拳，双拳沿体前缓缓向上提。

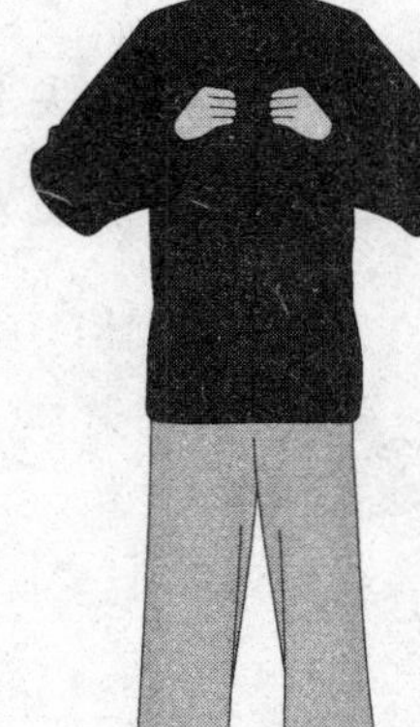

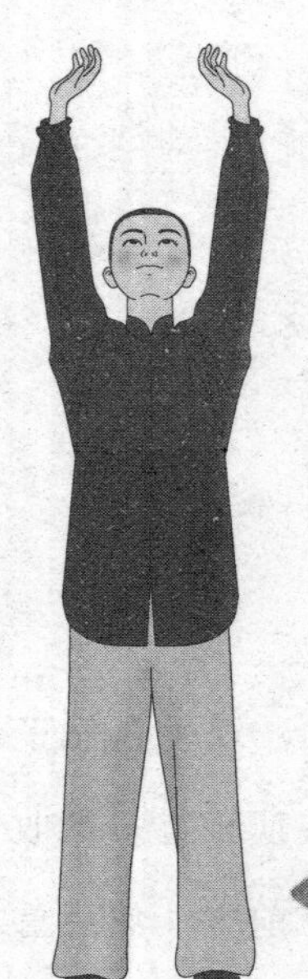

动作4：双拳上提至肩前时，十指打开，掌心向上，上举至头上方，手指再变曲成虎爪状，同时自然仰头，目视双手。

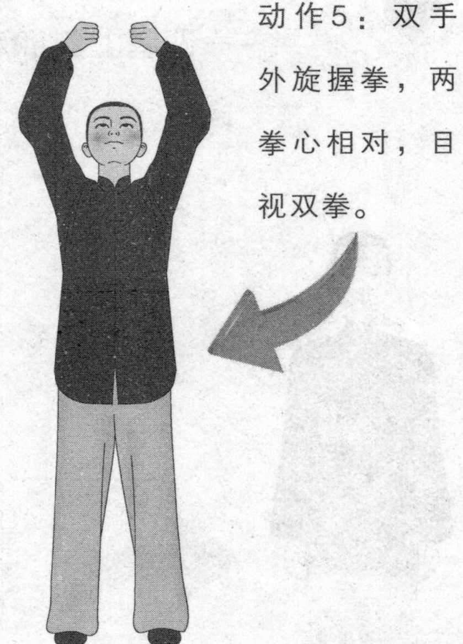

动作5：双手外旋握拳，两拳心相对，目视双拳。

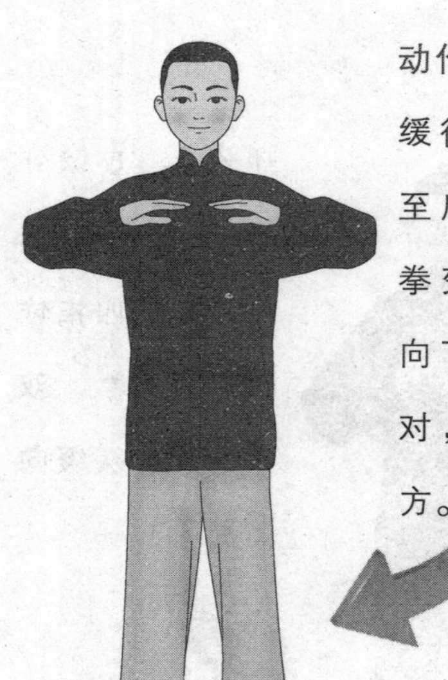

动作6：双手缓缓往下移，移至肩前时，松拳变掌，掌心向下，指尖相对，目视正前方。

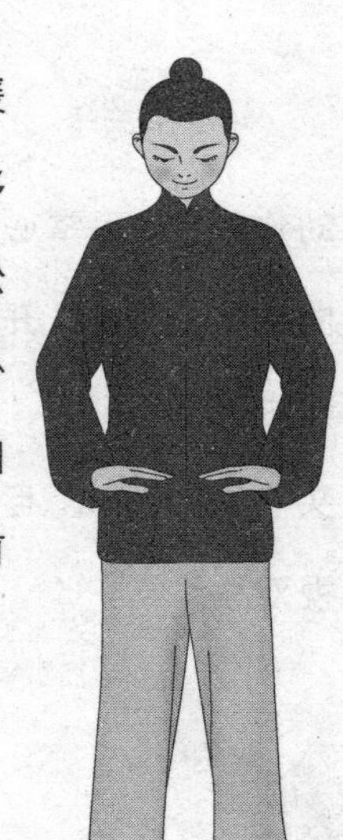

动作7：双掌缓缓下按，顺着体前下移至腹前，十指打开，掌心向下，目视双掌。重复动作1至动作7共3遍。

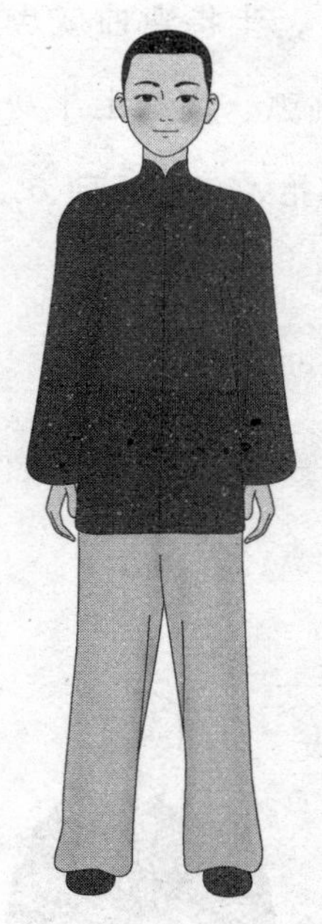

动作8：双手自然垂于体两侧，身体放松，目视正前方。

【提示】练习过程中，眼睛应随着双手而动，不可目光不定，四处观望。双手上举时吸气，下落时呼气。而且，双手上举时，要提胸收腹，拉伸躯体，如向头正上方托举重物。

虎扑——锻炼伸展性、舒筋活血

动作1：接虎举动作8。目视远方，双手握空拳，沿身体两侧缓缓向上提，直提至肩前上方，目视正前方。

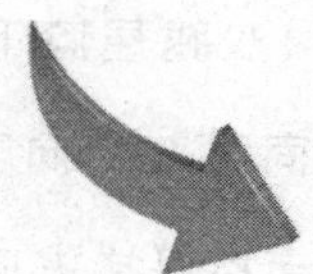

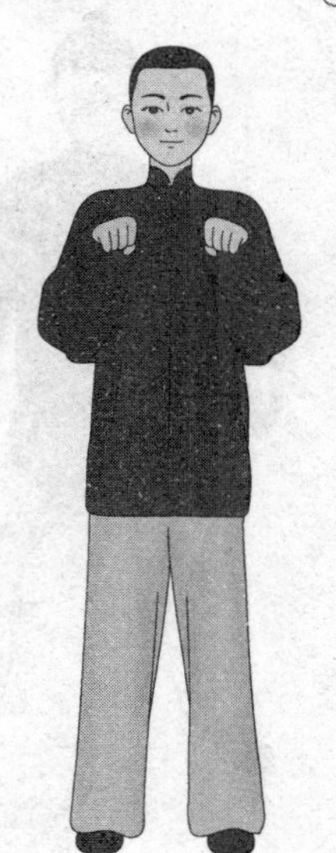

动作2：双手掌心向下，十指弯曲成虎爪状，然后向上、向前划弧，同时上半身向前俯，挺胸塌腰，头略抬，目视正前方。

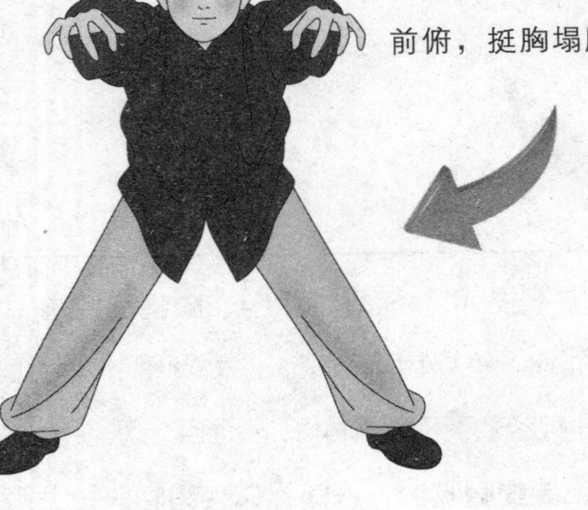

动作3：双腿缓缓伸直、凸髋、挺腹、后仰，同时双手握空拳，顺着体侧由下向上提至胸两侧，目视前上方。

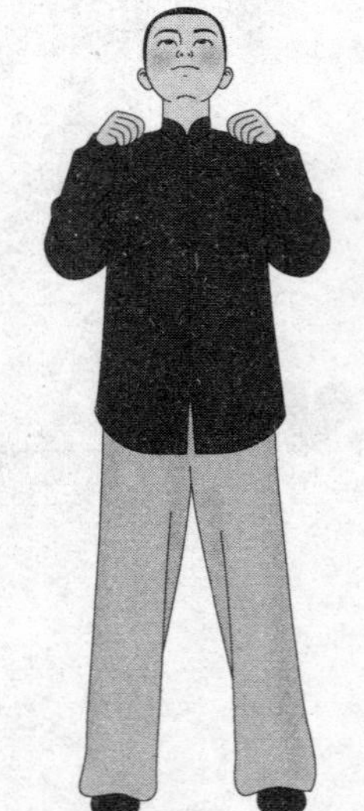

动作4：双腿屈膝下蹲，呈骑马状，收腹含胸，同时双手向下划弧至双膝侧，掌心向下，十指保持虎爪状，目视前下方。

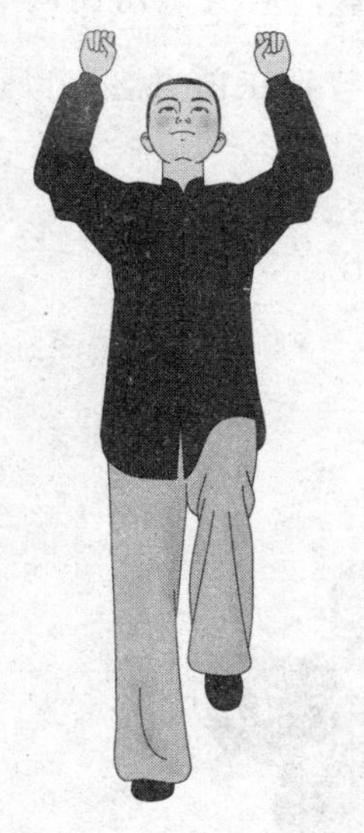

动作5：左腿屈膝抬起，大腿与地面平行，同时双拳上举，目视前上方。

动作6：左脚缓缓落下时往前迈出一步，用脚跟着地，右腿随之微微屈膝下蹲，成左虚步，同时上体前倾，双拳变虎爪状向前、向下扑至膝前两侧，掌心向下，目视前下方。

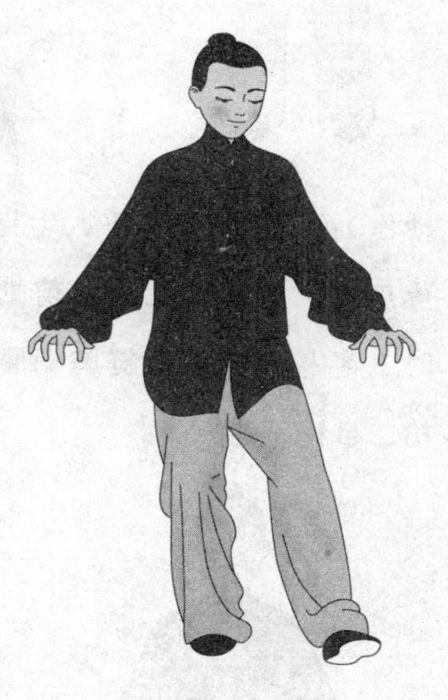

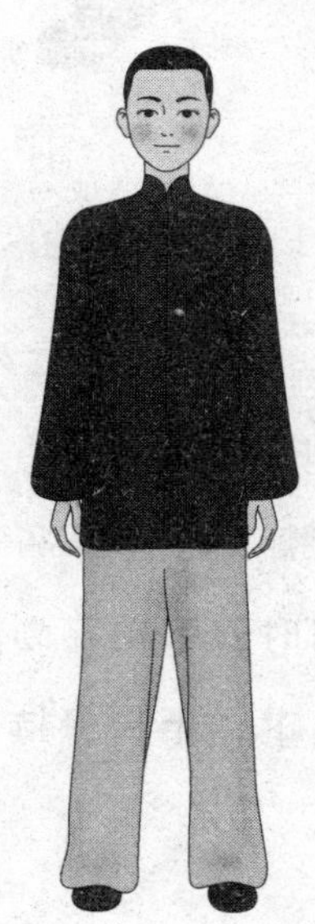

动作7：稍停一会儿，上半身缓缓抬起，左脚收回，两腿伸直，自然站立，双手随之自然下落垂于身体两侧，目视正前方。

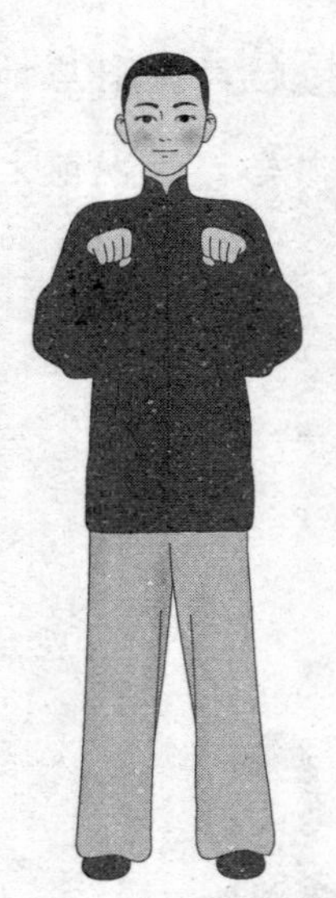

动作8：双手握空拳，沿身体两侧向上提至肩前上方，目视正前方。

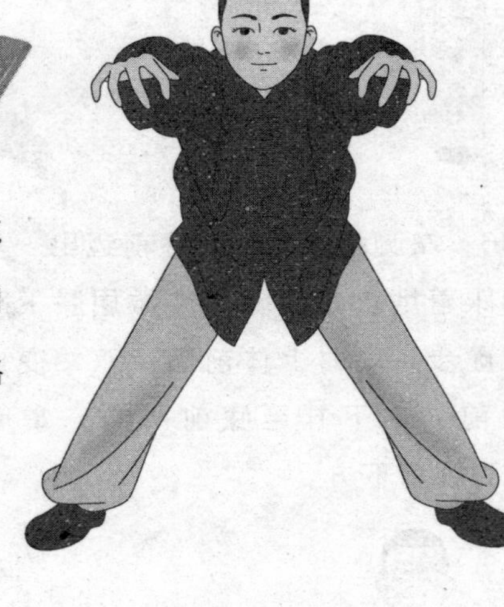

动作9：双手掌心向下，十指弯曲成虎爪状，然后向上、向前划弧，同时上半身向前俯，挺胸塌腰，头略抬，目视正前方。

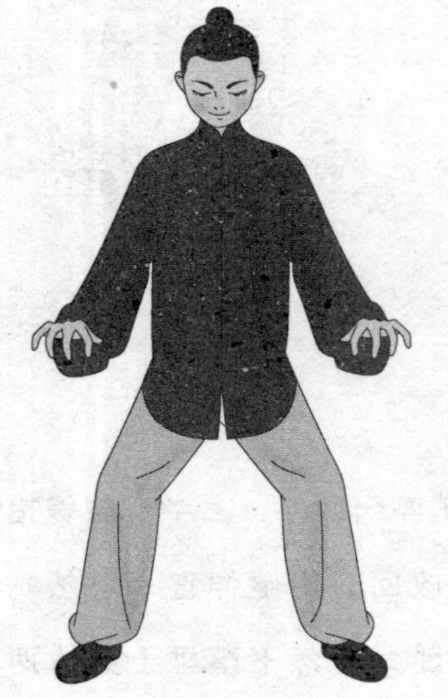

动作10：双腿屈膝下蹲，呈骑马状，收腹含胸，同时双手向下划弧至双膝侧，掌心向下，十指保持虎爪状，目视前下方。

动作11：双腿缓缓伸直、凸髋、挺腹、后仰，同时双手握空拳，顺着体侧由下向上提至胸两侧，目视前上方。

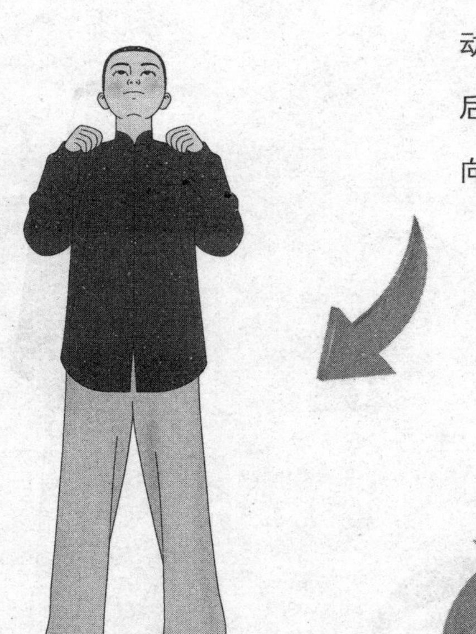

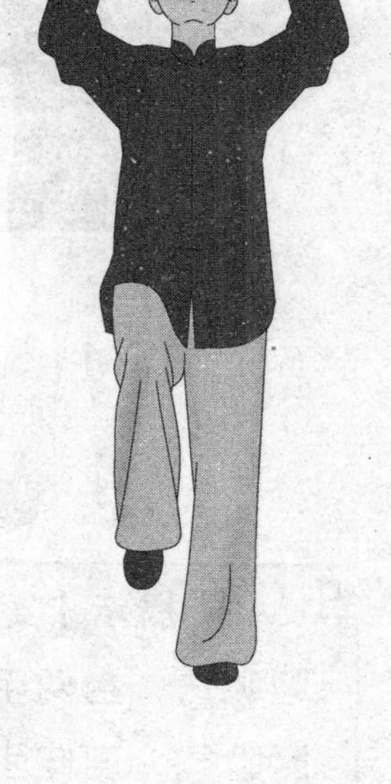

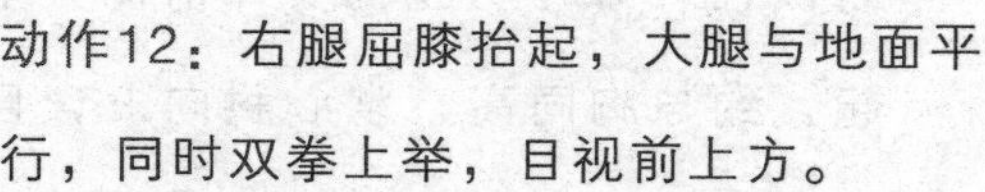

动作12：右腿屈膝抬起，大腿与地面平行，同时双拳上举，目视前上方。

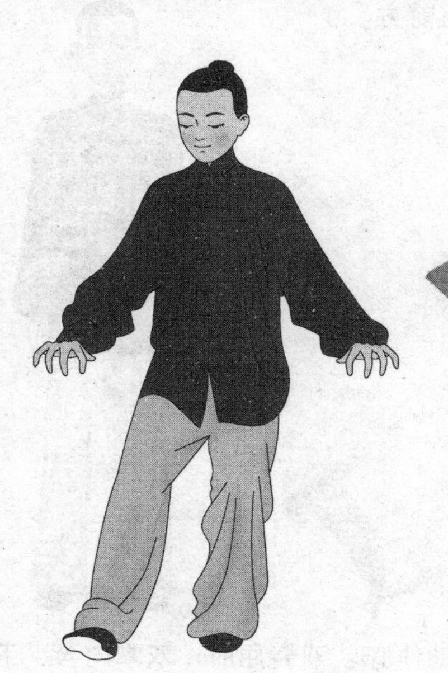

动作13：右脚缓缓落下时往前迈出一步，用脚跟着地，左腿随之微微屈膝下蹲，成右虚步，同时上体前倾，双拳变虎爪状向前、向下扑至膝前两侧，掌心向下，目视前下方。

动作14：稍停一会儿，上半身缓缓抬起，左脚收回，两腿伸直，自然站立，双手随之自然下落垂于身体两侧，目视正前方。重复动作1至动作14一遍。

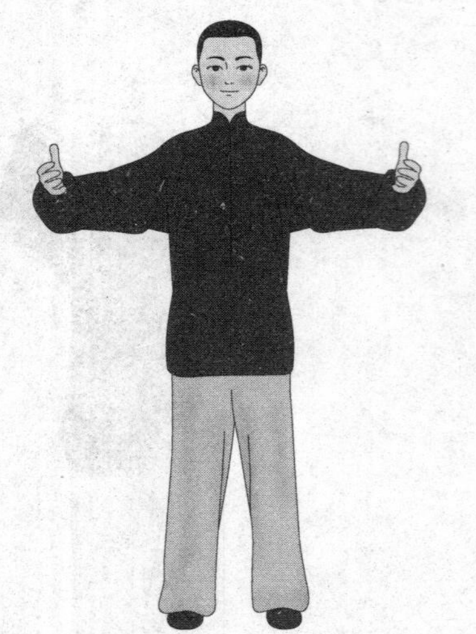

动作15：双手分别向身体前侧方举起，约与胸同高，掌心斜向上，目视正前方。

【提示】练习时要配合呼吸法，当两手顺体前上提时吸气，前伸引腰时呼气；两手收回再顺体前上提时吸气，虚步下扑时快速深呼气，然后再由丹田发出，以气催力，力达指尖，从而表现出虎的威猛。对于中老年及体质较弱或患有疾病的习练者来说，动作幅度可根据自身情况进行调整。

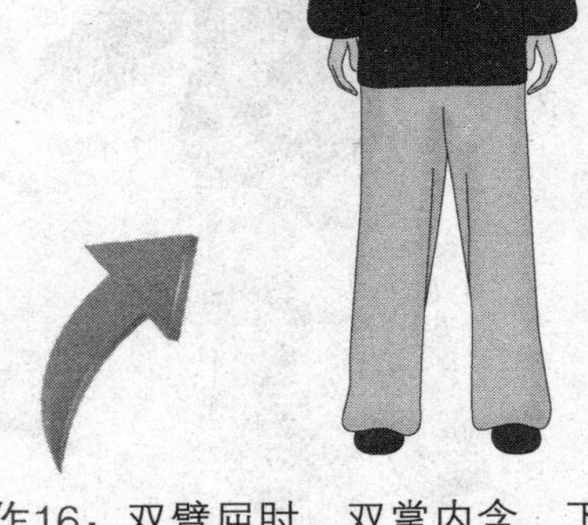

动作16：双臂屈肘，双掌内含、下按，缓缓下垂于体侧，目视正前方。

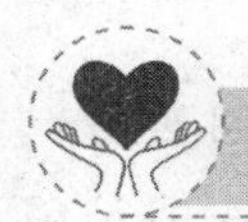

鹿抵——防治腰部脂肪堆积

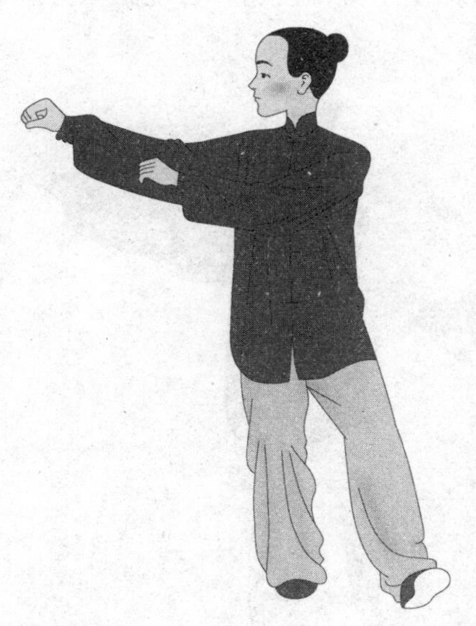

动作1：接虎扑动作16。双腿微微弯曲，身体重心移向右腿，左脚经右脚内侧向左前方迈步，脚跟着地，同时身体右转，双手握空拳，双臂向右侧摆起，约与肩平，拳心向下，目随右拳移动。

动作2：身体重心稍向前移，左腿屈膝，左脚尖同时外撇、站稳，右腿随之蹬直，同时身体左转，双手变成鹿角形状，分别向上、向左、向右划弧，指尖朝后，掌心向外；左臂屈肘、外展平伸，肘抵靠左腰侧，右臂举到头前方。两眼目视右脚跟。

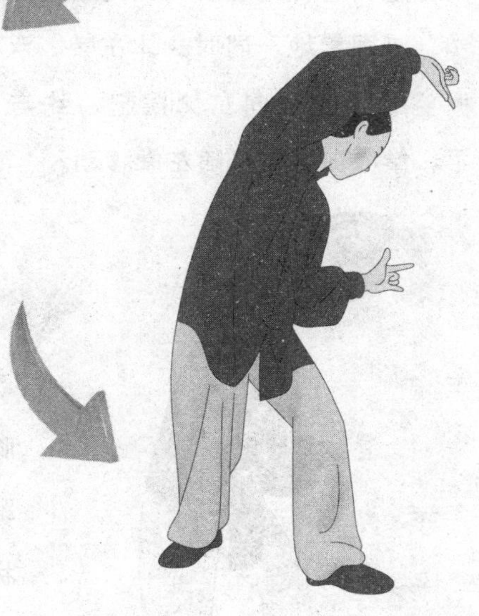

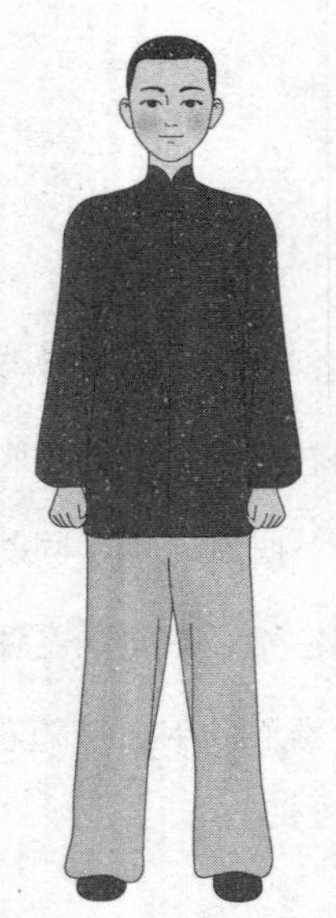

动作3：稍停，身体缓缓向右转，左脚收回，开步站立，同时双手向上、向右、向下划弧，双手握空拳自然垂于身体两侧，目视正前方。

动作4：双腿微微弯曲，身体重心移向左腿，右脚经左脚内侧向右前方迈步，脚跟着地，同时身体左转，双手握空拳，双臂向左侧摆起，约与肩平，拳心向下，目随左拳移动。

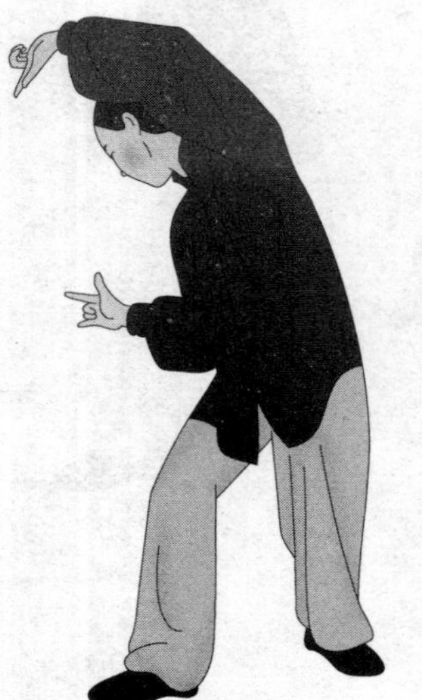

动作5：身体重心稍向前移，右腿屈膝，右脚尖同时外撇、站稳，左腿随之蹬直，同时身体右转，双手变成鹿角形状，分别向上、向右、向左划弧，指尖朝后，掌心向外；右臂屈肘、外展平伸，肘抵靠右腰侧，左臂举到头前方。两眼目视左脚跟。

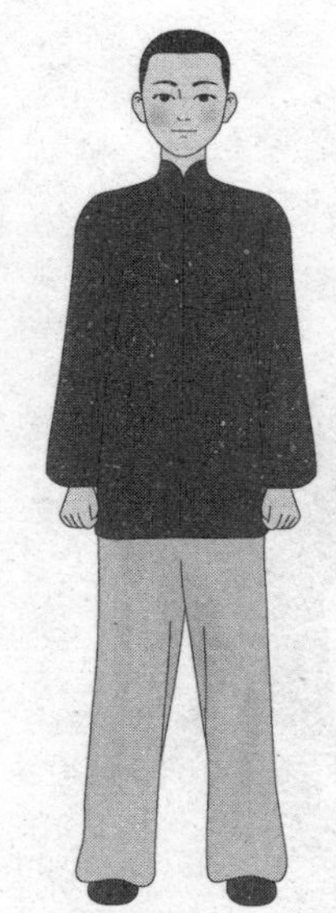

动作6：稍停，身体缓缓向左转，右脚收回，开步站立，同时双手向上、向左、向下划弧，双手握空拳自然垂于身体两侧，目视正前方。重复动作1至动作6三遍。

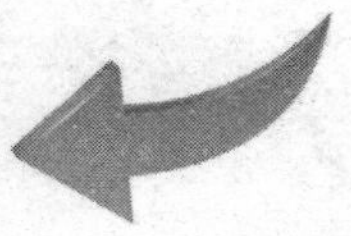

动作7：双手自然下垂于身体两侧，目视正前方。

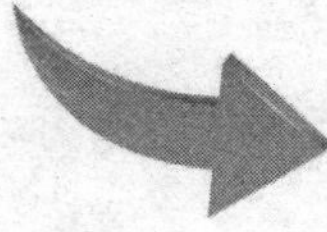

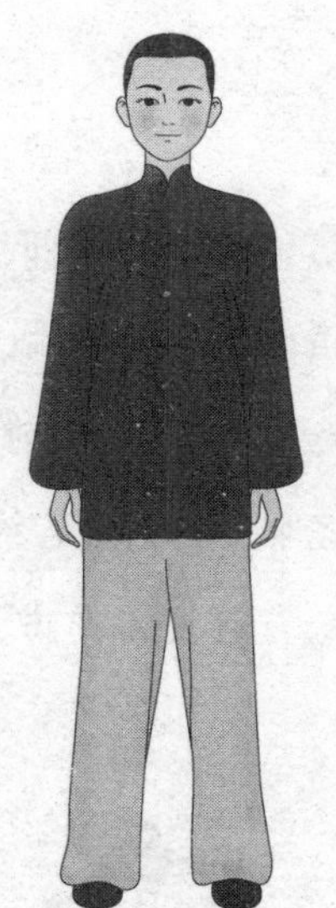

【提示】练习时应配合呼吸法，双手向上划弧摆动时吸气，双手向后伸抵时呼气。整个动作过程要缓慢柔和，忌动作过猛、过快、幅度过大。

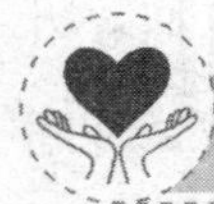

鹿奔——疏通经络，振奋阳气

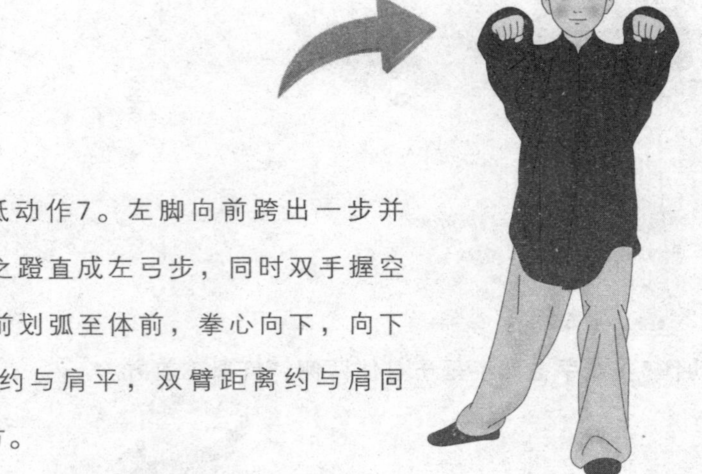

动作1：接鹿抵动作7。左脚向前跨出一步并屈膝，右腿随之蹬直成左弓步，同时双手握空拳，向上、向前划弧至体前，拳心向下，向下屈腕，抬高至约与肩平，双臂距离约与肩同宽，目视正前方。

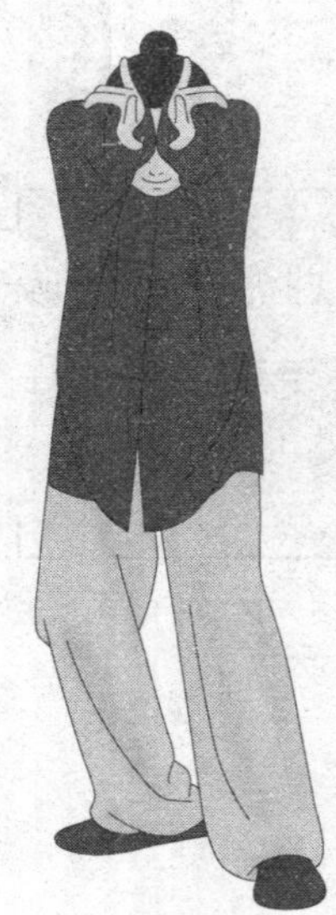

动作2：身体重心向后移，左膝挺直，同时右腿屈膝，收腹，低头，弓背，同时双臂内旋，拳背相对且向前伸，十指变为鹿角状。

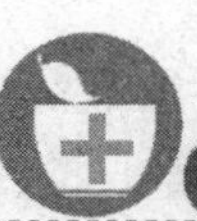

动作3：身体重心向前移，上半身挺起，右腿挺直，左腿随之屈膝，成左弓步，松肩沉肘，双臂外旋，手由鹿角状变为空拳，拳心向下，稍高于肩，目视正前方。

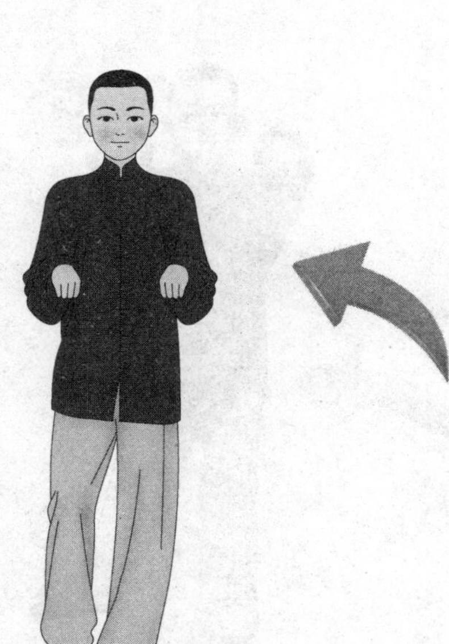

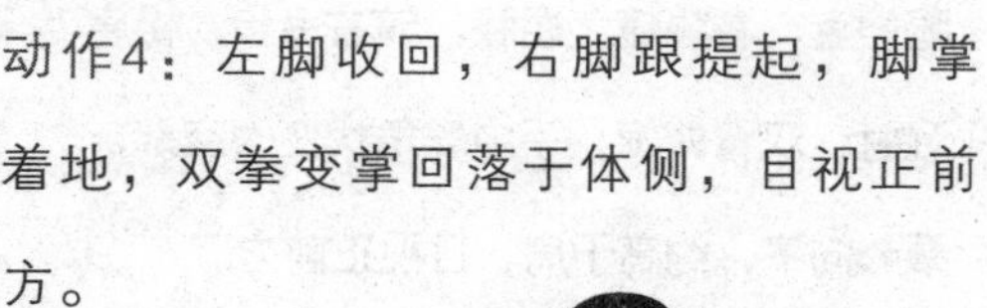

动作4：左脚收回，右脚跟提起，脚掌着地，双拳变掌回落于体侧，目视正前方。

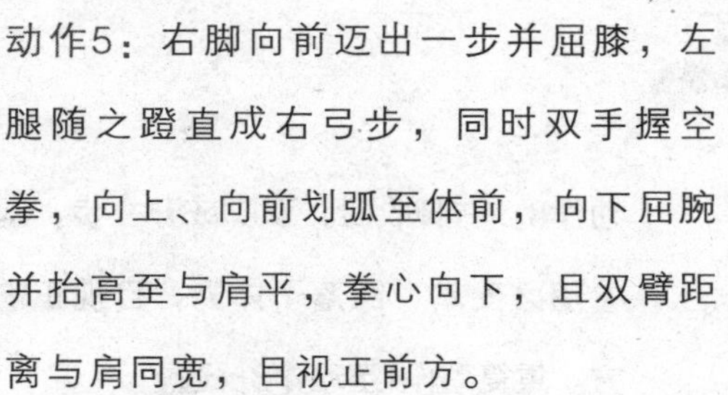

动作5：右脚向前迈出一步并屈膝，左腿随之蹬直成右弓步，同时双手握空拳，向上、向前划弧至体前，向下屈腕并抬高至与肩平，拳心向下，且双臂距离与肩同宽，目视正前方。

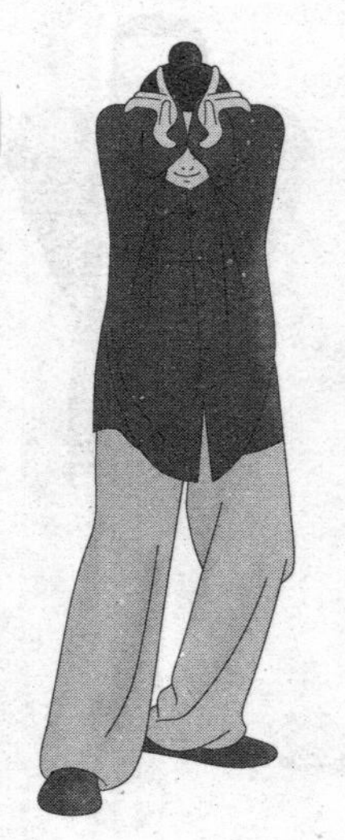

动作6：身体重心向后移，右腿挺直，全脚着地，同时左腿屈膝，低头，收腹，弓背，双臂随之内旋，双拳拳背相对且向前伸，双拳变为鹿角状。

动作7：身体重心前移，上半身挺起，左腿伸直，右腿随之屈膝，成右弓步，松肩沉肘，双臂外旋，手由鹿角状变为空拳，拳心向下，约高于肩，目视正前方。

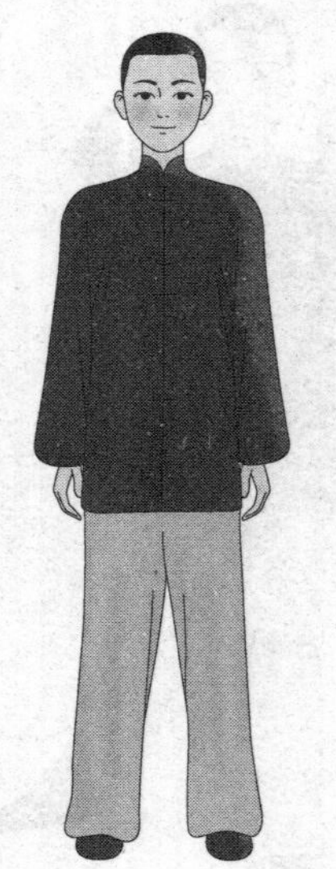

动作8：右脚收回，双脚成开立步，双拳随之变掌，回落于体侧，目视正前方。重复动作1至动作8一遍。

动作9：双手分别向身体前侧方举起，约与胸同高，掌心斜向上，目视正前方。

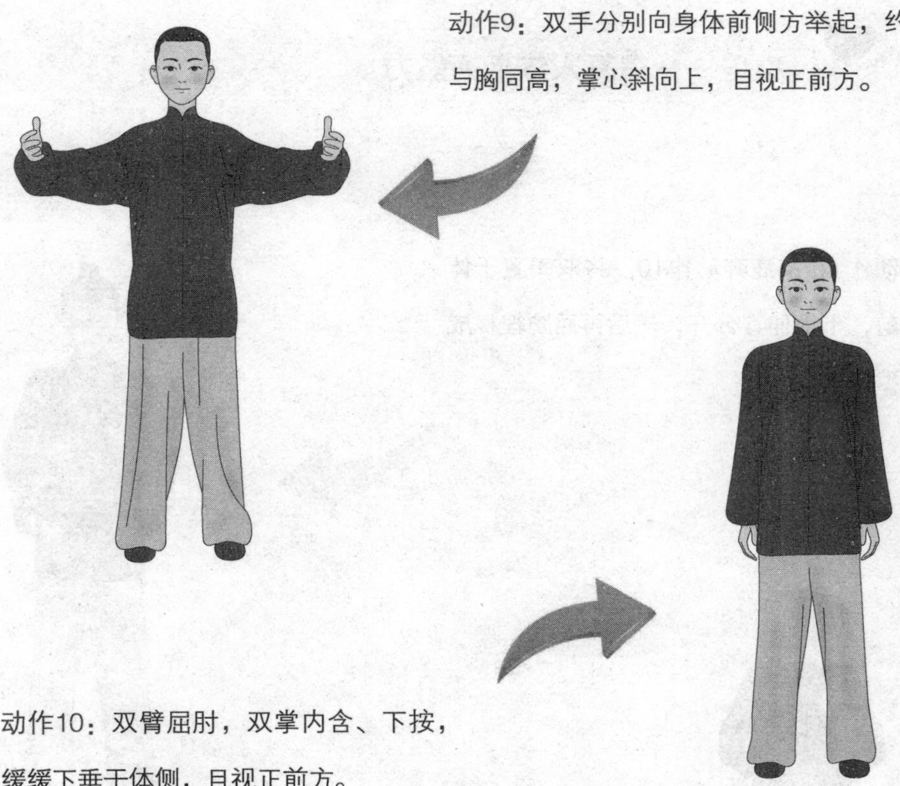

动作10：双臂屈肘，双掌内含、下按，缓缓下垂于体侧，目视正前方。

【提示】练习时应配合呼吸法，通常身体重心后移时吸气，身体重心前移时呼气。提腿前跨时，动作要有弧度，落脚时要轻盈而灵活。

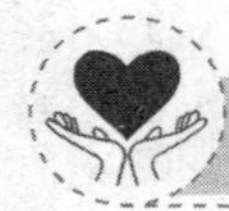

猿提——提高人体平衡能力

动作1：接鹿奔动作10。将双手置于体前，十指伸直分开，然后再屈腕捏拢成猿钩状。

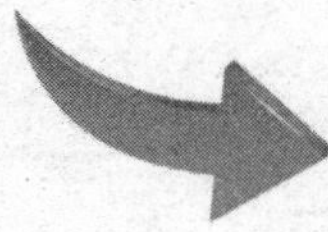

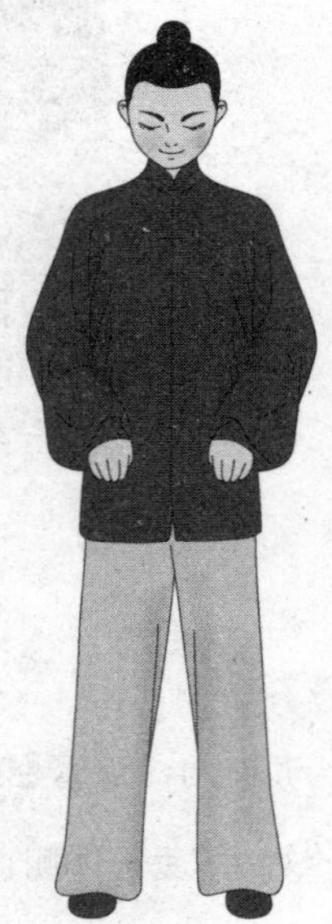

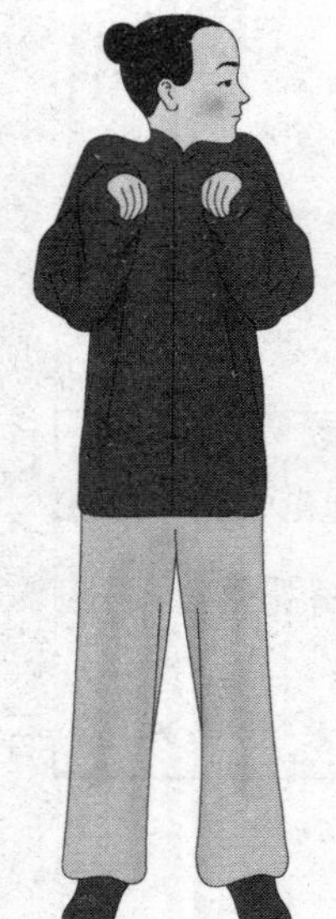

动作2：将“猿钩”上提至胸前，同时两肩耸起，收腹提肛，同时两脚跟提起，头向左转动，目随头移，注视身体左侧。

动作3：头转正，双肩随之下沉，脚跟落地，同时松腹落肛，“猿钩”松开，掌心向下，目视正前方。

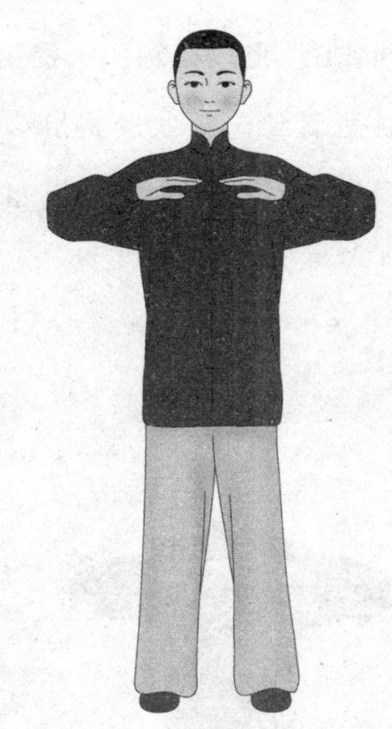

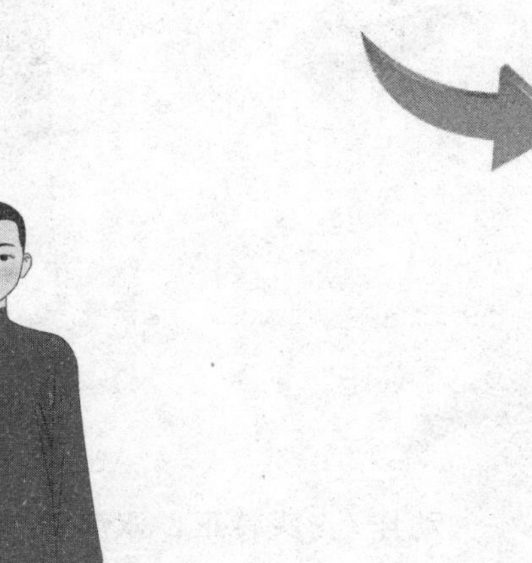

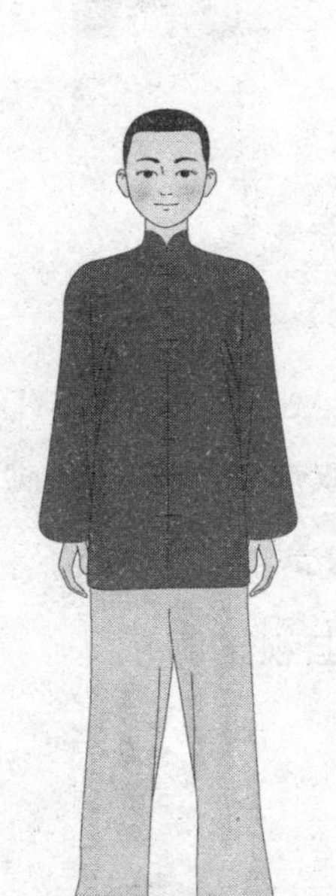

动作4：双掌沿体前下按落于身体两侧，目视正前方。

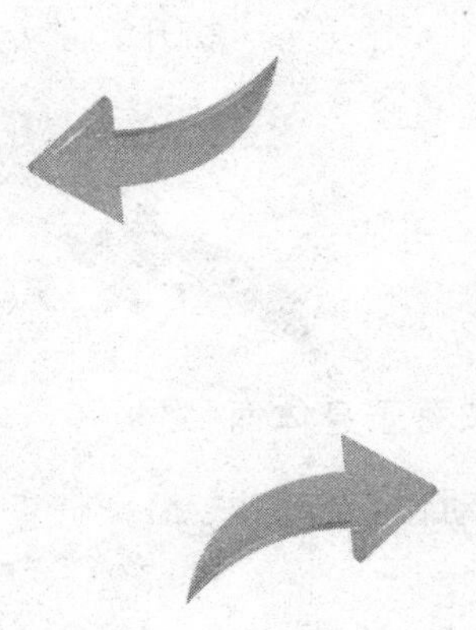

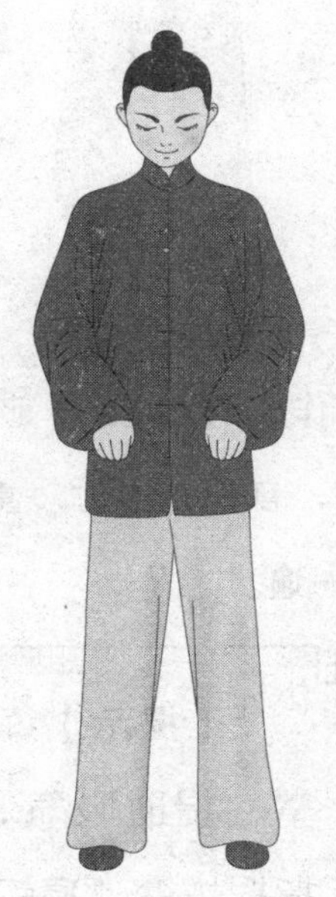

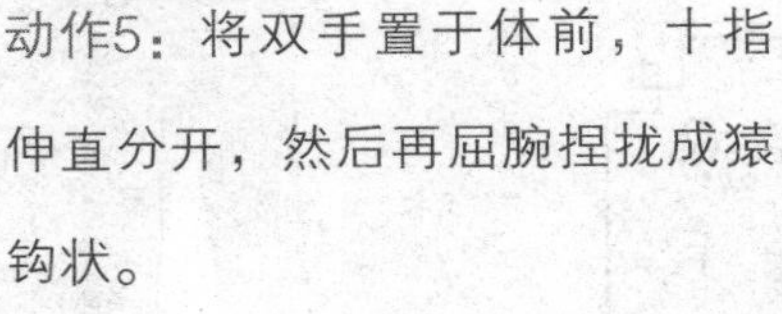

动作5：将双手置于体前，十指伸直分开，然后再屈腕捏拢成猿钩状。

动作6：将“猿钩”上提至胸前，同时两肩耸起，收腹提肛，同时两脚跟提起，头向右转动，目随头移，注视身体右侧。

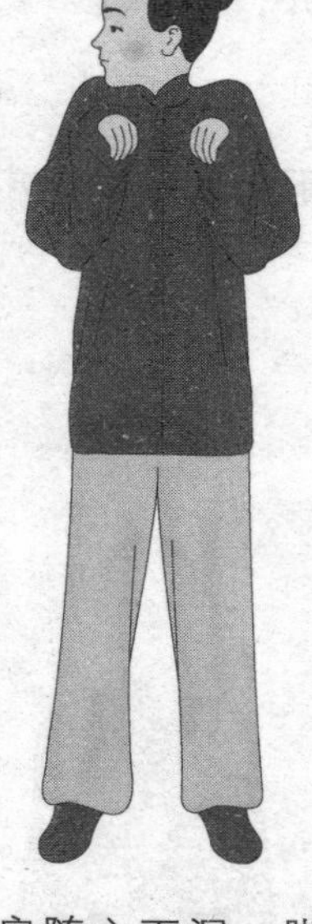

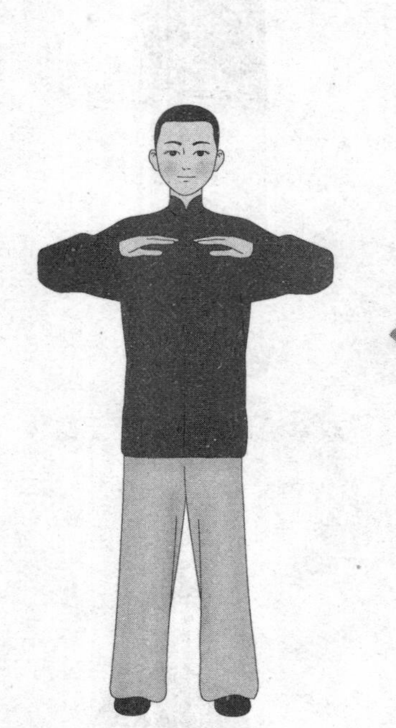

动作7：头转正，双肩随之下沉，脚跟落地，同时松腹落肛，“猿钩”松开，掌心向下，目视正前方。

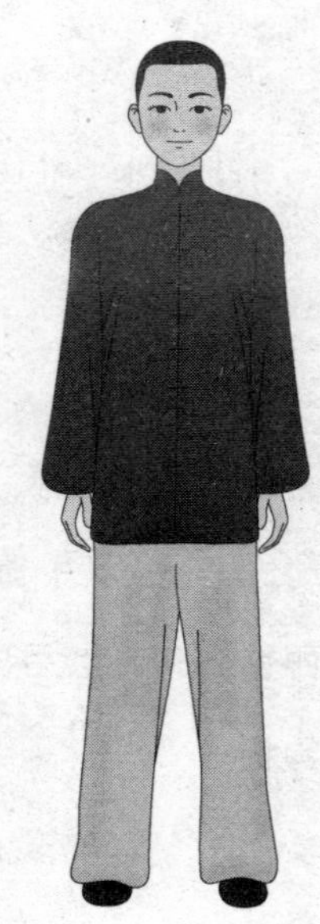

动作8：双掌沿体前下按落于身体两侧，目视正前方。重复动作1至动作8一遍。

【提示】练习时应配合呼吸法，双掌上提时吸气，双掌下按时呼气。手指捏拢变“猿钩”时，速度要快。

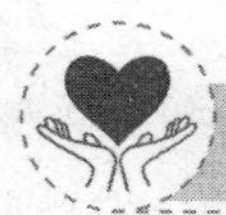

猿摘——调节情绪、促进血液循环

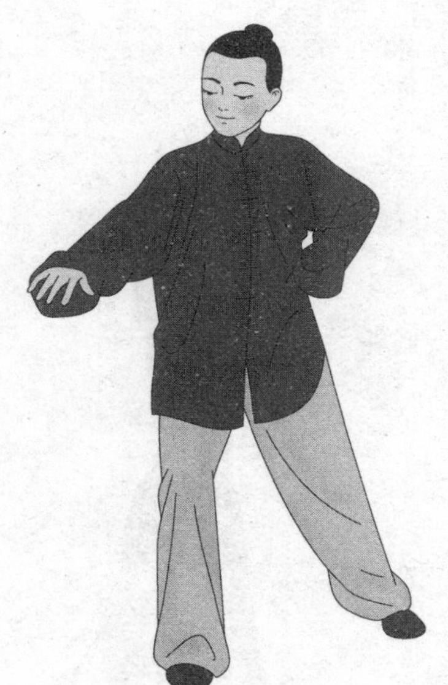

动作1：接猿提动作8。左脚向左后方退一步，脚尖着地，右腿屈膝，重心随之落于右腿，同时左臂屈肘，左掌变“猿钩”收至左腰部位，右掌向右前方摆起，掌心向下，目视右掌。

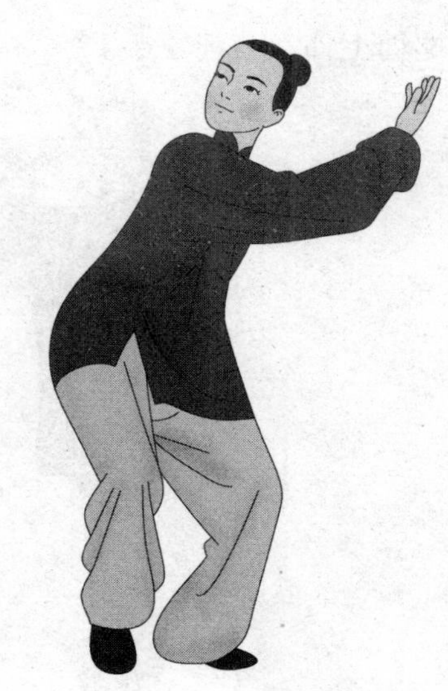

动作2：身体重心向后移，左脚踏稳，然后屈膝下蹲，右脚收于左脚内侧，脚尖点地，成右丁步，同时，右掌向下经腹前向左上方划弧至头左侧，掌心对着太阳穴；眼睛先随右掌移动，再转头注视右前上方。

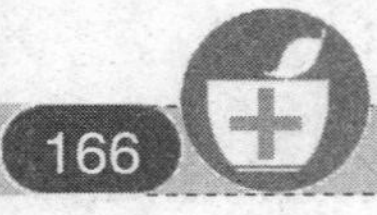

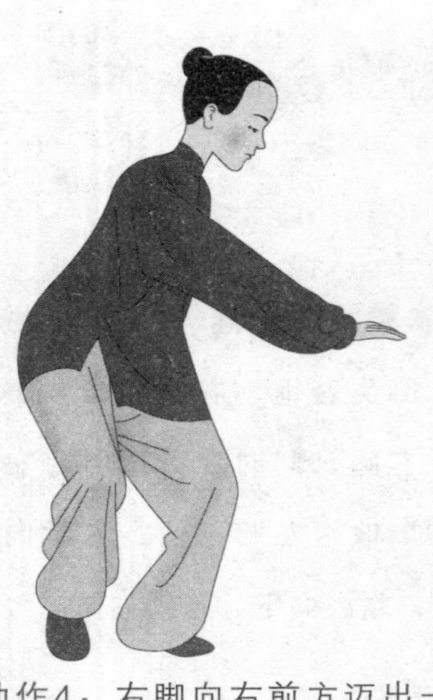

动作3：右掌内旋，掌心向下，沿体侧下按至左髋侧，同时身体重心稍向下，目视右掌。

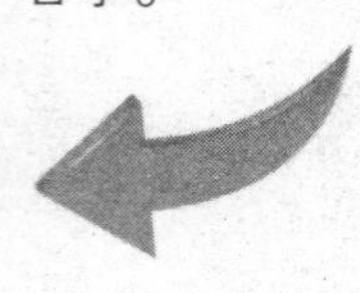

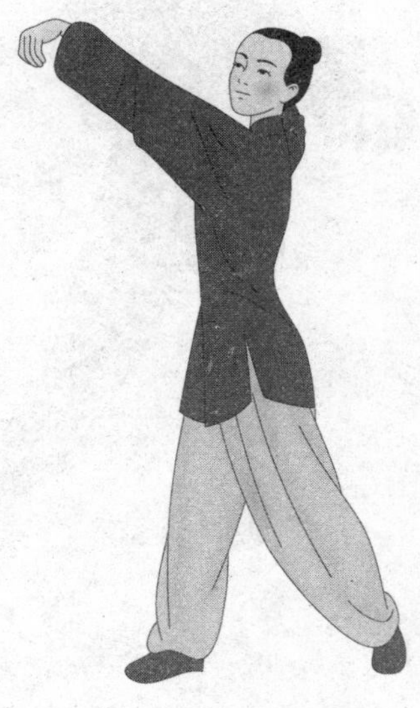

动作4：右脚向右前方迈出一大步，左腿蹬伸，重心向前移，右腿伸直，左脚脚尖点地，同时右掌经体前向右上方划弧至头右上侧变成猿钩状，稍微高于肩，左掌向前、向上伸举，屈腕捏钩，成采摘状。头略向上仰，目视左手。

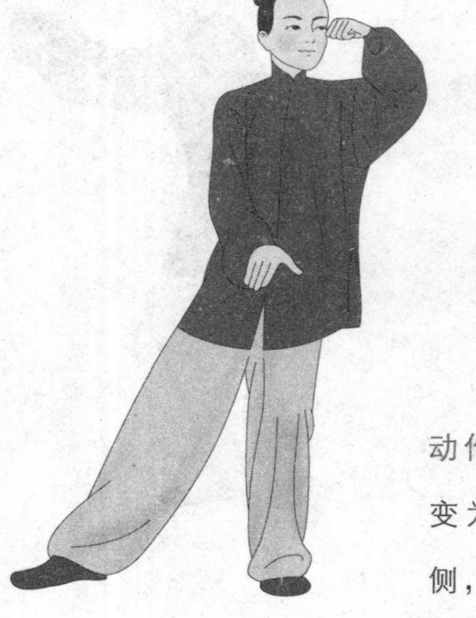

动作5：身体重心向后移，左手由猿钩状变为握拳状，右手变掌，自然回落于体侧，虎口向前。

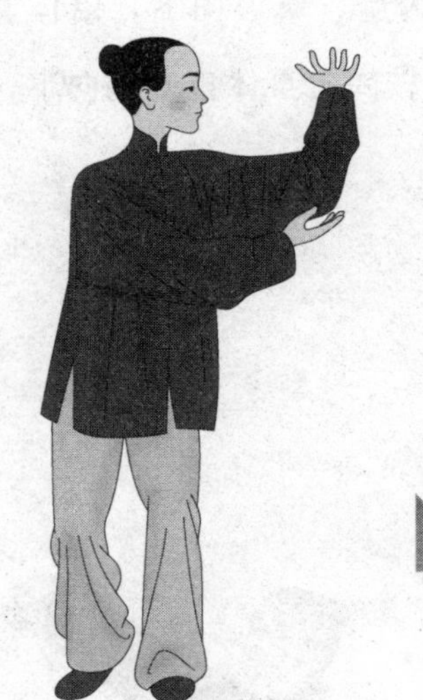

动作6：左腿屈膝下蹲，右脚收至左脚内侧，脚尖点地，成右丁步，同时左臂屈肘，收至左耳旁，五指分开，掌心向上，成托桃状，右掌经体前向左划弧至左肘下捧托，目视左掌。

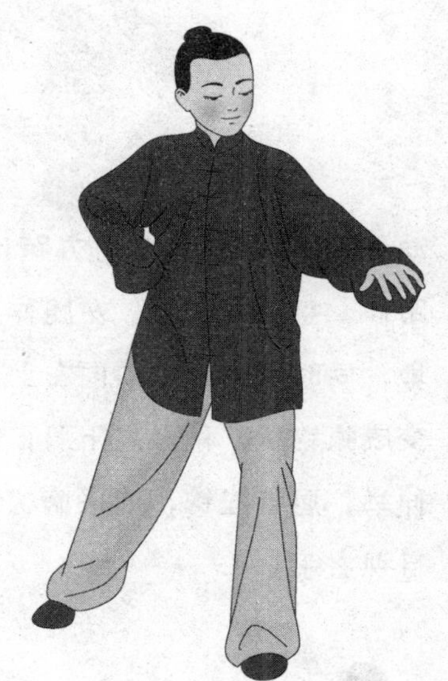

动作7：右脚向右后方退一步，脚尖点地，左腿屈膝，重心随之落于左腿，同时右臂屈肘，右掌变猿钩状收至右腰侧面，左掌向左前方摆起，掌心向下。

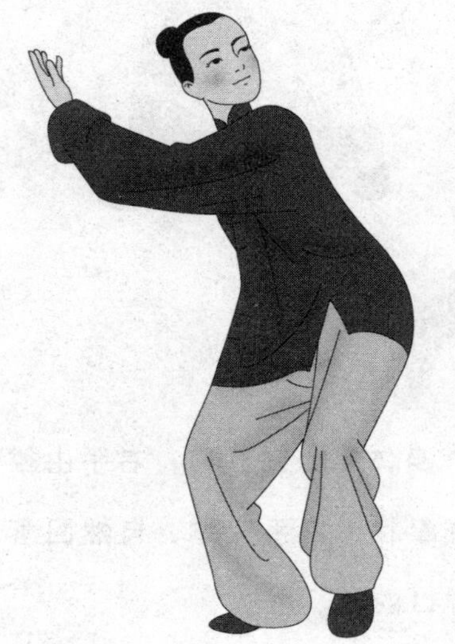

动作8：身体重心向后移，右脚踏稳，然后屈膝下蹲，左脚收于右脚内侧，脚尖点地，成左丁步，同时，左掌向下经腹前向左上方划弧至头右侧，掌心对着太阳穴；眼睛先随左掌移动，再转头注视左前上方。

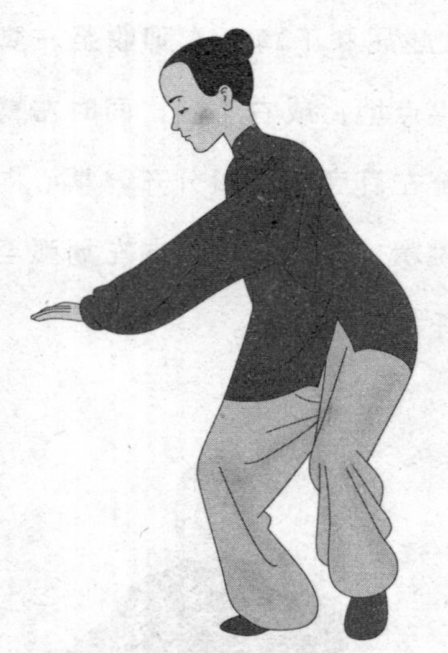

动作9：左掌内旋，掌心向下，沿体侧下按至左髋侧，同时身体重心稍向下，目视左掌。

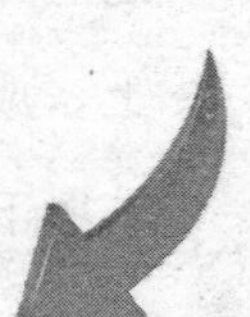

动作10：左脚向左前方跨出一大步，右腿蹬伸，重心向前移，左腿伸直，右脚脚尖点地，同时左掌经体前向左上方划弧至左上侧变成猿钩状，稍微高于肩，右掌向前、向上伸举，屈腕捏钩，成采摘状。头略向上仰，目视右手。

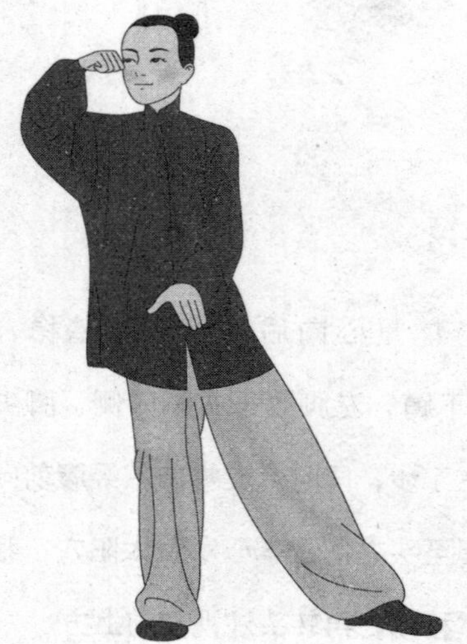

动作11：身体重心向后移，右手由猿钩状变为握拳状，左手变掌，自然回落于体侧，虎口向前。

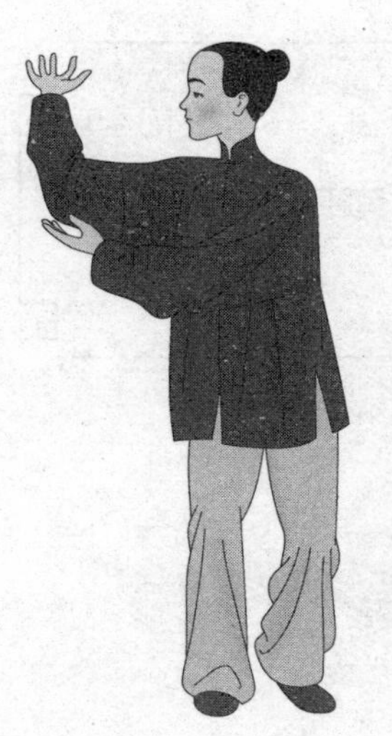

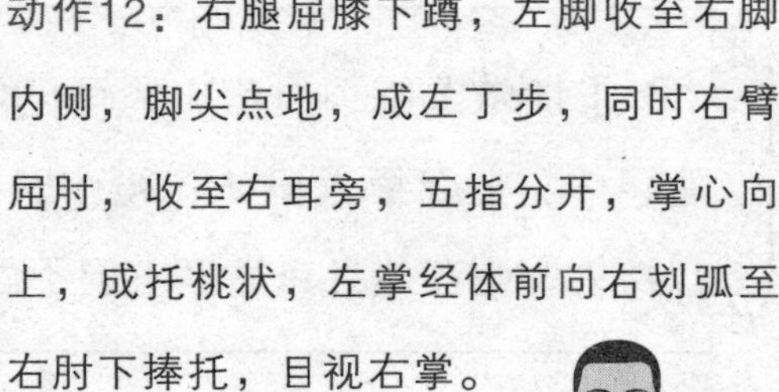

动作12：右腿屈膝下蹲，左脚收至右脚内侧，脚尖点地，成左丁步，同时右臂屈肘，收至右耳旁，五指分开，掌心向上，成托桃状，左掌经体前向右划弧至右肘下捧托，目视右掌。

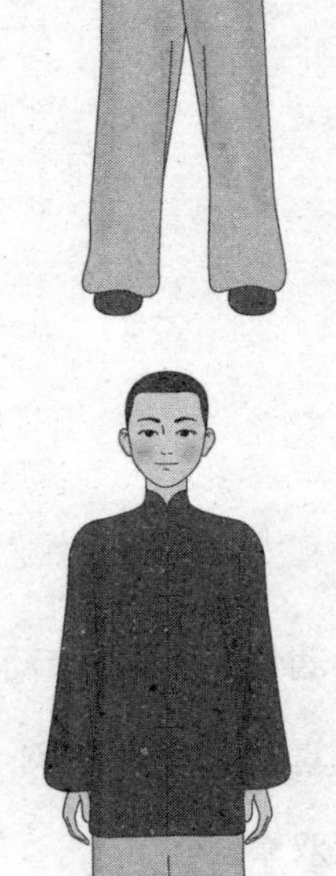

动作13：左脚向右迈一步，双腿直立，双手随之自然垂于体侧，目视正前方。

动作14：双手向身体侧前方举起，与胸同高，掌心向上，目视正前方。

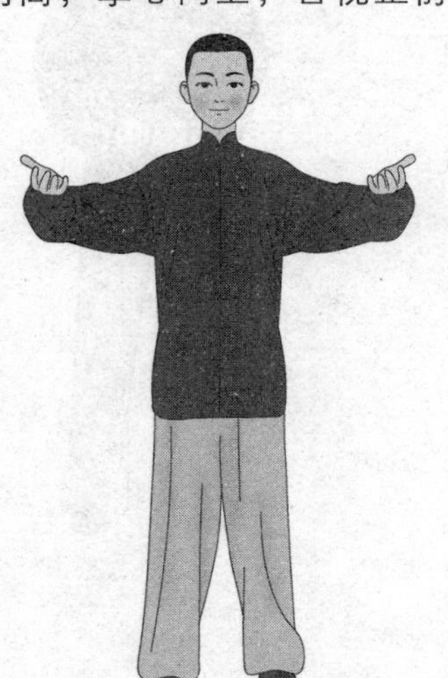

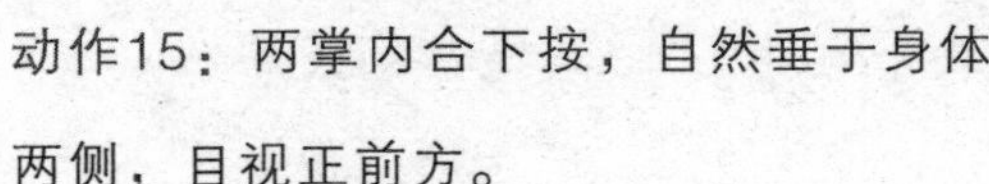

动作15：两掌内合下按，自然垂于身体两侧，目视正前方。

【提示】练习过程中，忌四肢配合不协调，下蹲时，手臂屈伸，上臂靠近身体；蹬伸时，手臂充分展开。动作以神似为主，重在体会其意境，但不可太夸张。

熊运——帮助消化防治腰肌劳损

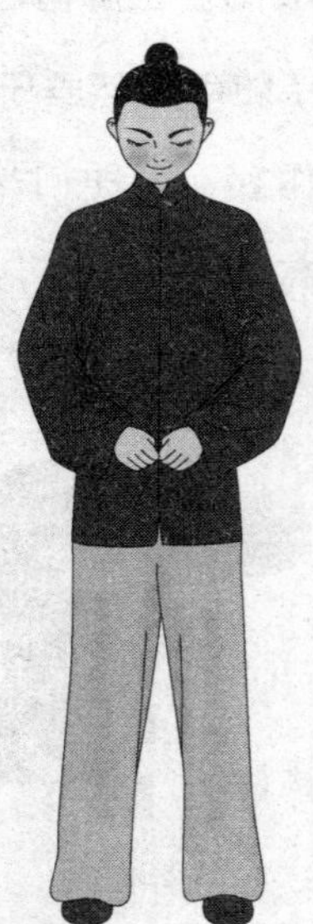

动作1：接猿摘动作15。双手握空成熊掌状，拳眼相对，垂于下腹部，目视双拳。

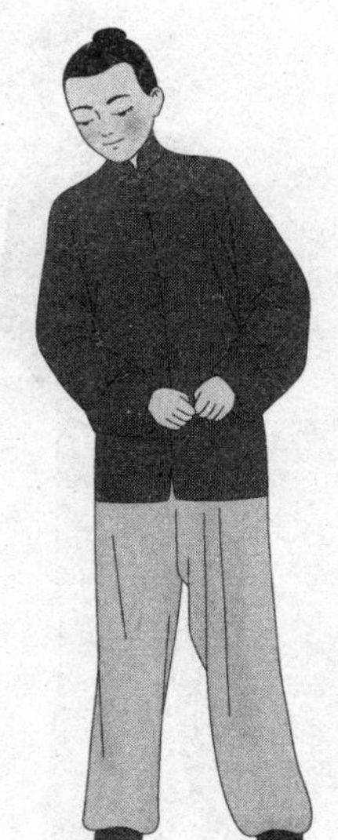

动作2：以腰、腹为轴心，上半身按顺时针方向摇晃，双拳随之经右肋部、上腹部、左肋部、下腹部画圆；目随身体摇晃而环视。重复动作1和动作2一遍。

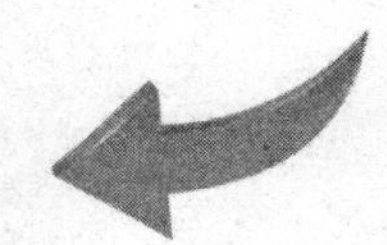

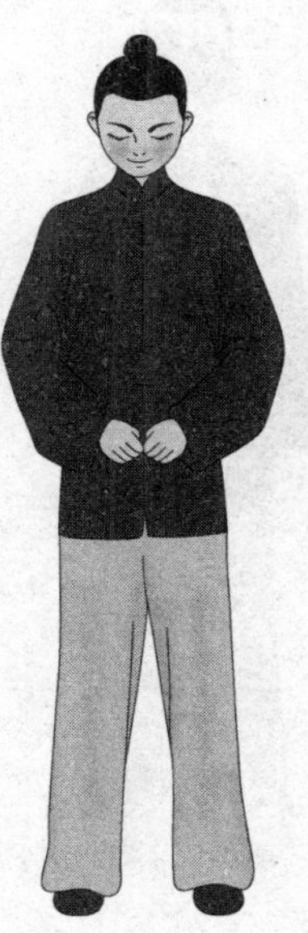

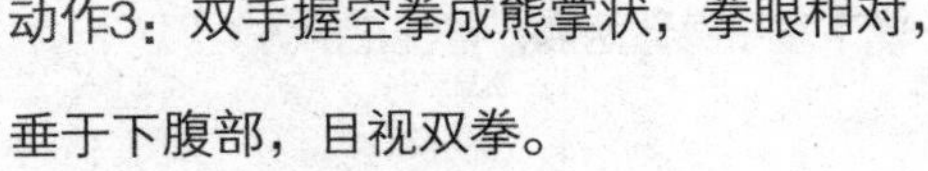

动作3：双手握空拳成熊掌状，拳眼相对，垂于下腹部，目视双拳。

动作4：以腰、腹为轴，上半身再按逆时针方向摇晃，方法同动作2，再重复练习一遍。

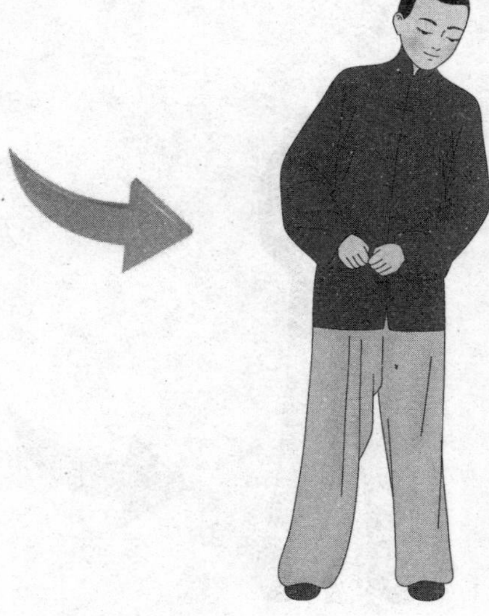

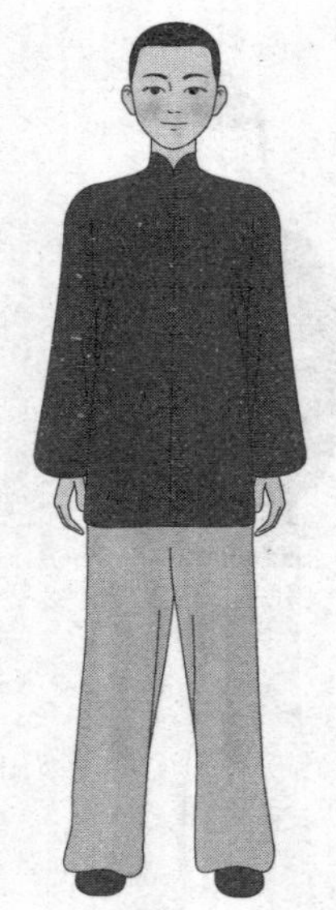

动作5：上半身缓缓立起，双拳自然变掌自然下垂于身体两侧，目视正前方。

【提示】熊运的核心在于丹田，以肚脐为中心圆，以内动向外延伸，带动身体做立圆摇转，两手轻抚于腹前，随之慢慢进行运转。练习时配合呼吸法，身体上提时吸气，前俯时呼气。

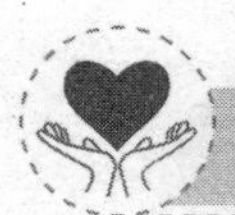

熊晃——调脾胃降血糖，缓症状提高平衡力

动作1：接熊运动作5。身体重心向右移，左腿随之上提，屈膝牵动左脚离地，左腿屈膝并抬起，双手握空拳，再变成熊掌状，目视左前方。

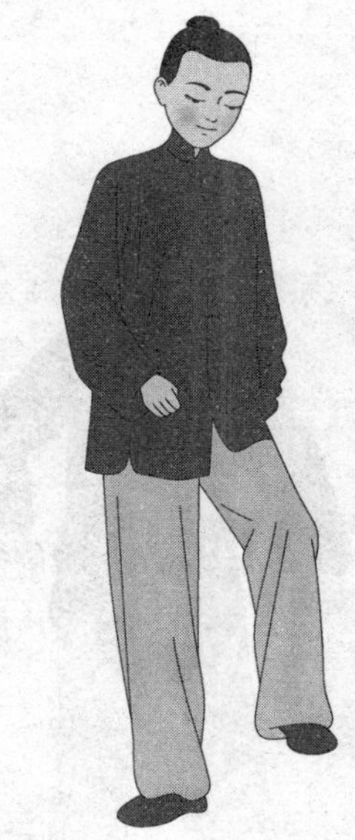

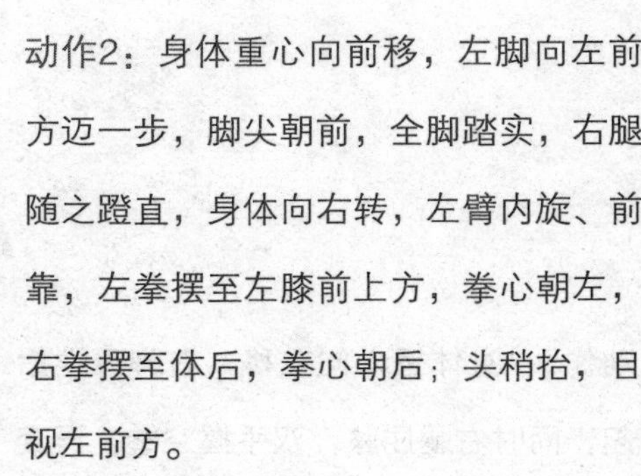

动作2：身体重心向前移，左脚向左前方迈一步，脚尖朝前，全脚踏实，右腿随之蹬直，身体向右转，左臂内旋、前靠，左拳摆至左膝前上方，拳心朝左，右拳摆至体后，拳心朝后；头稍抬，目视左前方。

动作3：身体向左转，重心后坐，左腿伸直，右腿屈膝，拧腰晃肩，带动双臂前后划弧形摆动，右拳摆至左膝前上方，拳心向后，左拳摆至体后，拳心向后，目视左前方。

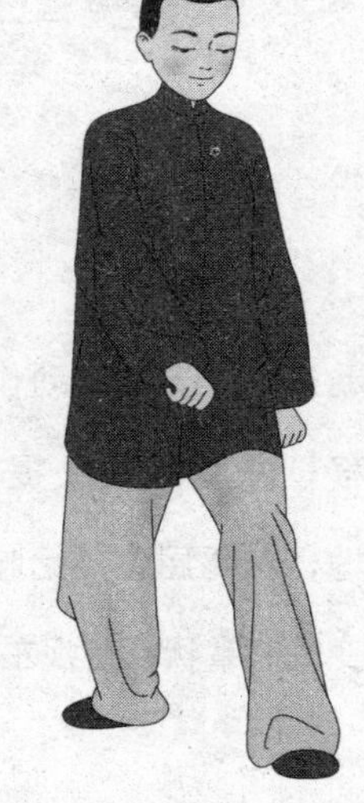

动作4：身体向右转重心前移，右腿蹬直，左腿屈膝，左臂内旋、前靠，左拳摆至左膝前上方，拳心向左，右拳摆至体后，拳心向右，目视左前方。

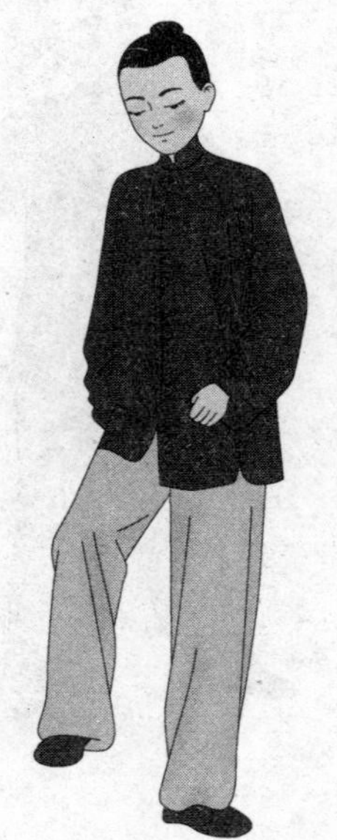

动作5：身体重心向左移，右脚离地抬起，同时右腿屈膝，双手握空拳，再变成熊掌状，目视右前方。

动作6：身体重心向前移，右脚向右前方迈出一步，脚尖朝前，全脚踏实，左腿随之伸直，身体向左转，右臂内旋、前靠，右拳摆至右膝前上方，拳心朝右，左拳摆至体后，拳心朝后，头稍抬，目视右前方。

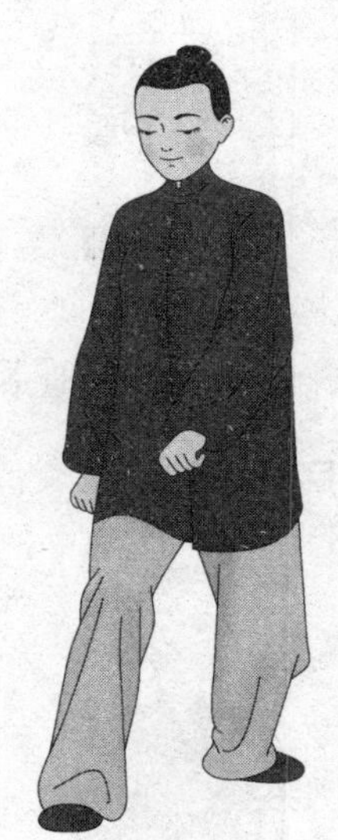

动作7：身体向右转，重心后坐，右腿伸直，左腿屈膝，拧腰晃肩，带动双臂前后划弧形摆动，左拳摆至右膝前上方，拳心向后，右拳摆至体后，拳心向后，目视右前方。

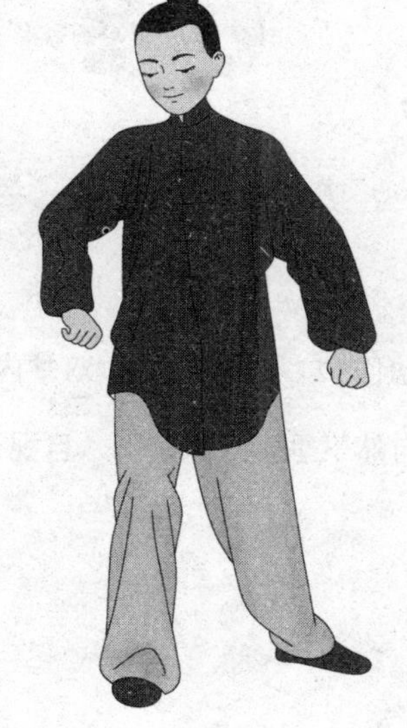

动作8：身体向左转，身体重心随之向前移，右腿屈膝，左腿蹬直，右臂内旋、前靠，右拳摆至右膝前上方，拳心向右，左拳摆至体后，拳心向后，目视右前方。练习完后，重复动作1至动作8一遍。

动作9：左脚上前一步，双脚站成开立步，同时，双手自然下垂放于身体两侧。

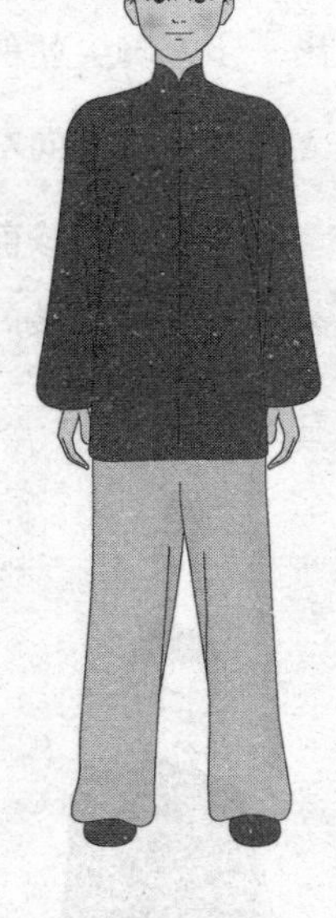

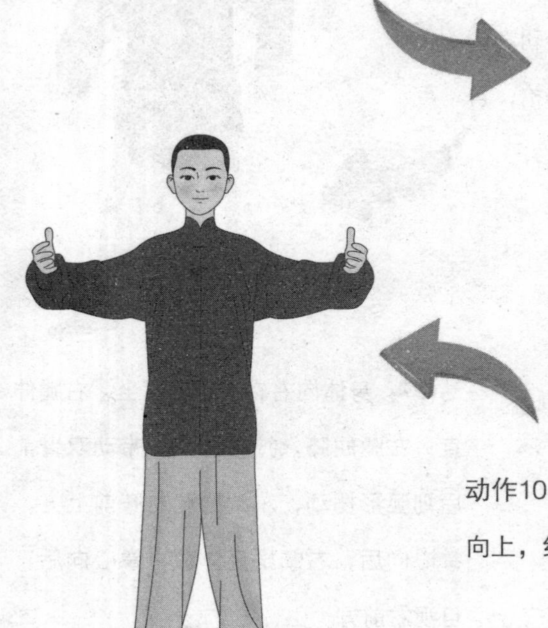

动作10：双手向身体侧前方抬起，掌心向上，约与肩同高，目视正前方。

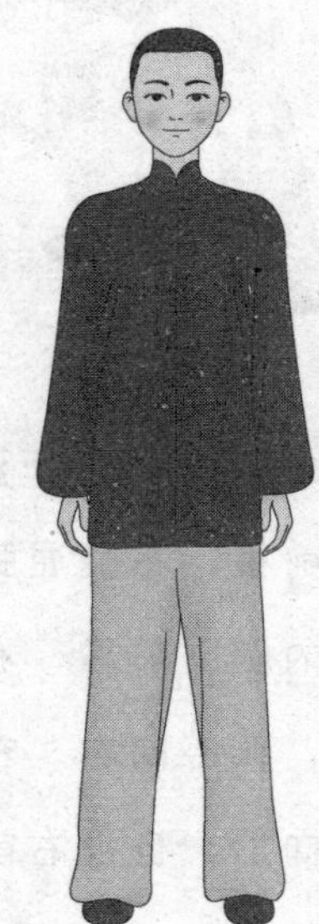

动作11：双臂屈肘，双掌内合、下按，自然下垂于身体两侧，目视正前方。

【提示】练习时不可过于疲劳，以出汗为标准，适可而止。操练中要做到神情专注，全身放松，意守丹田，行腹式呼吸。

鸟伸——疏通经脉、帮助降血糖

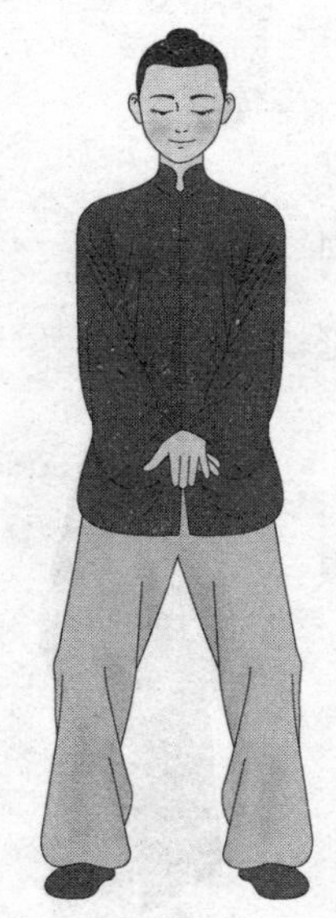

动作1：接熊晃动作11。双腿微屈下蹲，双掌于腹前相叠，目视双手。

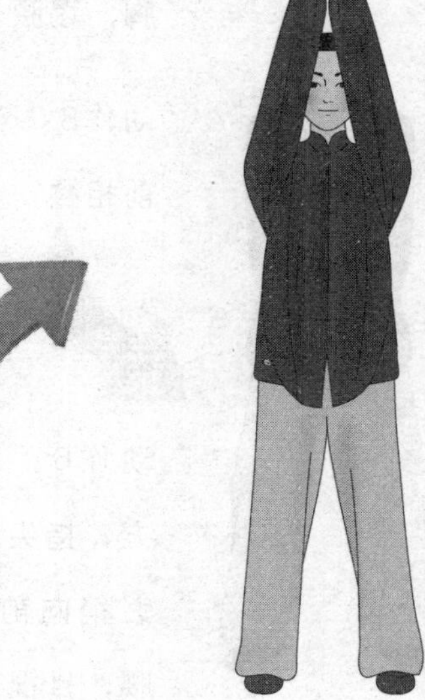

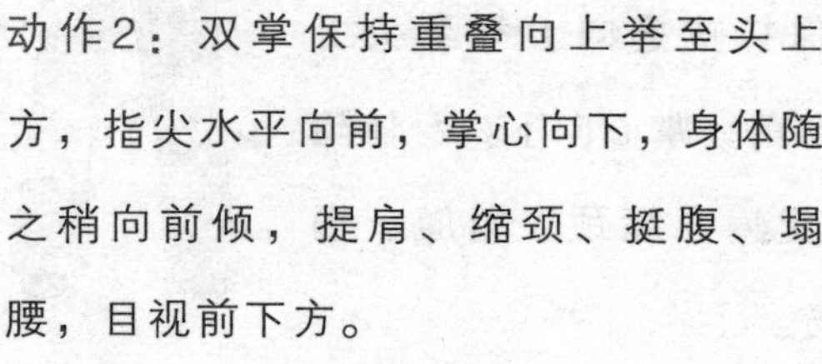

动作2：双掌保持重叠向上举至头上方，指尖水平向前，掌心向下，身体随之稍向前倾，提肩、缩颈、挺腹、塌腰，目视前下方。

动作3：双腿微弯曲并下蹲，双掌保持重叠并水平下按至腹前，目视双手。

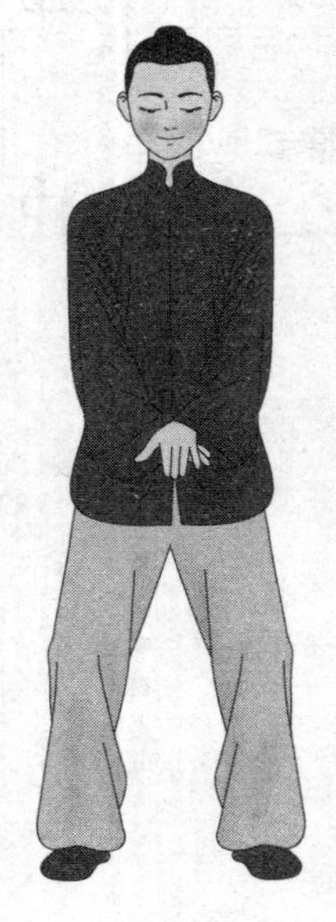

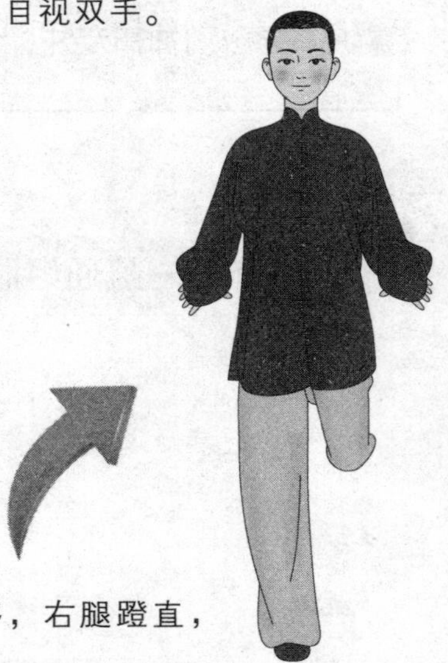

动作4：身体重心向右移，右腿蹬直，左腿伸直并向后抬起，同时双掌左右分开，手掌变为鸟翅状，掌心向上，并向体侧后方自然摆起，抬头、伸颈、挺胸、塌腰，目视正前方。

动作5：双腿微屈下蹲，同时双掌与腹前相叠，目视双手。

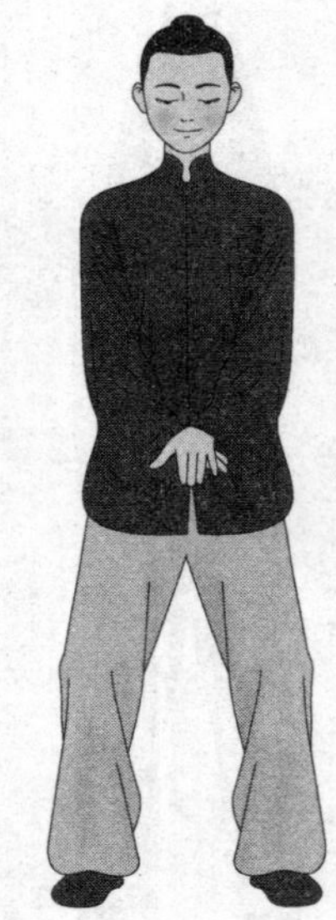

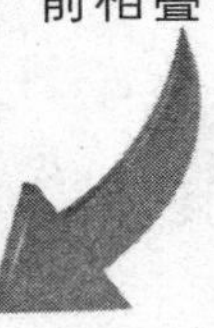

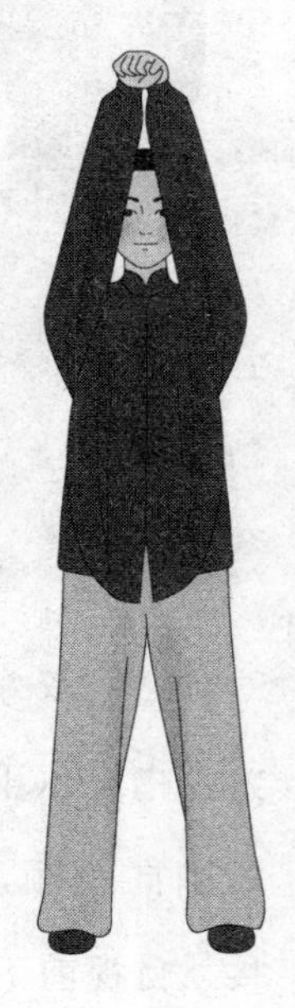

动作6：双掌保持重叠向上举至头上方，指尖水平向前，掌心向下，身体随之稍向前倾，提肩、缩颈、挺腹、塌腰，目视前下方。

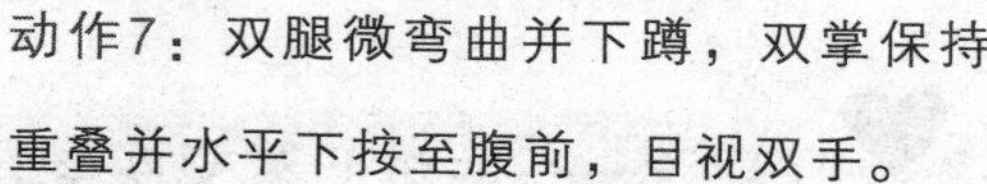

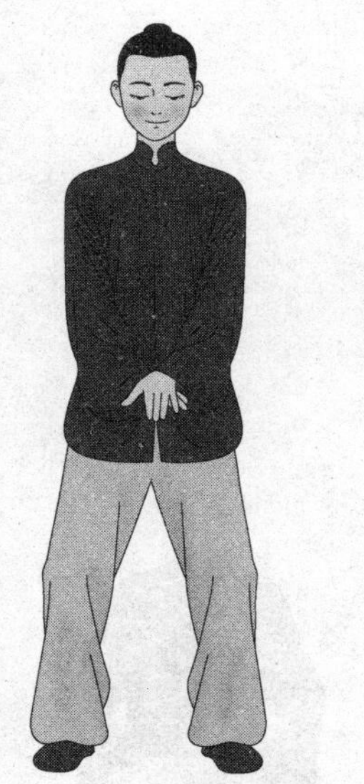

动作7：双腿微弯曲并下蹲，双掌保持重叠并水平下按至腹前，目视双手。

动作8：身体重心向左移，左腿蹬直，右腿伸直并向后抬起，同时双掌左右分开，手掌变为鸟翅状，掌心向上，并向体侧后方自然摆起，抬头、伸颈、挺胸、塌腰，目视正前方。

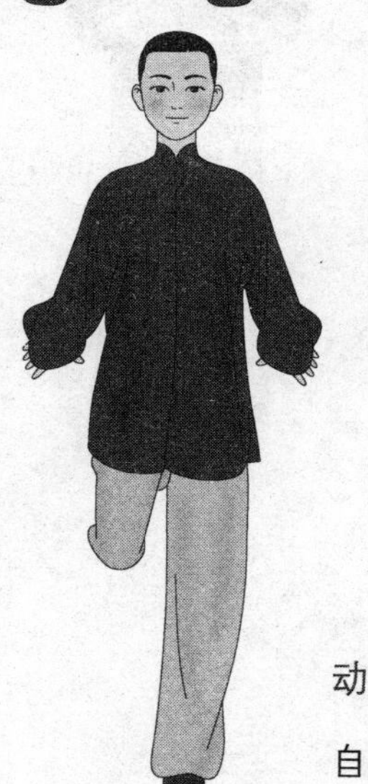

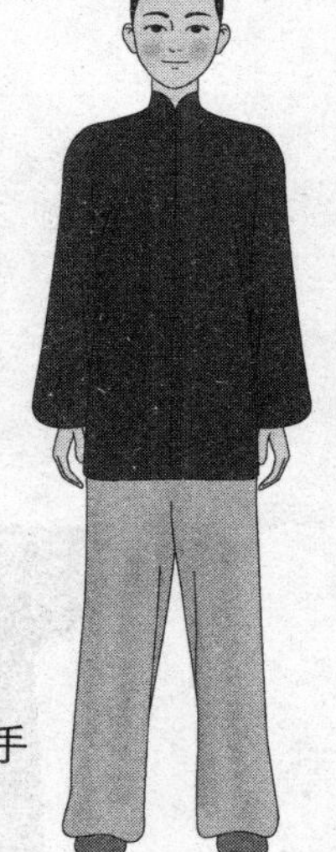

动作9：右脚落地，成开步站立，双手自然垂于身体两侧，目视正前方。

【提示】练习过程中，注意动作的松紧变化，通常手上举时，颈、肩、臀部紧缩；下落时，双腿微屈，颈、肩、臀部松沉。

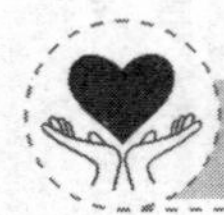

鸟飞——促进血氧交换能力，辅助降血糖

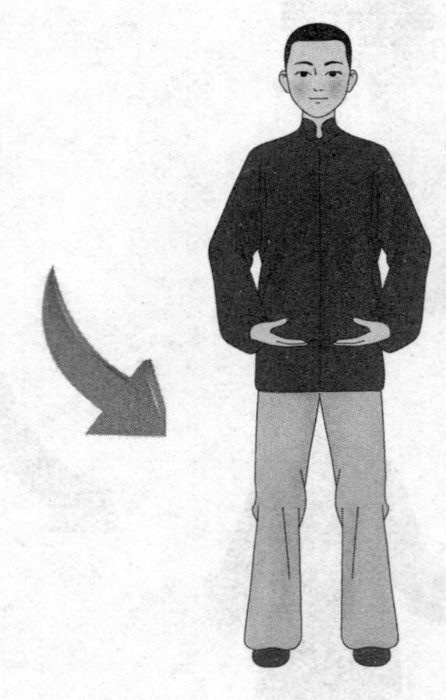

动作1：接鸟伸动作9。两腿微屈，双掌成鸟翅状合于腹前方，掌心向上，指尖相对，目视前下方。

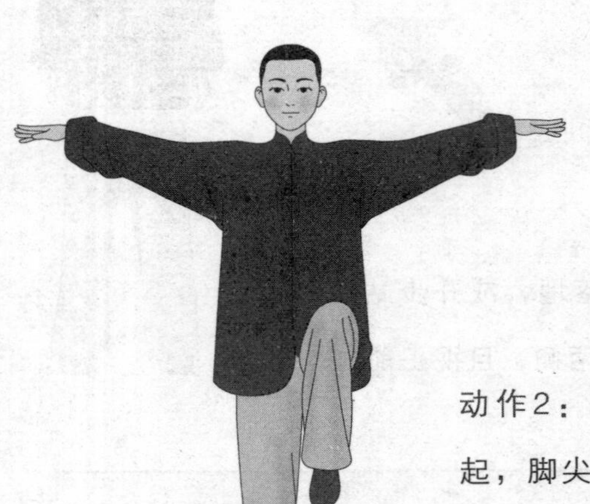

动作2：右腿伸直独立，左腿屈膝高抬起，脚尖指向地面，小腿自然下垂，同时双臂成展翅状，沿身体两侧向上平举，约与肩同高，掌心向下，目视正前方。

动作3：左脚下落于右脚旁，脚尖点地，双腿微屈，同时双掌合于腹前，掌心向上，指尖相对，目视正前方。

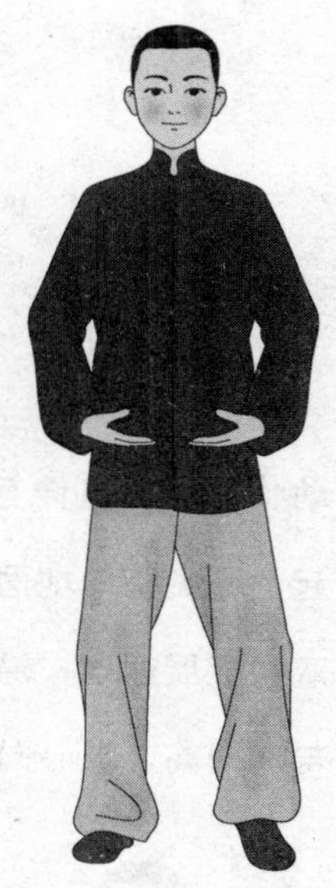

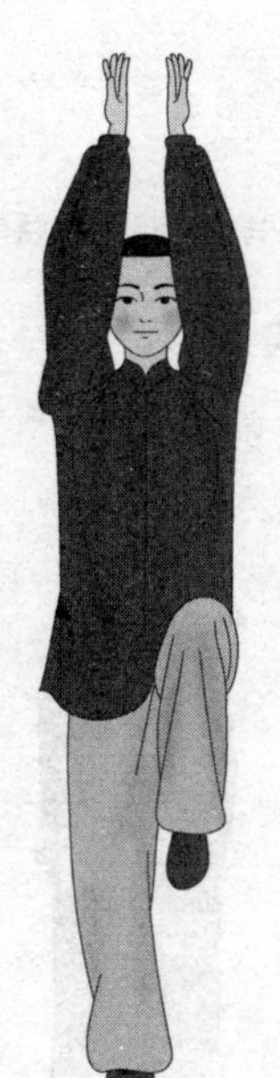

动作4：右腿伸直独立，左腿屈膝上提，脚尖指向地面，小腿自然下垂，同时双掌经体前向上举至头顶上方，双臂尽量伸直，指尖向上，掌背相对，目视正前方。

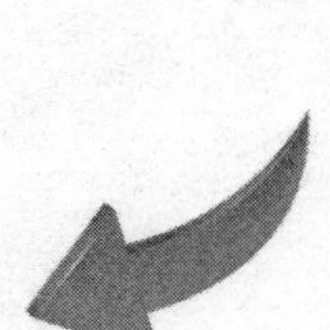

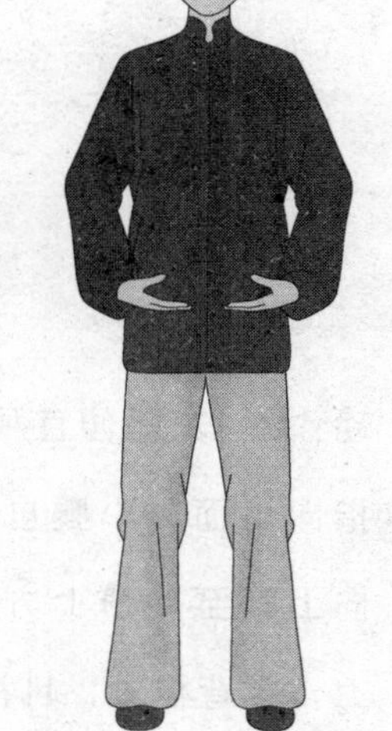

动作5：左脚下落于右脚旁，全脚掌着地，双腿微屈，双掌成鸟翅状合于腹前，掌心向上，指尖相对，目视前下方。

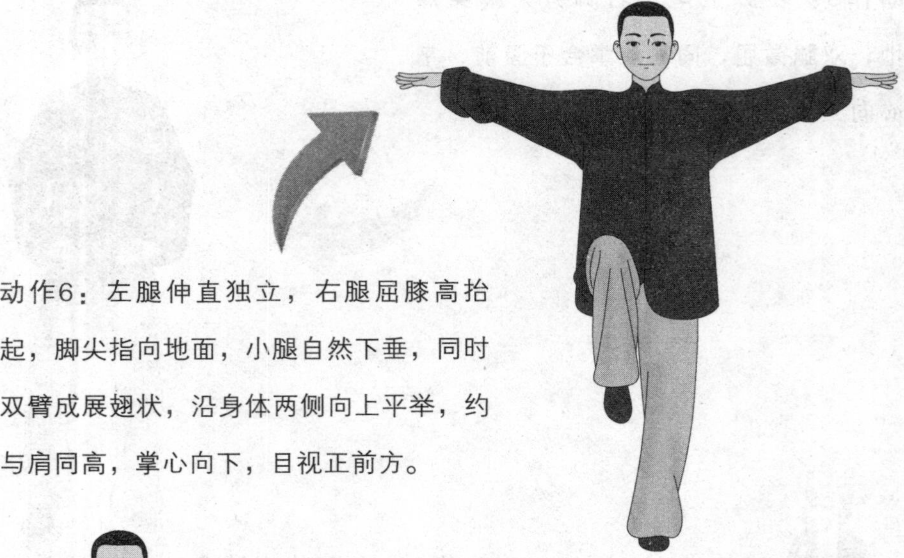

动作6：左腿伸直独立，右腿屈膝高抬起，脚尖指向地面，小腿自然下垂，同时双臂成展翅状，沿身体两侧向上平举，约与肩同高，掌心向下，目视正前方。

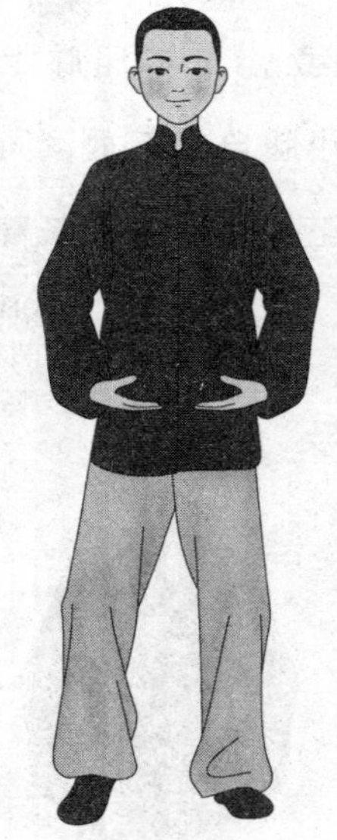

动作7：右脚下落于左脚旁，脚尖点地，双腿微屈，同时双掌合于腹前，掌心向上，指尖相对，目视正前方。

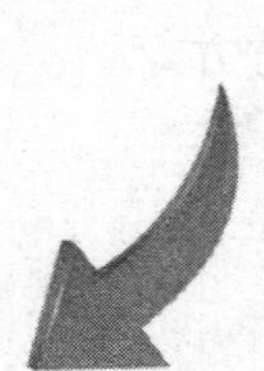

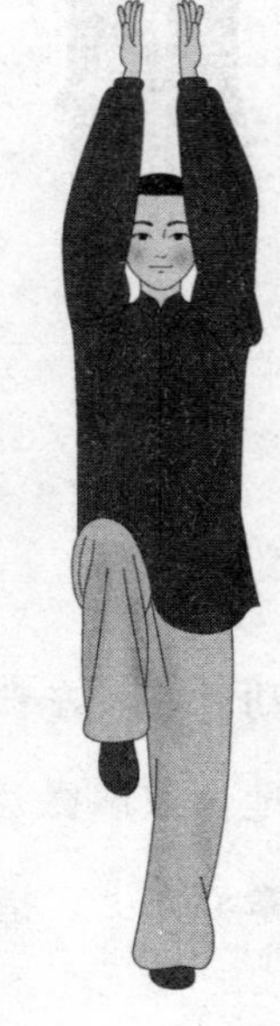

动作8：左腿伸直独立，右腿屈膝上提，脚尖指向地面，小腿自然下垂，同时双掌经体前向上举至头顶上方，双臂尽量伸直，指尖向上，掌背相对，目视正前方。

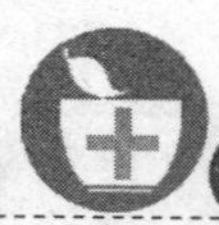

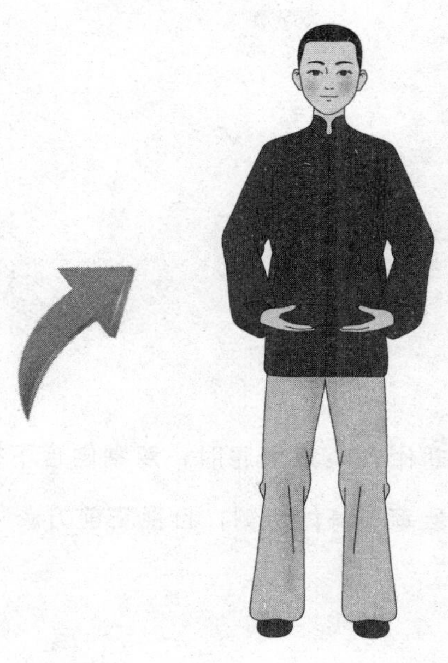

动作9：右脚下落于左脚旁，全脚掌着地，双腿微屈，双掌成鸟翅状合于腹前，掌心向上，指尖相对，目视前下方。

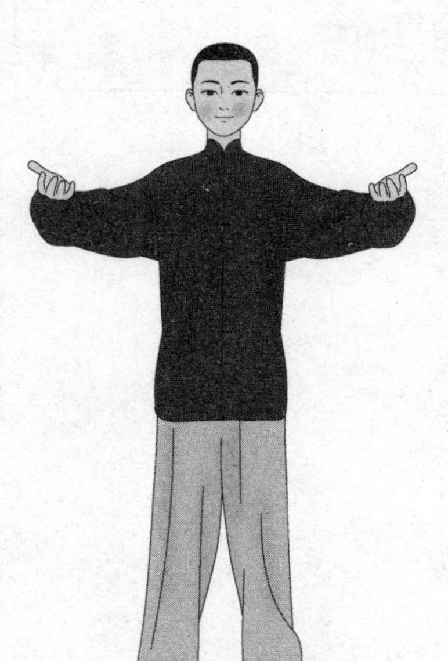

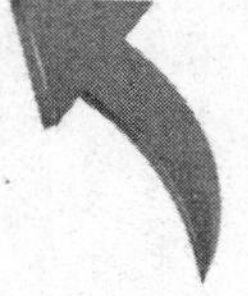

动作10：双掌向身体侧前方举起，掌心向上，约与胸同高，目视正前方。

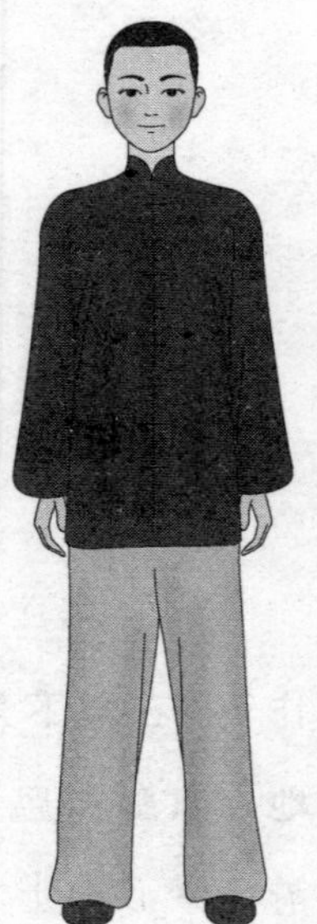

动作11：双臂屈肘，双掌内合下按，自然垂于身体两侧，目视正前方。

【提示】手、脚配合应协调一致，尽量做到同起同落。练习时配合呼吸法，双掌上举时吸气，双掌下落时呼气。

第四章

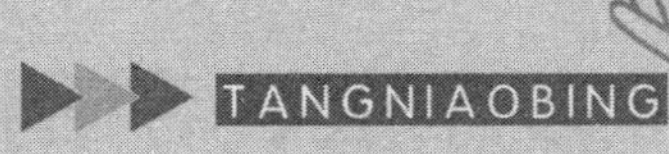

刮痧、拔罐、按摩，各为降糖显奇能

刮痧、拔罐同为中医经络疗法中的两朵奇葩，它们各有所长，各有奇能。它们操作简单、方便、见效快，经济实用。患者既可到专业的会所理疗，也可让家人学会在家里操作。至于说糖尿病患者要采取哪一种方法更适合，那则要因人而异，对症施用。

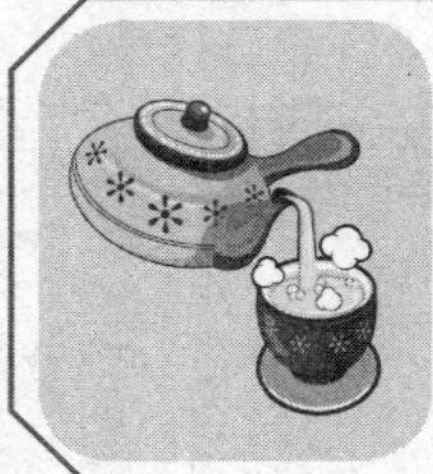

第一节 刮痧疗法，刮刮就健康

刮痧：最方便的“降糖法”

刮痧古称砭法，源于旧石器时代，是一种最古老而有效的治疗方法。中医的治疗手段在古书的记载中为砭、针、灸、药、按跷、导引六种方法。“砭”是六种方法之首，可见是六种方法中最重要的方法。除了“砭”的治疗效果可能特别好以外，还由于它具有简单直接、无副作用的优点，只要懂得医理，随时随地都能为人治病，是最方便的医疗方法，因此古人将之列为各种治病方法之首。

现代刮痧是在中医的脏腑经络学说和生物全息理论的指导下进行的。主要功能是增强自身的康复能力。用具有刮痧板和刮痧油。刮痧板有水牛角制品和玉石制品两种。水牛角本身就具有清热解毒、活血软坚的作用；玉味甘性平，入肺经，润心肺，清肺热。据《本草纲目》记载，玉具有清音哑、止烦渴、定虚喘、安神明、滋养五脏六腑的作用，是具有清纯之气的良药，玉石含有人体所需的多种微量元素，有滋阴清热、养神宁志、健身祛病的作用；刮痧油全系采用天然植物药材，经最新科技提炼浓缩调配而成，具有清热解毒、活血化瘀、开泄毛孔、疏通经络、排毒驱邪、消炎镇痛、保护皮肤、预防感染的功效。

刮痧的适应范围十分广泛，经临床验证：刮痧活络通脉，是降糖的有效手段。刮痧于患者，主要起到以下几个方面的作用：

1. 调节阴阳

阴阳是中医理论的基本核心。人体在正常的情况下，保持着阴阳相对平衡的状态。如果因七情六淫以及跌仆损伤等因素使阴阳的平衡遭到破坏时，就会导致“阴胜则阳病，阳胜则阴病”等病理变化，而产生“阳盛则热，阴盛则寒”等临床证候。刮痧治疗的关键就在于根据证候的属性来调节阴阳的偏盛偏衰，使机体转归于“阴平阳秘”，恢复其正常的生理功能，从而达到治愈疾病的目的。刮痧调和阴阳的作用，基本上是通过腧穴配伍和刮痧手法来实现的。如病在经络、在皮肉者属表，刮痧宜轻刮；病在脏腑、在筋骨者属里，宜重刮。刮痧对阴阳平衡的调节是呈双向性的，如血压不稳者，经刮拭躯干、四肢腧穴后，偏低的血压可升高，偏高的血压亦可降低。

2. 活血化瘀

人体肌肉、韧带、骨骼一旦受到损伤，在局部产生瘀血，使经络气血流通不畅，若瘀血不消，则疼痛不止。这时在局部或相应腧穴刮拭，可使瘀血消除，新血得生，经络畅通，气血运行，达到通则不痛之目的。这就是刮痧活血化瘀的作用。

3. 清热消肿

根据中医治法中“热则疾之”的原理，通过刮痧手法的刺激，使热邪疾出，以达清热之目的，使内部阳热之邪透达体表，最终排出体外，以清体内之瘀热、肿毒。

4. 祛痰解痉，软坚散结

由痰湿所致的体表包块及风证，通过刮痧、放痧治疗，使腠理宣畅，痰热脓毒外泄，有明显的止痉散结效果。

5. 扶正祛邪

刮治病变相应腧穴的皮肤，使之出现青、紫充血的痧痕，使腠理得以开启疏通，将滞于经络腧穴及相应组织、器官内的风、寒、痰、湿、瘀血、火热、脓毒等各种邪气从皮毛透达于外，使经络得以疏通。另外，当人体正气虚时，外邪易乘虚而入，通过补虚泻实之法刮拭相关腧穴部位，可使虚弱的脏腑功能得以增强，可与外邪相抵抗，使机体恢复正常状态。

刮痧治“糖”的速效穴位

【穴位】

背部：大椎、肺俞、肝俞、脾俞、肾俞、命门。

腹部：中脘、关元。

上肢部：曲池、太渊、鱼际、合谷。

下肢部：足三里、三阴交、内庭、太溪、太冲。

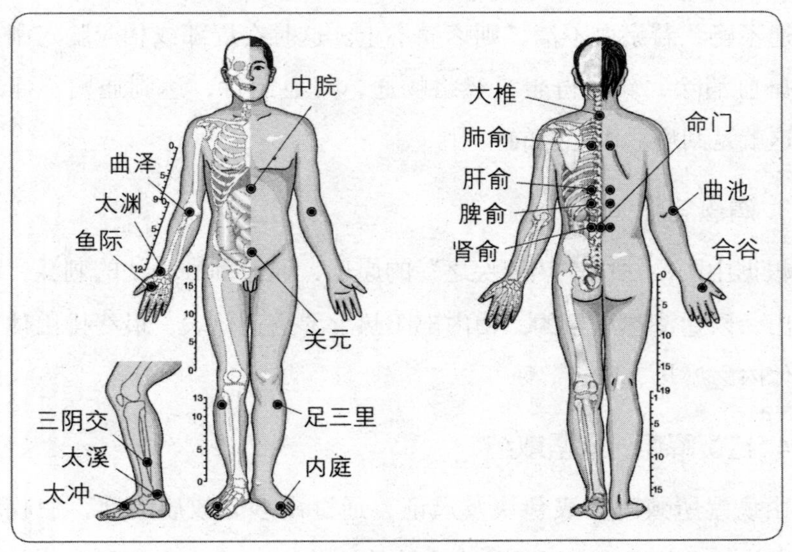

【操作】每组穴位顺次刮拭，以出痧为宜，手法力度中等，3天1次，1月为1个疗程。

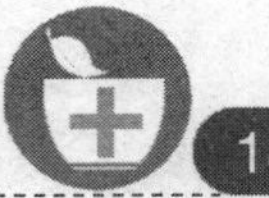

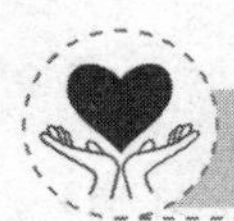

几组刮痧降“糖”疗法

疗法1

【穴位】心俞、脾俞、胃俞、三焦俞、肾俞

【操作】刮足太阳膀胱经：由肺俞穴处沿脊柱两侧向下，经心俞、脾俞、胃俞、三焦俞等穴，刮至肾俞处。对治疗糖尿病有较好的疗效。

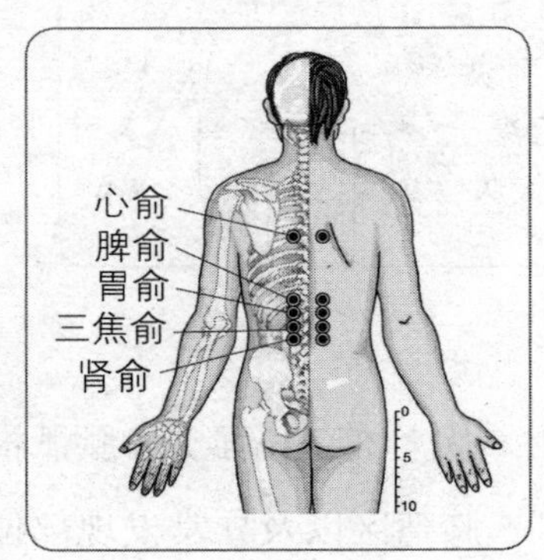

疗法2

【穴位】膻中、中脘、水分、气海

【操作】刮任脉：由膻中穴处沿前正中线向下，经中脘、水分、关元刮至气海穴处。

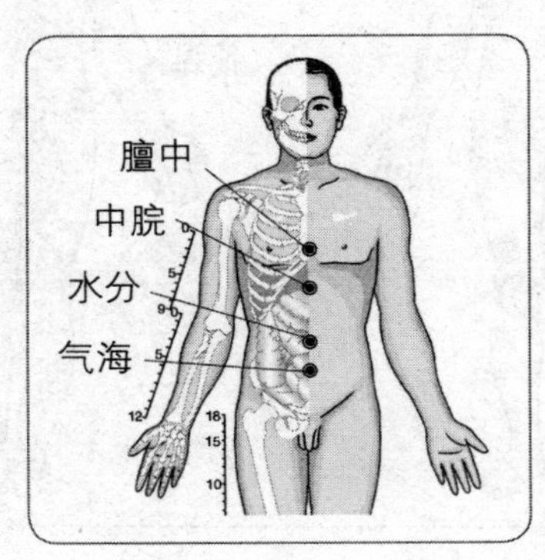

疗法3

【穴位】尺泽、孔最、列缺、经渠、太渊

【操作】刮手太阴肺经：由尺泽穴处沿前臂前外侧向下，经孔最、列缺等穴，刮至太渊穴。

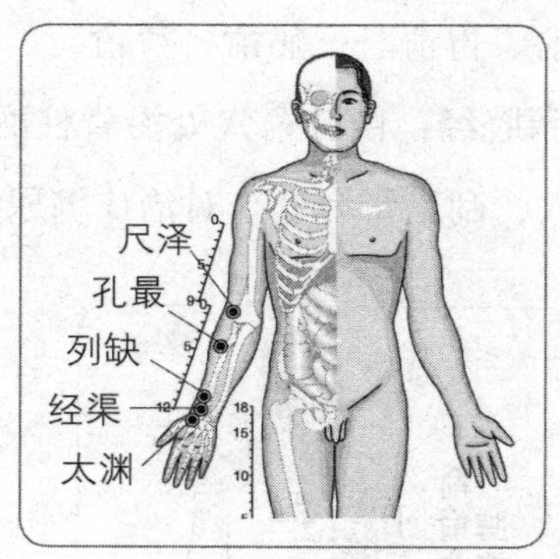

疗法4

【穴位】脊柱两侧（从大椎至长强）和腰骶椎及其两侧、肺俞、中脘、下腹部、腹股沟区、膝弯区以及异常发现部位、患者主诉症状的某些部位。

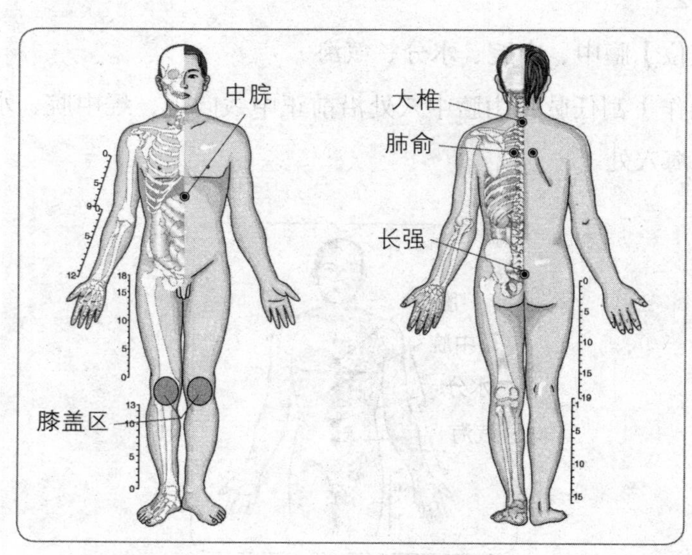

【操作】用刮痧法。先在脊柱两侧轻刮3行至出现泛红为止，再重点刮肺俞和腰骶椎及其两侧5行，手法力度中等，刮至出现痧痕为止，点揉中脘，刮下腹部、腹股沟区和异常发现部位、患者主诉症状的某些部位及膝弯区。每日1次，10日为1个疗程。

疗法5

【穴位】主穴：大椎、大杼、膏肓俞、神堂。配穴：脾俞、肾俞、廉泉、中脘、关元、太渊、神门、三阴交、然谷。

【操作】用刮痧法。先刮主穴至出现痧痕为止，再刮配穴。每日1次。继用补法刮配穴。

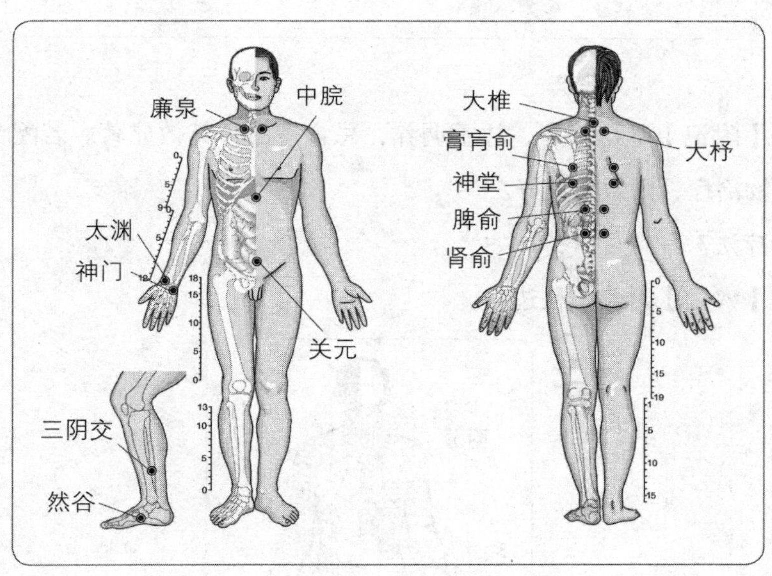

疗法6

【穴位】分4组：一为肺俞、肝俞、神门、足三里；二为肾俞、膏肓、中脘、太渊；三为脾俞、廉泉、阳池、三阴交、然谷；四为关元、命门。

【操作】用刮痧加灸法。每次取1～3组的1组穴。在所选上述穴位皮区刮至出现痧痕为止，并每日艾灸第4组穴。每日1次，10日为1个疗程。

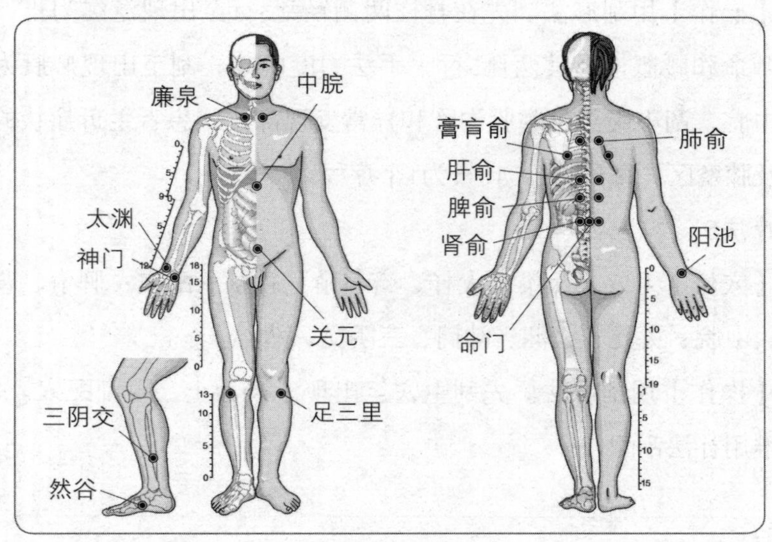

【附记】坚持治疗，注重调养，忌食香甜，其效显著。若配合敷脐或药物治疗，则效果更好。

疗法7

【穴位】附分、秩边。

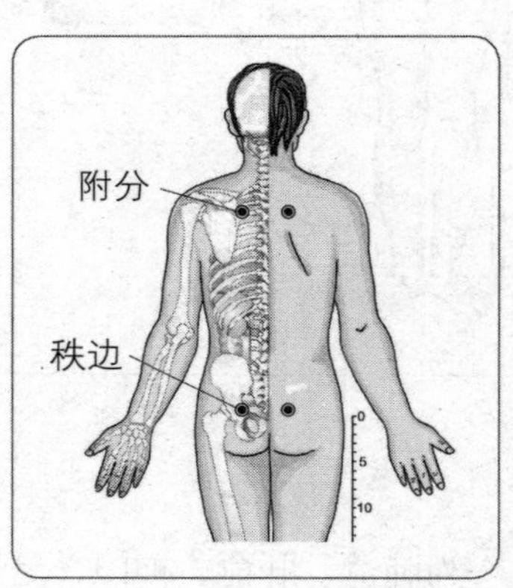

【操作】以木铲式刮具自附分穴反复铲至秩边穴。治疗时，先以红花浸油1周，后取出红花外涂患者背部，令其伏卧，以木铲反复推之，至此线发红渐至有充血点为止。刺激程度由轻至重。

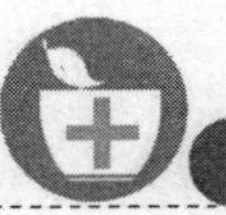

【附记】刮痧的同时以玉竹、生地黄各50克，鸡血藤30克，炖猪肚300克为药液。吃肉、喝汤做配合治疗，会有更好的疗效。

疗法8

【穴位】背部：大椎、肺俞、肝俞、脾俞、肾俞、命门。腹部：中脘、关元。上肢部：曲池、太渊、鱼际、合谷。下肢部：足三里、三阴交、内庭、太溪、太冲。

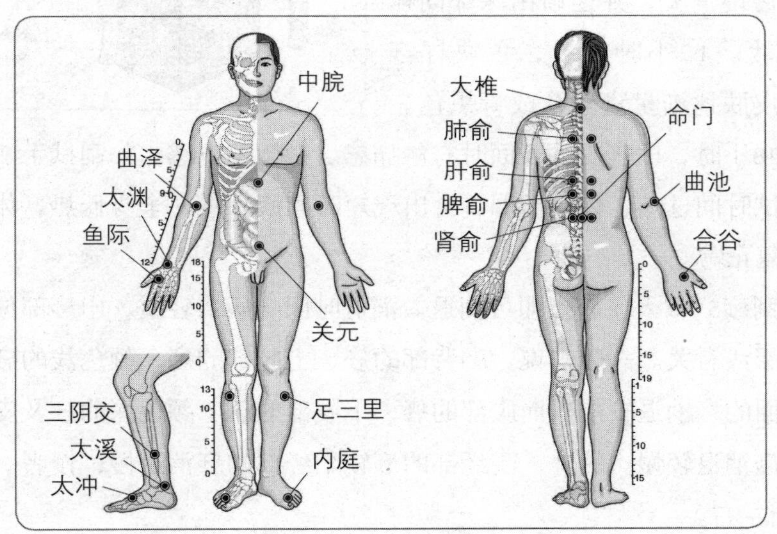

【操作】用刮痧法。先刮背部的大椎、肺俞、肝俞、脾俞、肾俞、命门，再刮腹部的中脘、关元，然后刮上肢部的曲池、太渊、鱼际、合谷，最后刮下肢部的足三里、三阴交、内庭、太溪、太冲穴。用补法或平补平泻法，刮至微现痧痕为度。隔日1次。

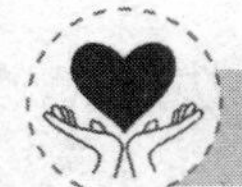

了解刮痧后的不同反应

刮痧治疗后，由于病情不同，刮拭部位可出现不同颜色、不同形态的痧。痧的颜色有鲜红色、暗红色、紫色及青黑色。痧的形态有散在、

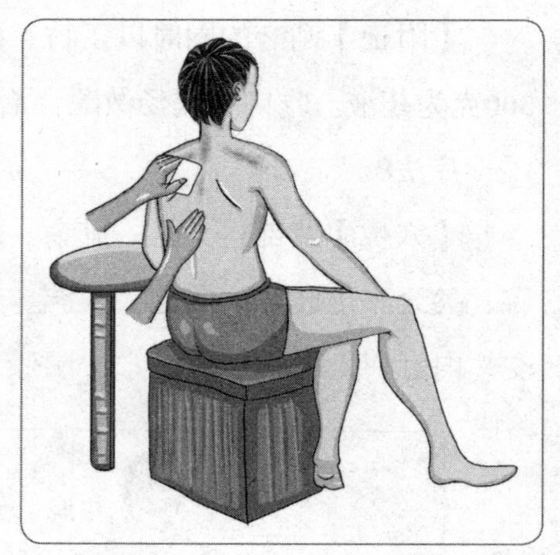

密集或斑块状，湿邪重者多出现水疱样痧。有的皮肤深层表现为隐约可见的青紫色、大小不一的包块状或结节状、或伴有局部发热感。

刮痧治疗半小时左右，皮肤表面的痧逐渐融合成片，深部色块样痧慢慢消失，并逐渐由深部向体表扩散。12小时左右，色块样痧表面皮肤逐渐呈青紫色或青黑色。24～48小时，出痧皮肤表面时有触痛感、微微发热感。如刮拭手法过重或刮拭时间过长，体质虚弱者会出现短时间疲劳感、全身低热，休息后可恢复正常。

刮痧5～7天，痧点即可消退。消退时间与病情轻重、出痧部位、痧色和深浅有关。一般来说，胸背部的痧、上肢部的痧、颜色浅的痧及皮肤表面的痧消退较快；而腹部的痧、下肢部的痧、颜色深的痧及皮下深部的痧消退较慢。另外，阴经部的痧较阳经部的痧消退慢，慢者一般延至2周左右。

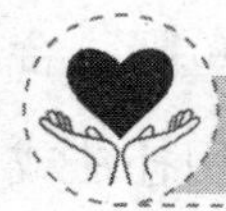

不可不知的刮痧禁忌

（1）患者患有重度的心脏病出现心力衰竭者、肾脏病出现肾衰竭者、肝硬化腹水者的腹部、全身重度水肿者，禁忌刮痧。

（2）大血管显现处禁用重刮，可用棱角避开血管用点按轻手法刮拭。下肢静脉曲张、下肢水肿的患者，刮拭方向应从下向上刮拭，用轻手法。

（3）有出血倾向的疾病如白血病、血小板减少等需慎刮（即只能用轻手法刮拭，不要求出痧）。

（4）皮肤高度过敏，皮肤病如皮肤上破损溃疡、疮的疮头，新鲜或未愈合的伤口，或外伤骨折处禁刮。

（5）久病年老、极度虚弱、消瘦者需慎刮（即只能用轻手法保健刮拭）。

（6）孕妇的腹部、腰骶部，妇女的乳头禁刮。

（7）眼睛、耳孔、鼻孔、舌、口唇五官处、前后二阴、肚脐（神阙穴）处禁刮。

（8）醉酒、过饥、过饱、过渴、过度疲劳者禁刮，以免出现晕刮现象。

（9）小儿囟门未合时，头颈部禁用刮痧。

（10）对尿潴留患者的小腹部慎用重力刮痧，以轻力揉按为准。

（11）刮痧出痧后2个小时以内忌洗澡。

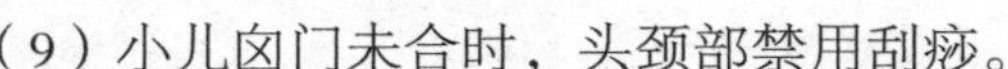

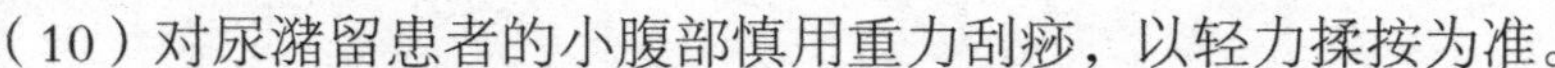

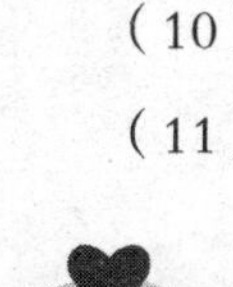

刮痧细节知多少

（1）任何病症宜先刮拭颈项部。一般原则是先刮头颈部、背腰部，再刮胸腹部，最后刮四肢和关节部。每个部位一般先刮阳经，后刮阴经；先刮拭身体左侧，后刮拭身体右侧。

（2）顺一个方向刮拭，不要来回刮，原则上由上而下，由内侧向外侧。面部由内侧刮向外侧，头部由头顶向周围，项部由上向下外，背腰部由上而下及由内侧向外侧，胸部由内侧向外侧，腹部由上而下，四肢由上而下。应刮完一处之后，再刮另一处，不可无秩序地东刮一下、西刮一下。以皮肤出现痧点、紫斑即可，不可强求出痧。

（3）用泻刮或平补平泻手法进行刮痧时，每个部位一般刮拭时间要在3～5分钟以内；用补刮手法刮拭每个部位时间为5～10分钟。通常一个患者应选3～5个部位刮拭。对一些不出痧或出痧较少的患者，不可强求出痧。

（4）体弱年迈、儿童、特别紧张怕痛的患者宜用补法刮拭。随时注意观察患者的面色表情及全身情况，以便及时发现和处理意外情况。

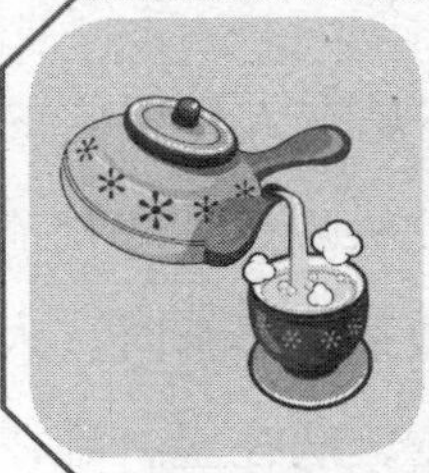

第二节

拔罐疗法，降糖在覆手之间

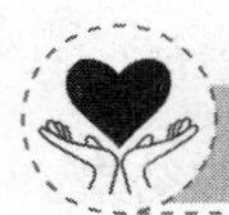

拔罐：成本低廉的绿色降糖法

拔罐为什么能起到防治疾病的作用？

还是要说说我们身体中的气血。气血是身体不可或缺的养分，很早就有“气血不顺百病生”的说法。气血，就是支配内脏的一种能量，而这种能量若流动混乱，就会引起各种疾病。当然气血不是毫无章法地瞎走，就像汽车需要行驶在马路上一样，经络就是气血流通的通路；穴位就位于能量流动的通路上，很像马路上的十字路口。十字路口若没有警察，整条马路都会堵塞、不畅。中医需要做的其实和交通警察差不多，他需要把混乱的马路调整成有秩序，让人们各行其道。那么拔罐的长处是什么？拔罐的长处是可以疏通身体较深处的瘀血浊物，拔完后，身体清理这些拔出的废物毒素确实要消耗气血，但这就像一场交通事故，把交通堵塞了，如果不清理，那么这条路就堵塞了，因此需要警察来梳理交通。我们的经脉也是一样，如果经脉瘀阻，不去处理，长此以往，出问题的不仅是经脉，相关脏腑也会因为循环不足、供应不够而出现萎缩和衰退，那麻烦就大了。

拔罐成本低廉，绿色天然，安全可靠。当然了，如果身体本身很通畅，确实没必要拔罐，那是徒耗血气的。另外血气不足的人也不能经常拔罐或一次拔很多罐，这就要看具体情况。

虽然拔罐经过千百年的试验证明很有效果，但还是有人怀疑它的正确性，将心比心，我们也能理解这些人的疑惑，毕竟拔罐有着隔靴搔痒之嫌。大家知道我们说隔靴搔痒时，常常用来比喻做某件事情时，人们只停留在表面工夫，不能深入其内解决问题。而拔罐，病在里，罐在外，不仅有一靴之隔，甚至还有肌肤的层层阻隔，为什么就能在没有病的时候防病，有病的时候治病呢？

带着这些问题，人们开始采用现代科学主要是现代西医学的方法探索拔罐的机制，虽然工作做得还不多，但已取得了一些可喜的结果。有的学者发现，拔罐所产生的局部吸力，可造成所吸拔部分的浅层组织发生被动性充血，有助于改善机体组织间的营养状况，调整血液循环，促进新陈代谢。同时，拔罐的局部刺激还可通过外周神经系统反射到大脑皮质，使其兴奋性增强，从而有助于病症的康复。另有针灸工作者认为，拔罐疗法有自溶血治疗作用。由于罐内形成负压，可使局部毛细血管破裂，皮内出血，随即产生一种类组胺的物质，随体液进入体循环，调整全身功能，增强机体抵抗能力。最近，医学家通过对大白兔臀部以药罐拔治试验发现，加负压组的动物“碘”的吸收率明显地高于未加负压组。实验表明，药物一方面可借负压使毛孔、汗腺等开放，药液的渗透可循穴位、经络而弥散，另一方面可通过负压所致的局部瘀血，加强引邪出的作用，从而达到新的生理平衡。这在一定程度上解释了贮药罐的作用原理。这让更多人了解到拔罐的科学性与实用性。

拔罐以其独特的魅力，在这个日新月异的社会中仍然散发出耀眼的光彩。

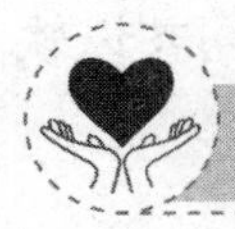

做好准备是成功拔罐的关键

1. 掌握拔罐常用体位

拔罐时的体位与治疗效果密切相关。在拔罐时，应根据拔罐部位选择适宜的体位。其原则是一能充分暴露治疗部位，二要使患者舒适持久，三要方便术者操作。拔罐时常用的体位有以下几种。

仰卧位：患者自然平躺于床上，双上肢或平放于体侧，或屈曲搭于腹侧，下肢自然分开，膝下可垫以软枕。此体位适用于头面、胸腹、上肢内（外）侧，下肢前面、内（外）侧部位的拔罐治疗。

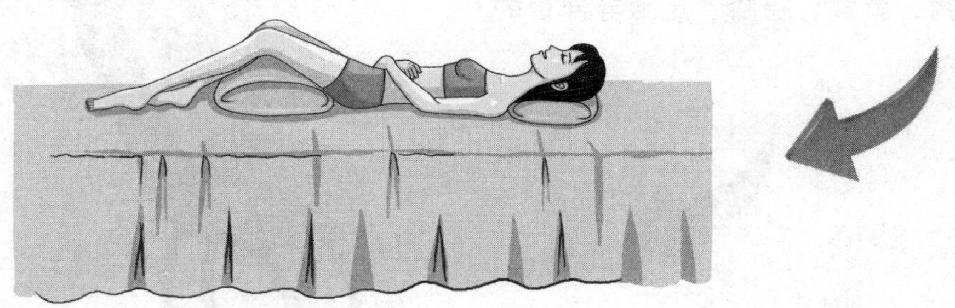

伏卧位：患者自然伏卧床上，胸前颏下可垫以软枕（也可不垫），踝关节下也可垫以软枕。适用于项、背、腰、臀及双下肢后侧的拔罐治疗。

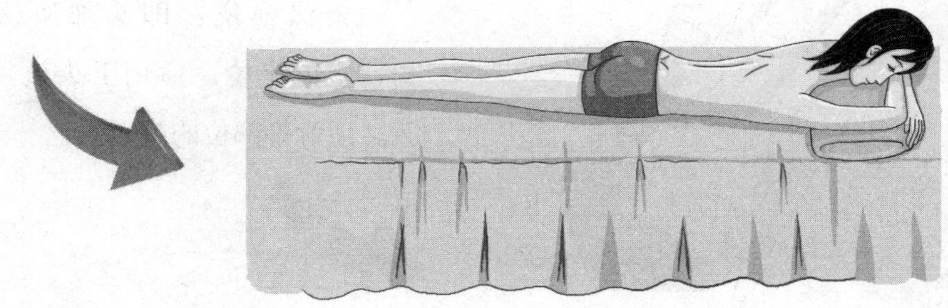

侧卧位：患者自然侧卧于床，双下肢屈曲，上面的前臂下可垫以软枕。适用于颈、肩、胁肋、髋、膝及上下肢外侧的拔罐治疗。

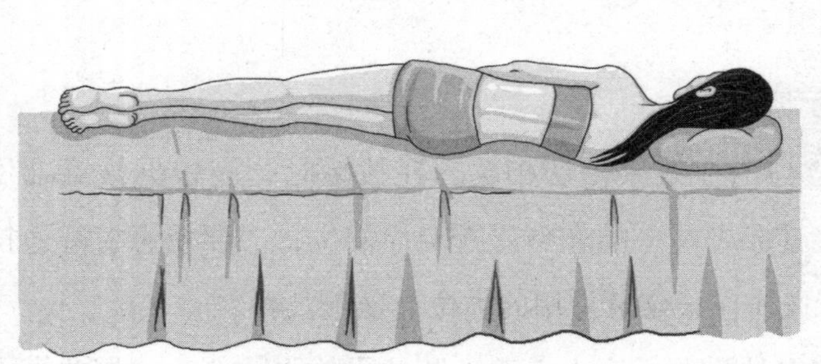

仰靠坐位：即仰面靠坐于扶手椅上的坐位。适用于前头、面颈、上胸、肩臂、腿膝、足踝等部位的腧穴。

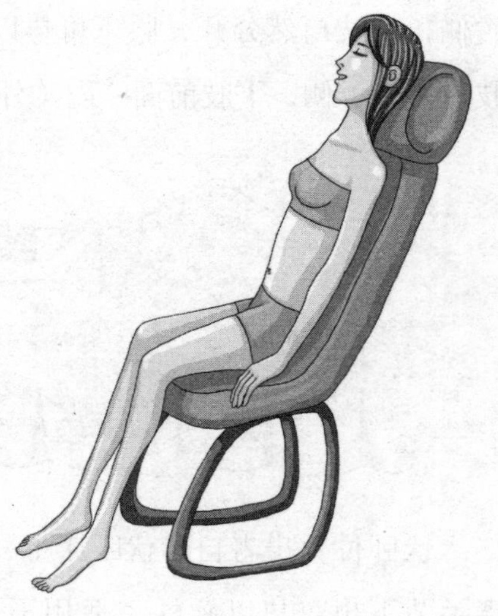

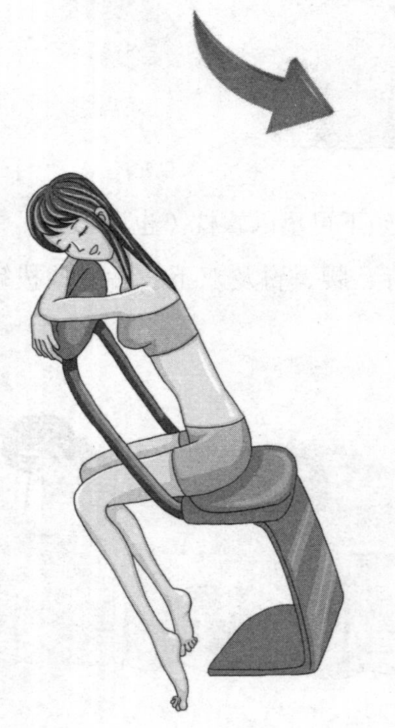

俯伏坐位：即头部俯伏于椅背上的坐位。适用于头顶、后头、项背等部位的腧穴。

2. 清理吸拔部位

若吸拔部位皮下脂肪少，皮肤干燥，在拔罐前宜用干净温湿毛巾擦拭，以减少漏气和烫伤；若吸拔部位凹凸不平或有多头痈、溃疡等，宜采用面垫，用水将面粉调成长约10厘米，粗似粉笔样面棒一根，围成小于罐口的圆圈，用面棒压成内缘小于罐口，外缘大于罐口的面垫圈垫在应拔部位，拔罐时，对准罐口迅速地扣在面垫圈上。若患部因疮疡而干硬者，宜预先用消毒湿热毛巾浸软，可避免拔罐时疼痛，而且吸拔得深入、彻底。如果因治疗需要，必须在有毛发的部位或毛发附近处拔罐时，应预先剃除毛发，然后在吸拔部位涂适量的凡士林或采用面垫。如果患者不愿剃除毛发或不能剃时，也可用热肥皂水将毛发、皮肤洗净后涂适量的凡士林或贴一块湿布片（或湿纸）以免损伤皮肤。

3. 罐具的选择和准备

根据拔罐部位的大小，应选择相应型号的罐具。常规用法是对于较宽平、软组织较丰富的部位，如胸背部、腰部、臀部、大腿处，宜选用大罐；对于颈部、肩部、上臂、前臂和小腿处宜选用中罐；对于软组织薄弱、骨骼凸起不平的部位，如关节、头面、前臂远端、手掌背，宜选用小罐。

拔罐取穴的3个原则

取穴是根据病情进行治疗时的方案（即处方）。取穴时，有以下几个原则。

原则1：局部取穴与循经取穴

（1）局部取穴：又称邻近取穴，是指在疾病的局部和邻近部位取穴，包括阿是穴和病理性反应点。

（2）循经取穴：包括本经、表里经、同名经和特殊穴位（即特定穴）的取穴。

原则2：辨证取穴与异向取穴

（1）辨证取穴：是指按循经取穴，并依据每穴的主治范围进行辨证取穴的方法。

（2）异向取穴：是指按上下、左右和交叉取穴的方法。①上病取下，下病取上。如胃脘痛取足三里、内庭；牙痛取合谷；下肢瘫痪取肾俞、关元俞、秩边；手指无力取肩髃、曲池。②左病取右，右病取左，通常称为健侧取穴法。③交叉取穴，如右踝关节扭伤，可在左腕关节处取穴。此法对于四肢疼痛性疾病尤为适用。

原则3：对症取穴与病理反应点

（1）对症取穴：可以按穴位特性取穴。如“针风，先向风府、百会中；或针水、水分挟脐上边取……”采用的是穴位对全身性疾病的治疗作用，高热取大椎、心悸选内关。可以按不同疾病的种类取穴。如胆囊疾病取胆囊穴，落枕取悬钟，带下症取带脉，乳房疾病取乳根，头痛取太阳，感冒取大椎，牙痛取颊车，腹痛取神阙（肚脐）。也可根据病情选择特殊治疗作用的穴位（特定穴）。

（2）病理反应点：不仅对疾病的治疗有意义，对疾病的诊断也有意义。病理反应点可按经脉循行规律的分布区域在疾病相对应的体表部位来寻找出病理反应性疹点或压痛点。脏腑病变多在相对应的背腰部出现病理反应点。

肩背区：约第7颈椎以下至第7胸椎棘突下的肩背部区域。多用于治疗心、肺病及有关组织、器官的疾病，胸背部病症，头面部病症，上肢疼痛、麻木及运动功能障碍等。

腰背区：约第7胸椎棘突下至第1腰椎棘突下的背腰部区域。多用于治疗肝、胆、脾、胃、大肠、小肠、三焦病及有关组织、器官的病症，上腹部、背腰部病症。

腰骶区：约从第1腰椎棘突下至长强穴的腰骶部区域。多用于治疗肝、肾、膀胱、大肠、小肠病及有关组织、器官的病症，并可用于强身壮体保健。

临床上可以根据以上所述分区及主治范围，结合背腰部检查之阳性所得（如反应性疹点、压痛点等）而选定治疗部位。一般按先上后下，先中间后两侧，先左后右的顺序，仔细观察背腰部皮肤有无光泽改变，皮肤潮红与否，有无皮损、脱屑、瘀点、凸起与凹陷等。再按中线（督脉）→脊旁0.5寸（华佗夹脊穴）→脊旁1.5寸（俞穴）→脊旁3寸→脊旁4寸顺序切诊。切诊时，双手同时对称地检查左右两侧，用循摸、触压等方法，以发现有无压痛、结节，感知肌肉紧张度、皮肤温度和湿度的改变以及有无酸、麻、胀等敏感反应。

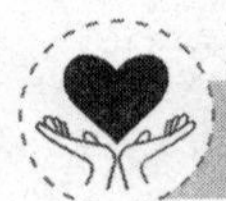

拔罐降“糖”的速效穴位

【穴位】

背部：大椎、肺俞、肝俞、脾俞、肾俞、三焦俞、命门。

腹部：中脘、关元、水分、气海。

上肢部：太渊、鱼际、曲池、合谷、阳池、神门、内关。

下肢部：足三里、三阴交、内庭、太溪、太冲。

【操作】

以上每组穴拔留10分钟，每周2～3次，10次为1个疗程，每个疗程后休息1周进行下一次拔罐。

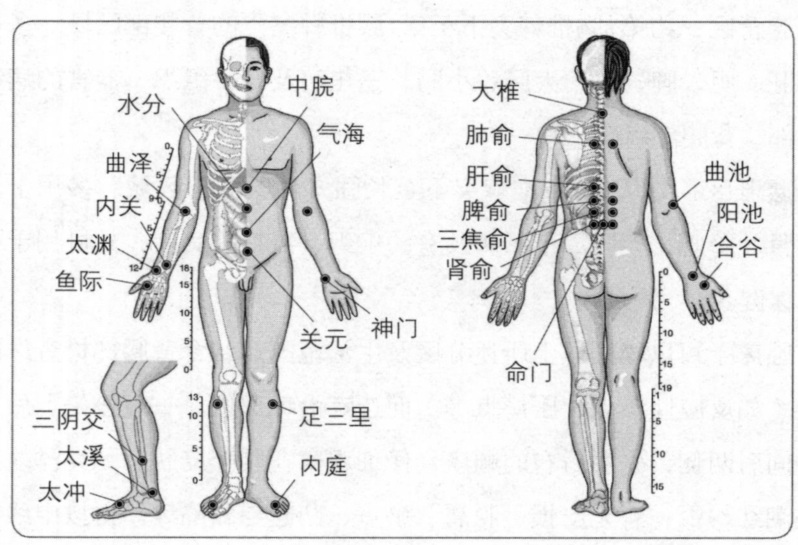

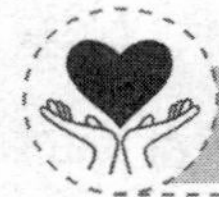

几组拔罐降“糖”疗法

疗法1

【穴位】肺俞、胰俞、脾俞、肾俞、关元、足三里。

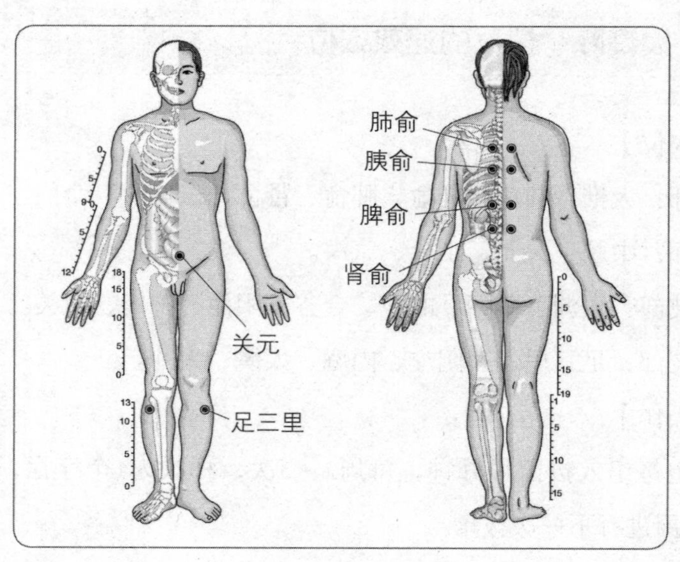

【操作】仰卧位，选择大小适中的真空罐或火罐，在关元、足三里穴位上吸拔15～20分钟；俯卧位在肺俞、胰俞、脾俞、肾俞穴上，吸拔15～20分钟，每日1次，10次为1个疗程。有条件的可先在穴位上针刺，再拔罐，隔日1次，效果更好。

疗法2

【穴位】足三里、三阴交、胃俞、脾俞。

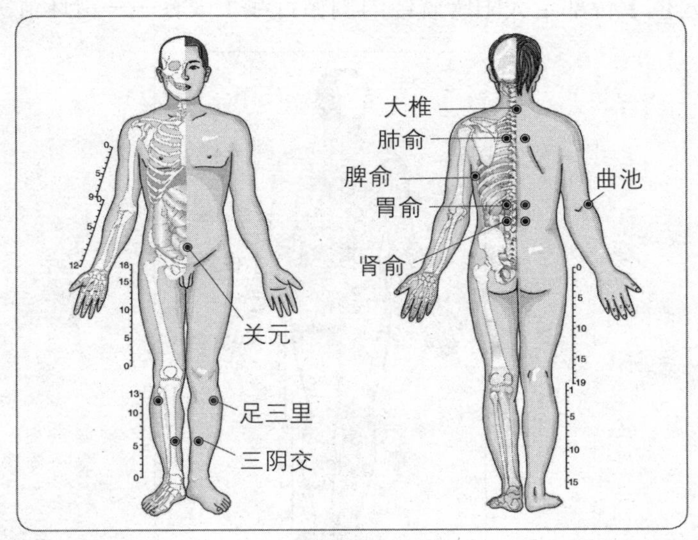

【操作】患者首先取仰卧位，选择大小合适的拔罐，将罐拔在下肢部所选的穴位上，留罐10～15分钟。然后患者取俯卧位，采用同样的方法在背面所选的穴位上进行治疗。每周2～3次，10次为1个疗程，疗程间休息1周。

【加减】

（1）上消：肺热津伤。烦渴多饮，口干舌燥，尿频量多，舌边尖红，苔薄黄，脉洪数者，可加拔肺俞穴和大椎穴。

（2）中消：胃热炽盛。多食善饥，形体消瘦，口渴欲饮，大便干燥，舌红苔黄，脉滑有力者，可加拔胃俞、曲池穴。

（3）下消：肾阴亏虚。尿频量多，混浊如脂膏，或尿有甜味。腰膝酸软，乏力，头晕耳鸣，口干舌燥，舌红少苔或无苔，脉细数；阴阳两虚：尿频，饮一溲一，浑浊如膏。面色黧黑，耳轮干枯，腰膝酸软，畏寒怕冷，四肢欠温，阳痿或月经不调，舌淡苔白，脉沉细无力者。可加拔关元穴和肾俞穴。

疗法3

【穴位】背部足太阳膀胱经内侧循行线（大杼——白环俞）。

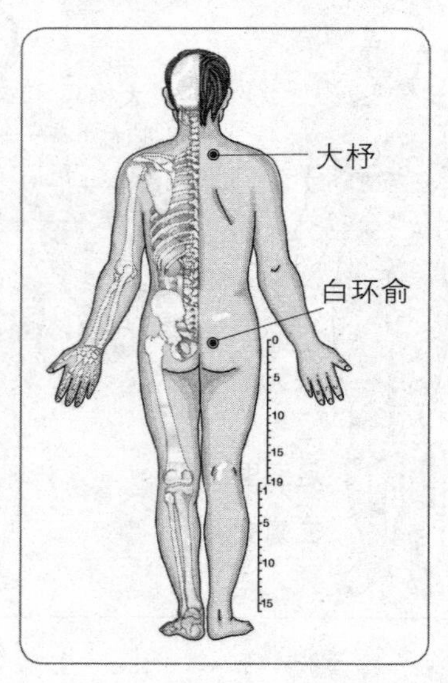

【操作】患者取俯卧位，充分暴露背部，首先在所选的经脉上涂抹适量的润滑油。然后选择中号火罐或抽气罐，将罐拔在背部，沿足太阳膀胱经内侧循行线之大杼——白环俞之间上下来回推拉走罐，直至皮肤潮红或出现紫红色瘀血为止，起罐后擦净皮肤上的油迹。每周2～3次，6～8次为1个疗程，疗程间休息1周。

疗法4

【穴位】肾俞。

【操作】俯卧位，单纯拔罐留罐10～15分钟，每隔1～2日1次。

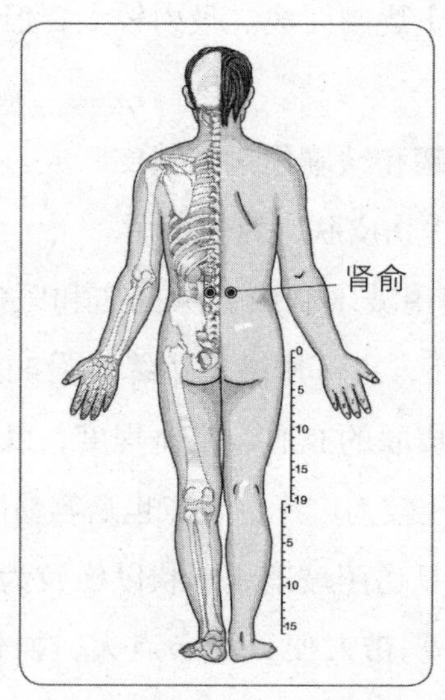

了解罐具的优缺点，各取所需

拔罐的用具从最早的兽角罐，到后来发展出了竹罐、陶瓷罐、橡胶罐、玻璃罐、抽气罐等很多不同的类型。这些眼花缭乱的拔罐用具，让原本想尝试拔罐的消费者很是迷茫！下面我们就来介绍一下这些不同材质的罐到底有哪些优缺点。

牛角罐：牛角罐是最为古老的拔罐治疗工具，多以牛角制成。其制法为截下牛角，取其中角质部分，将中间制成空筒，牛角近端截断处边缘打磨平滑，作为罐口，此罐在农牧地区取材容易，制作方便，吸附力强，易于操作，但是不易消毒，而且不透明，不易观察罐内情况。一般不用作刺络拔罐。

竹罐：竹罐用毛竹制成。取材容易，制作简便，价格低廉，轻巧，不易摔碎。能吸收药液，多用中药煎煮后作药罐。缺点是容易燥裂漏气，吸附力不大。

陶罐：陶罐用陶土烧制而成。吸力较大，但容易破碎，较重，不便携带。

铜罐和铁罐：铜罐和铁罐用铜或铁皮制成。吸拔力大，不易破碎。但因传热太快，容易烫伤皮肤，目前少用。

玻璃罐：玻璃罐用玻璃制成。除药店和医疗器械商店所售的大、中、小3号专用拔罐外，也可用罐口边缘光滑的广口罐头瓶代替。质地透明，可观察到罐内皮肤的充血、瘀血程度，以便随时掌握情况，进行调整，目前临床上使用较为广泛。缺点也是容易破碎。

橡胶罐：橡胶罐是仿照玻璃罐形状以橡胶为原料制成的一种罐具。其优点是不易破碎，携带方便，不必点火，操作简便。但是吸附力不强，无温热感觉，不能用于走罐等手法，不能高温消毒。

真空抽气罐：真空抽气罐是近年来利用机械抽气原理在传统的加热拔罐法（如火罐、水罐）的基础上，结合现代科技研制而成。材料用树脂注塑，罐体透明，重量轻，又可通过阀门调整罐内负压大小，且无玻璃罐容易破碎、不便携带的缺点。不足是无温热感，不能用于走罐等手法。

电罐：电罐是在传统火罐基础上发展起来的。采用了真空、磁疗、红外线、电针等多种技术，具备多种治疗功效。负压及温度均可通过电流控制，使用安全，不易烫伤，患者感觉更加舒服。其缺点是体积大，携带不便，成本高，且只适于拔固定罐，不能施行其他手法。

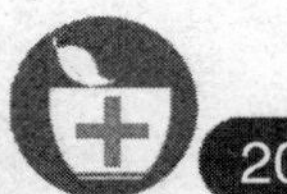

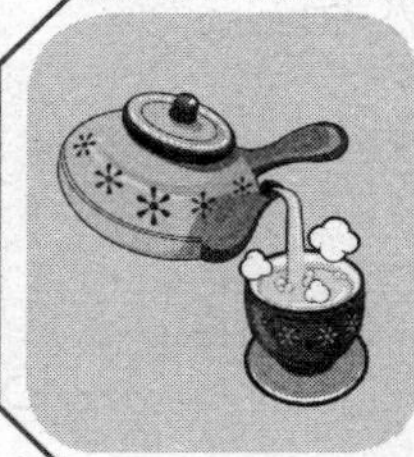

第三节

按摩疗法，动一动手就降糖

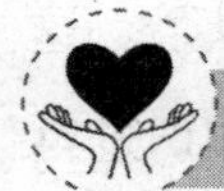

按摩：手到糖降的“灵药”

按摩，古称按蹻，是以中医的脏腑、经络学说为理论基础，并结合西医的解剖和病理诊断，用手法作用于人体体表的特定部位以调节机体生理、病理状况，达到理疗目的的方法。这里的手法笼统地说，就是运用手、指的技巧，在人体皮肤、肌肉组织上连续动作来保健治病的一种方法。尽管现在人们对它早已并不陌生，但对其不俗“身世”却鲜有人知。

原始社会，当人体的某一部位受到损伤出血时，人们便本能地用手按压以止血；当损伤使局部部位隆起时，人们又本能地通过抚摩、揉动使隆起变小或消失，从而缓解了肿痛。据史料记载，秦代名医扁鹊就已经用按摩疗法，治疗虢太子的尸厥症。由此，我们可以推想，按摩这种疗法，从远古“走”来，穿越了至少两千多年的历史，也算是经过大浪淘沙而成的“医学瑰宝”。我国最早的按摩专书，当推《黄帝按摩经》（十卷，见《汉书·艺文志》），可惜早已亡佚。但在现存的古典医书《黄帝内经》里，许多地方谈到按摩。如《血气形志篇》：“形数惊恐，经络不通，病生于不仁。治之以按摩醪药。”又《异法方宜论》：“中央者，其地平以湿，天地所以生万物也众，其民食杂而不劳，故其病多痿厥寒热。其治宜导引按蹻。”不难看出，那时候的人已经开始用按摩疗法来治疗肢体麻痹不仁、痿证、厥证、湿证和寒热等证。

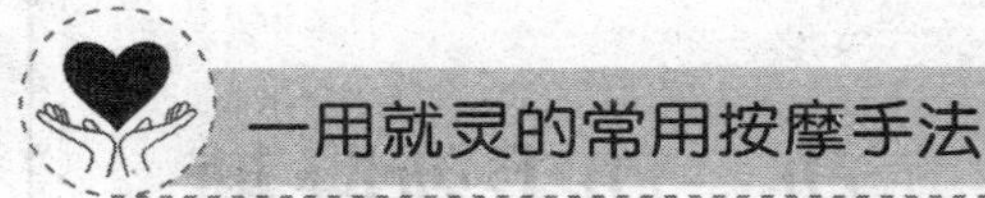

一用就灵的常用按摩手法

按摩不像拔罐、针灸，甚至和刮痧等都不一样，尽管都是绿色健康的保健之法，但按摩可以在不需要任何辅助工具的情况下进行疾患防治。但这并非说按摩没有什么严格的讲究，胡乱地揉捏就可以了。这里，将按摩的常用手法做一个集结，不仅可以方便你当做一种知识进行储备，还可以在按摩的实践过程中“一显身手”。

按摩是很讲究技巧的技术，是一种高级的运动形态，是用人手治疗疾病的基本手段。按摩技巧的优劣直接影响到治疗效果，因此必须重视按摩技术的研究和使用。

有人认为按摩只需有力气就行，甚至认为力气越大越好，在治疗中妄用蛮力，动作生硬粗暴，强拉硬搬，把患者搞得痛苦不堪，甚至造成不良后果。因此，这一看法是十分错误和危险的。

强调手法技巧并不是说手法操作时不需用力，更不是否定“力”的作用，而是说力的运用必须与手法技巧完美地结合在一起，使手法既有力，又柔和，即通常所说的“柔中有刚，刚中有柔，刚柔相济”。力量是基础，技巧是关键，两者必须兼有，缺一不可。体力充沛，能使手法技术得到充分发挥，运用起来得心应手。如果体力不足，即使手法掌握得再好，但运用起来也有力不从心之感。因此，学习按摩疗法，就必须了解按摩常用手法及技巧。

1. 按 法

按法是用拇指或掌根等部按压体表一定的部位或穴位，逐渐用力，

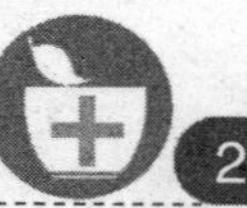

深压捻动。以拇指端或指腹按压体表者，称为指按法；用掌按压者，称为掌按法。

按法有安心宁神、镇静止痛、开通闭塞、矫正畸形的作用。适用于全身各个部位及穴位。常用于心绞痛、胃脘痛、腹痛、筋骨劳伤等症。

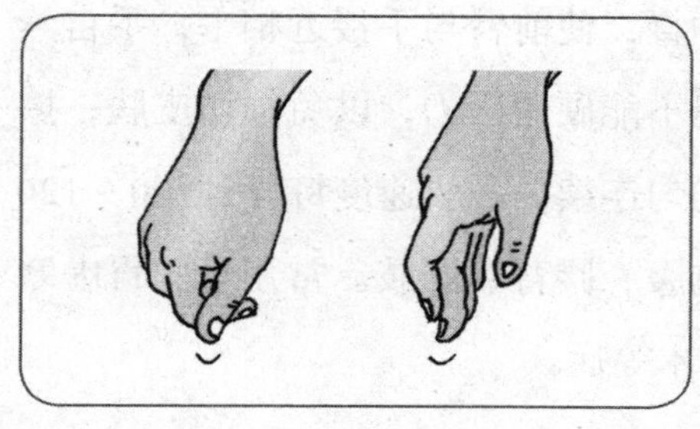

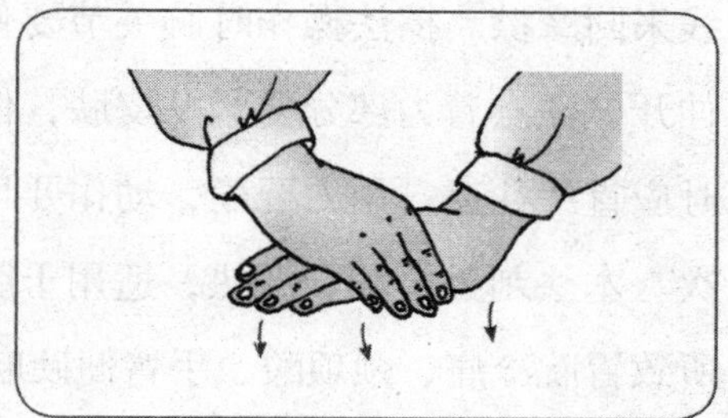

2. 摩 法

摩法是用手掌掌面或示指、中指、无名指指面附着于体表一定部位上，以腕关节连同前臂做环形的有节律的抚摩。

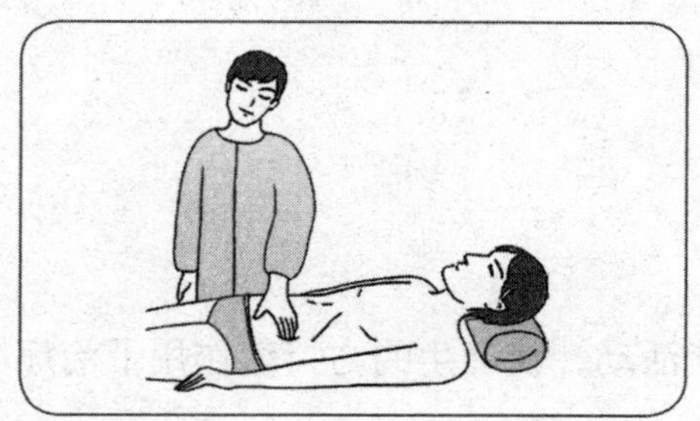

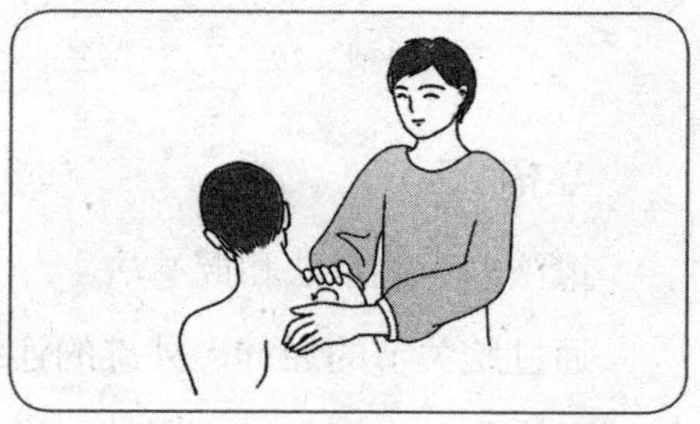

一般用掌面抚摩者，称为掌摩法；将指面附着于一定部位之上者，称之为指摩法。运用摩法要注意肘关节微屈，腕部放松，指掌自然伸直，着力部分要随着腕关节连同前臂做盘旋活动，用力自然，每分钟120次左右。摩法不宜急，不宜缓，不宜轻，不宜重，以中和之意施之。本法刺激轻柔缓和，是按摩胸腹、胁肋部常用手法。常用于脘腹冷痛、食积、胀痛、厥心痛、肺气肿、气滞及胸肋迸伤等症。有理气和中、消积导滞、行气和血、消瘀散肿等作用。

3. 擦 法

擦法是用手掌面、大鱼际或小鱼际部分着力于一定部位上，进行直线来回摩擦。擦法操作时腕关节要伸直，使前臂与手接近相平，手自然伸开，注意着力部分要紧贴皮肤，但不能硬用压力，以免损伤皮肤；擦时应直线往返，用力要稳，动作要均匀连续，一般速度每分钟100～120次。本法刺激柔和、温热，适用于胸腹、腰背、四肢。常用于脾胃虚寒所致胃脘冷痛、颈项酸、手臂僵硬麻木等症。

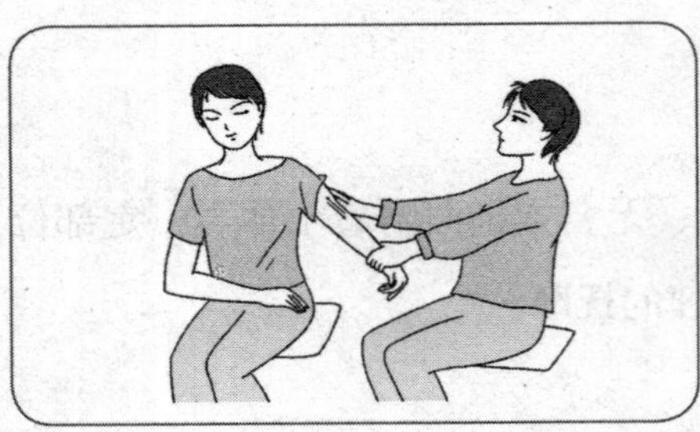

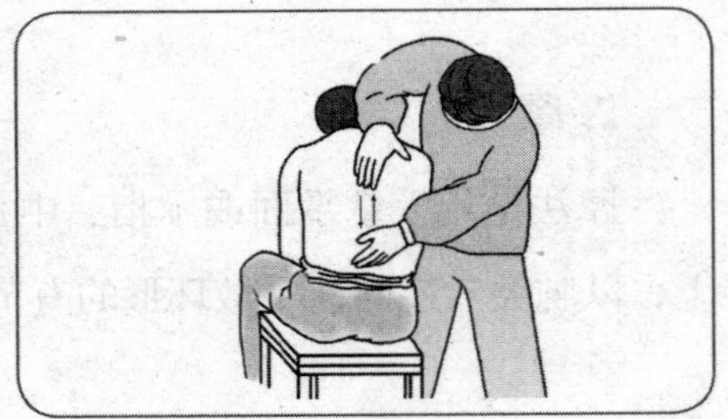

4. 揼 法

揼法分为侧掌法和握拳法。

通过腕关节的屈伸、外旋的连续活动，使产生的力持续作用于治疗部位上，称之为侧掌法；握拳，用示指、中指、无名指和小指的第二指关节凸起部着力滚动，称之为握拳法。

揼法压力较大，接触面较广，适用于肩背、腰臀及四肢等肌肉丰厚的部位。揼法有舒筋活血、滑利关节、缓解肌筋痉挛、增强肌筋活力、促进血液循环、消除肌肉疲劳等作用。常用于风湿疼痛、麻木不仁、肢体瘫痪、运动功能障碍等症。

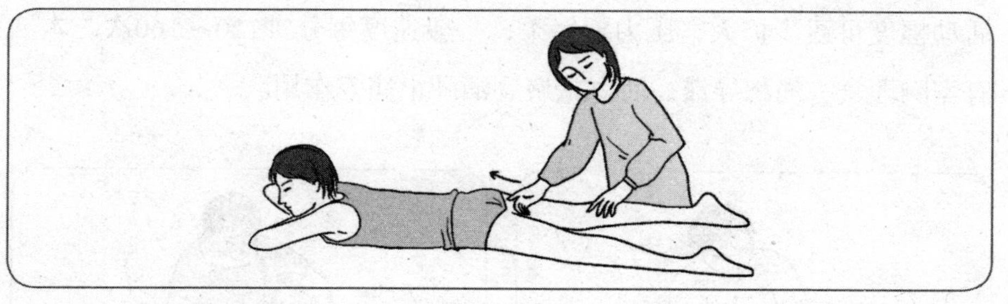

5. 推 法

用手掌或手指向下、向外或向前推挤患者肌肉，叫做推法。

操作者放松上肢，肘关节微屈下垂，腕关节自然微屈，拇指着力，以螺纹面螺旋式向前推动；向后回旋，压力均匀，一推一回，动作灵活。

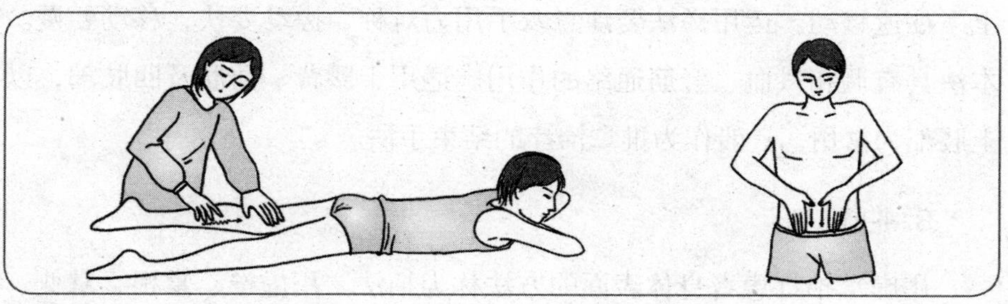

运用推法要注意推时用力要稳，速度要缓慢，着力部分要紧贴皮肤。本法可在人体各部使用，常用于外感头痛、神经性头痛、脾胃不和与风湿疼痛等症。有消积导滞、解痉镇痛、消瘀散结、通经理筋、消肿活血等作用。

6. 揉 法

用手指或手掌，贴在患者皮肤等有关部位、压痛点或穴位处不移开，进行左右、前后的内旋或外旋揉动，使施治部位的皮下组织随着施治的指或掌转动的方法，叫做揉法。

运用本法要注意手腕放松以腕关节连同前臂一起做回旋活动，腕部活动幅度可逐步扩大，压力要轻柔，一般速度每分钟120～160次。本法有宽胸理气、消积导滞、活血祛瘀、消肿止痛等作用。

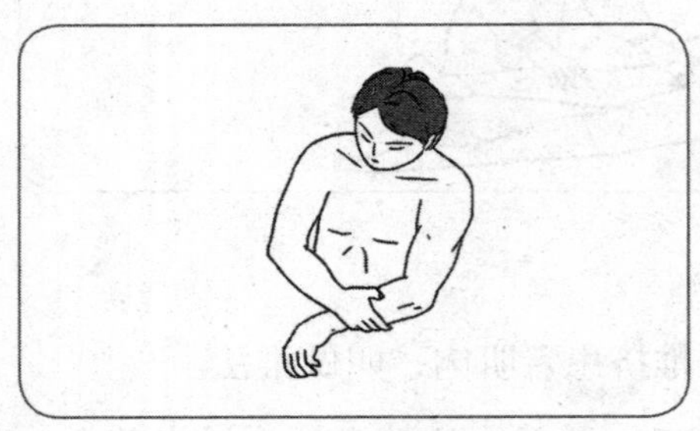

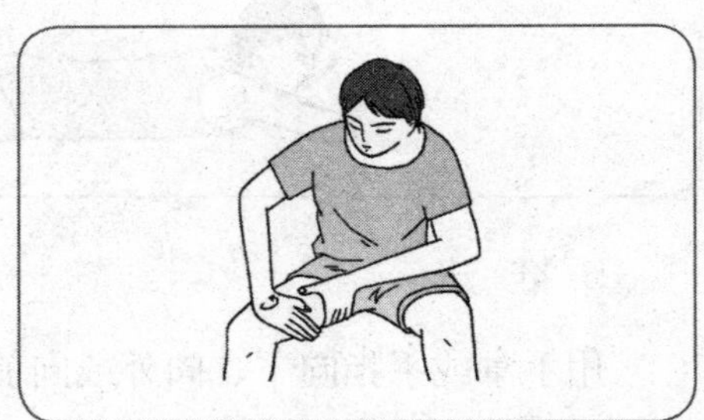

7. 搓 法

搓法是用双手的掌面挟住一定部位，相对用力做快速搓揉，并同时上下往返移动。运用搓法要注意双手用力对称，搓动要快，移动要慢。本法具有调和气血、舒筋通络的作用。适用于腰背、胁肋及四肢部，以上肢部为常用，一般作为推拿治疗的结束手法。

8. 拍击法

用虚掌拍打患者身体表面的方法称为拍法。用虚拳、掌根、掌侧、小鱼际叩击患者身体表面的方法，叫做击法。因为两者动作相似，故合为拍击法。

操作者腕关节的活动要灵活，用力要轻巧，有弹性。双手进行时，动作要协调。

拍法适用于头、肩、背、腰及四肢；击法用力较拍法重，可达肌肉深层、关节和骨骼，主要用于肌肉丰厚的部位，如臀部、大腿和腰骶部。

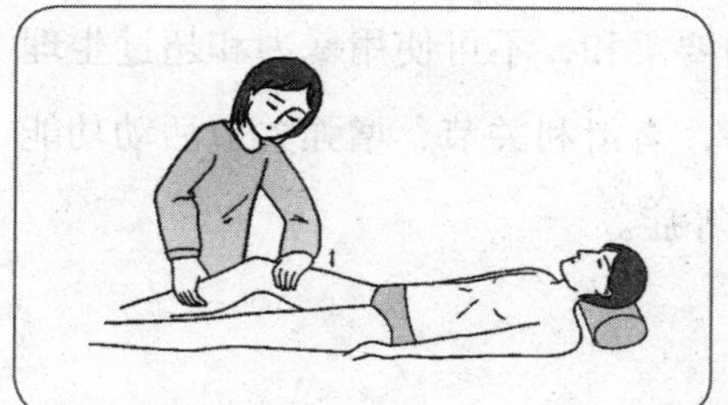

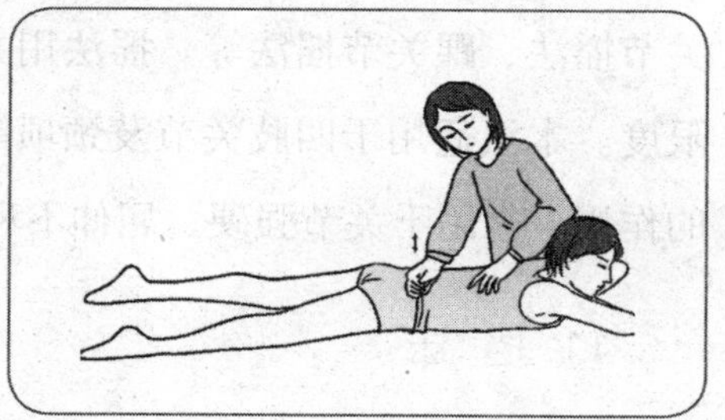

9. 抖 法

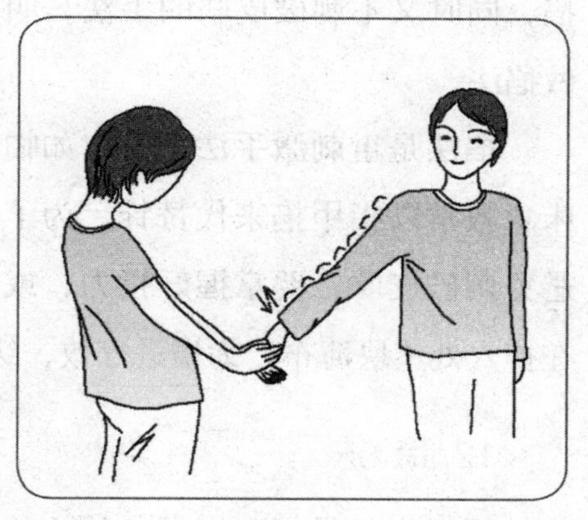

抖法是用双手握住患者上肢或下肢远端，微用力做连续的小幅度的上下颤动，使其关节有松动感。运用抖法时抖动幅度要小，频率要快。本法可用于四肢部，以上肢为常用，常与搓法配合，作为推拿治疗的结束手法。本法具有疏通经络、调和气血、松解粘连、疏理肌筋、滑利关节的作用。常用于急性腰扭伤、椎间盘突出以及肩和肘等关节的功能障碍。

10. 摇 法

摇法是用一手握住关节近端的肢体，另一手握住关节远端的肢体，做缓和回旋的转动。摇法根据所摇部位有颈项部摇法、肩关节摇法、髋

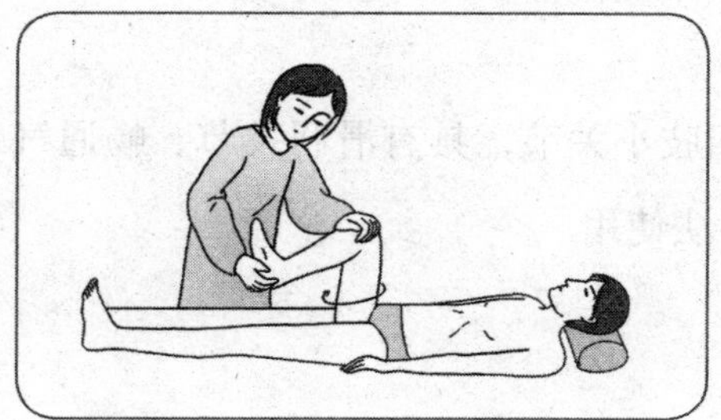

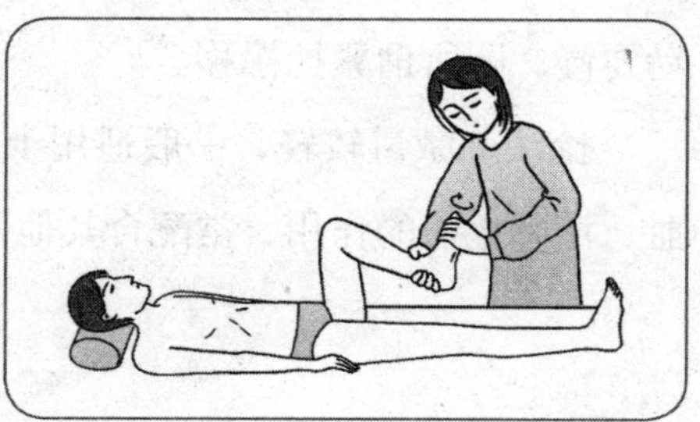

关节摇法、踝关节摇法等。摇法用力要柔和，不可使用暴力和超过生理限度。本法适用于四肢关节及颈项等，有滑利关节、增强关节活动功能的作用。常用于关节强硬、屈伸不利等症。

11. 掐 法

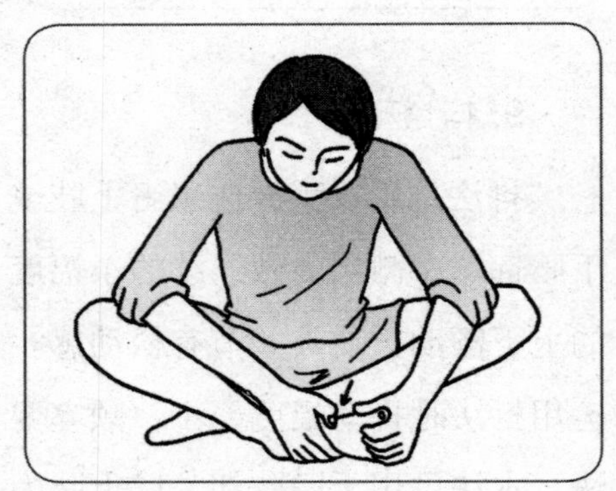

用手指甲尖，在患处一上一下重按穴位，或两手指同时用力抠掐，同时又不刺破皮肤的手法，叫做掐法。

掐法是重刺激手法之一，如临床急救常以指甲掐来代替针，为了避免刺破皮肤，要掌握好指力，或在掐穴处垫块薄布，为增进疗效，缓解疼痛，掐后再轻揉一会儿。

12. 捻 法

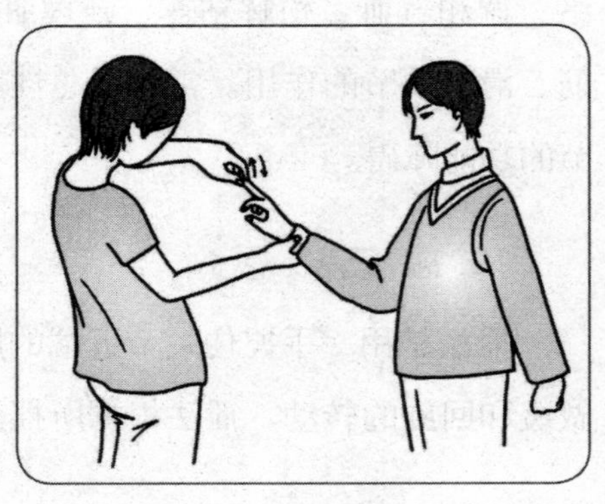

用拇指与示指末端捏住施治的部位，着力于对合的左右或上下或前后地旋转捻动，称为捻法。

操作者腕部要放松，动作要灵活连贯，用力要柔和，不可呆滞。捻动时，拇指、示指的搓揉动作要快，频率为每分钟200次左右，但移动要慢，即所谓紧捻慢移。

捻法刺激量较轻，一般适用于四肢小关节，具有滑利关节、畅通气血、消肿止痛的作用，常配合其他手法使用。

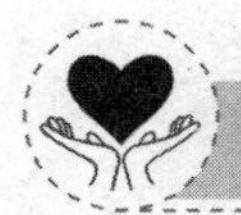

牢记穴位按摩的十大注意事项

无论是治病还是保健，进行穴位按摩均应注意以下事项，以保证按摩的安全和疗效。

（1）室内要保持清静、整洁、避风、避强光、避免噪声刺激、保持空气新鲜。

（2）对于长时间服用激素和极度疲劳者，不宜进行穴位按摩。

（3）按摩者的手、指甲要保持清洁。有皮肤病者不能给他人按摩，也不能让他人为自己按摩，以防相互传染。

（4）按摩者在按摩每个穴位和反射区前，都应测定一下针刺样的反射痛点，以便有的放矢，在此着力按摩，取得良好的治疗效果。

（5）饭后、酒后、洗澡后、大运动量后，不宜立即进行按摩。

（6）治疗时应避开骨骼突起部位，以免损伤骨膜。老人的骨骼变脆，关节僵硬，儿童皮薄肉嫩，在按摩时不可用力过大。

（7）淋巴、脊椎、尾骨外侧反射区，一定要朝心脏方向按摩，以利于推动血液和淋巴循环。

（8）治疗过程中，如有不良反应，应随时提出，保证治疗的安全可靠。如出现发热、发冷、疲倦等全身不适症状，属正常现象，应坚持治疗。

（9）足部按摩后，不可用冷水洗脚，可用手纸擦去多余的按摩膏，穿上袜子保暖。晚上睡前洗净油脂并用热水泡脚15分钟。

（10）在按摩后半小时内，必须喝开水500毫升以上。严重肾脏病患者，喝水不能超过150毫升。

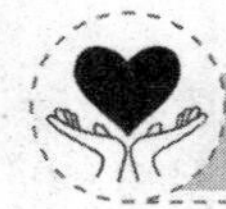

按摩降血糖要点早知道

按摩调理的操作要点主要有以下几方面。

1. 由点到面

按摩的部位选择，往往要涉及全身各部，这就要分先后，依次进行。部位一般由点而线到面，全身按摩一般是先上后下，先腹后背，先躯干后四肢，先上肢后下肢，先一侧后另侧，有秩序地进行。这样操作既方便顺手，又使患者感觉轻松、舒适。

2. 由轻而重

开始操作时用力要轻，以探索患者接受按摩用力的耐受程度，然后再根据患者的耐受程度，逐渐增加按摩用力，便于选择用于病位的力度。

3. 由浅而深

病位的深浅和用力的轻重有直接的关系，重力按下渗透作用就深，轻力按下渗透作用就浅。浅深可以探索病变位置所在，也是按摩着力大小的要求。病位浅而推按过重，会破坏机体健全的组织，造成新的损伤；病位深而用力较轻，达不到治愈疾病的目的。所以，由浅而深是按摩疗法中的要点之一。

4. 由慢而快

操作时要有耐心，不可急躁，太快了容易擦破皮肤，太慢又推不动气血，达不到治疗的目的。先慢是为了探索适宜的动作，平和肌肉组织，而后加快，是为推动气血产生良好效果打下基础。

5. 先急后缓

推拿疗法要本着先急后缓的要点，急则治其标，缓则治其本。忙而不乱，始终抓住主要矛盾，才能掌握治疗中的主动权，在治疗中获得显著效果。

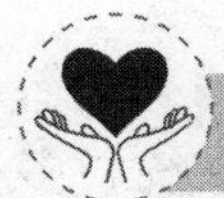

糖尿病患者按摩禁忌宜早知

糖尿病患者有以下情况时不宜进行按摩。

（1）各型糖尿病出现急性并发症、妊娠期糖尿病的患者。

（2）患有急性传染病、急性炎症（如急性化脓性扁桃体炎、急性风湿性关节炎、急性阑尾炎、白喉、伤寒、脓肿、疥疮、丹毒等）和胃及十二指肠合并急性穿孔者，以及一切腹痛难以忍受按摩的患者。

（3）患有严重的心、脑、肾疾病或肿瘤以及体质极度虚弱者。

（4）患有容易引起出血的疾病，如血友病、血小板减少性紫癜、肺结核等。

（5）妊娠3个月以上的妇女和月经期禁忌按压合谷、三阴交及腹部、腰骶部有关穴位。

（6）按摩部位有严重的皮肤破损或有严重的皮肤病患者。

（7）恶性贫血、妇女产后恶露未尽或久病体弱而极度消瘦者。

（8）体内有金属固定的患者。

（9）各种骨折初期，骨髓炎、骨肿瘤、骨关节结核、重度骨质疏松症等。

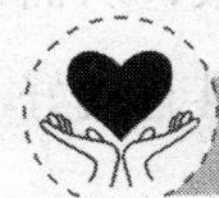

按摩治疗糖尿病疗效好

临床观察表明，按摩疗法不但能增强体质及抗病能力，还可以提高治疗效果，缩短病程，从而起到“扶正祛邪”的保护作用。

从按摩作用的机制研究以及对健康人按摩前后的对比中观察到，按摩可以提高白细胞总数及其吞噬能力，同时还可使肺活量增加（按摩后可以使氧的吸入量增加7%～15%）。

按摩对糖尿病有一定的治疗作用。糖尿病是一种涉及多系统、多脏器的全身性疾病，容易导致心、脑、肾、眼、皮肤及神经的并发症。通过按摩，可起到增强心脏功能，扩张冠状动脉，增加血流量，促进血氧和营养物质的吸收，使心脏得到充分的营养，防止血管栓塞等作用，预防和延缓糖尿病血管并发症的发生。自我按摩还可调节神经功能，改善大脑皮质的兴奋和抑制过程，解除大脑的紧张和疲劳，解除患者的焦虑、紧张等情绪，有利于血糖的控制；自我按摩可加速血液循环，促使新陈代谢旺盛，改善肺活量，提高人体的自身免疫功能，从而防止或减少糖尿病并发症的发生。按摩、刺激体表一定的腧穴，通过经络传导可以调节胰岛素和肾上腺素的分泌功能，提高葡萄糖的利用率，从而降低血糖值，并可对血管神经并发症起到防治作用，以达到防治糖尿病的目的。

现代机制：实验证明，按摩通过刺激经脉上腧穴，能改善内分泌功能，刺激胰岛β细胞分泌胰岛素，可增加胰岛素受体敏感性，抑制胰高血糖素的分泌，达到降低血糖作用，可预防和改善慢性并发症。

中医机制：由于糖尿病的主要病机是阴虚血瘀，累及肺、脾、胃、肾多脏。按摩有疏通经络、调节脏腑、调和营卫、通利气血的作用。因此，通过按摩刺激并调节经络和腧穴，进而调节脏腑、气血津液，从而达到养阴益血、活血化瘀等功效。所以，通过按摩治疗糖尿病具有良好疗效。

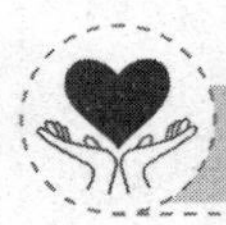

手部降“糖”按摩图解

合谷、阳池等穴

【按摩手法】用手指点按合谷、阳池、手三里、曲池50～100次，按摩力度适宜。

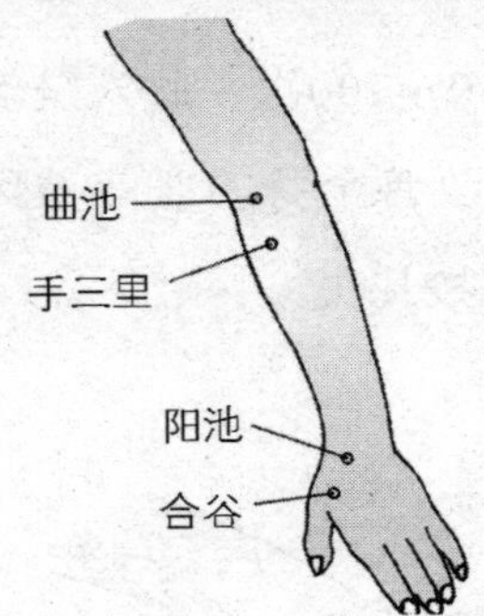

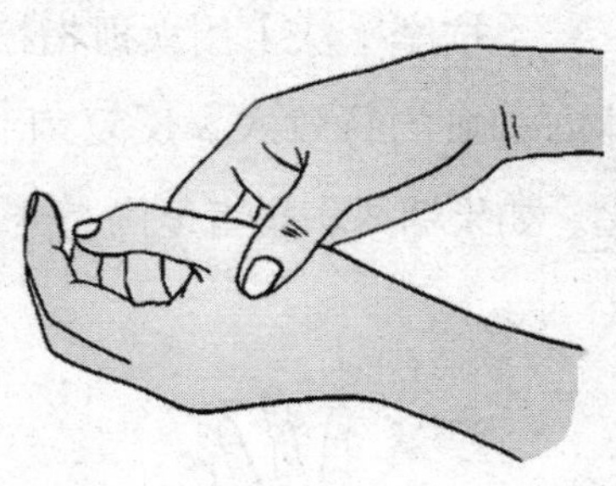

胃肠痛点

【按摩手法】用大拇指揉压胃肠痛点40～50次，按摩力度以微痛为宜。

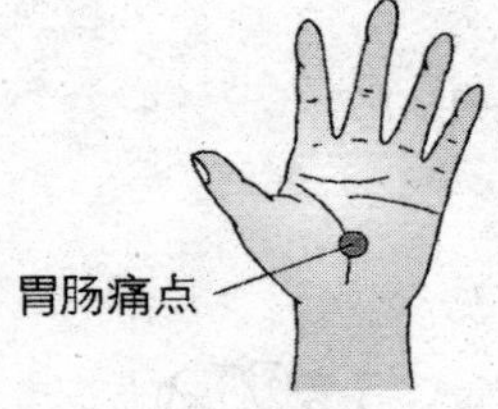

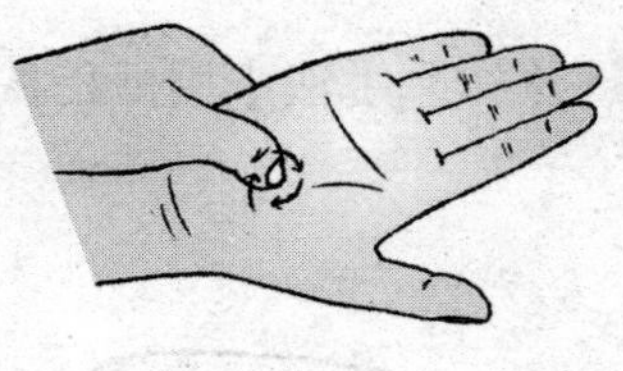

足跟痛点

【按摩手法】用中指或拇指揉压足跟痛点40～50次。

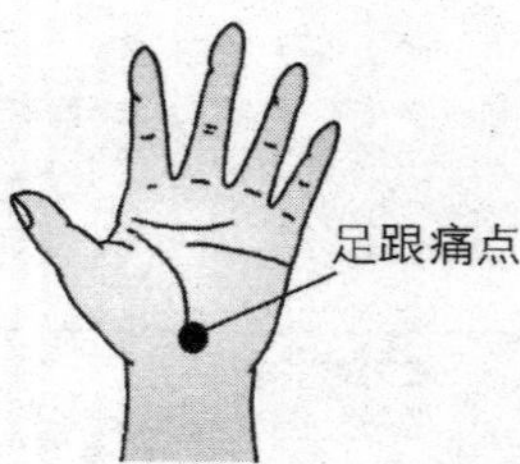

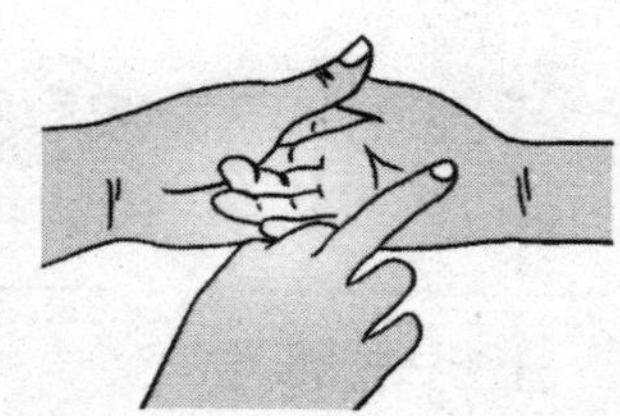

劳宫穴

【按摩手法】用大拇指掐按劳宫穴50～100次，此穴是治疗体内瘀血的特效穴，反复刺激此穴，可改善全身的血液循环恶化。如果糖尿病患者体内有瘀血时可多掐按几次。

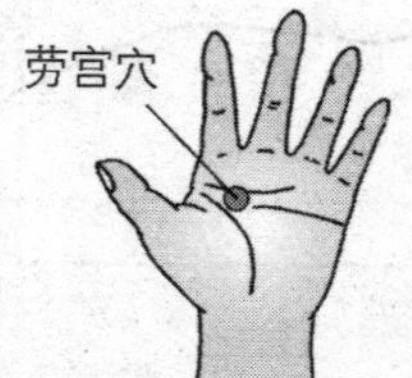

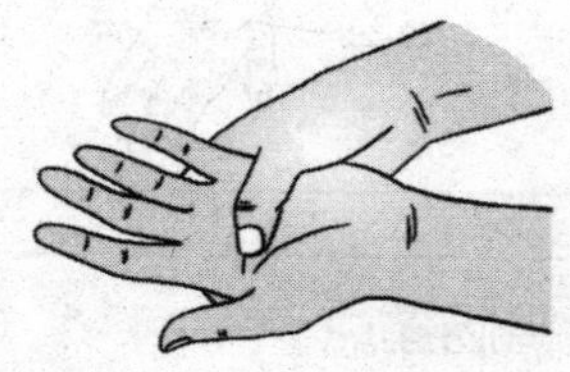

肺心穴

【按摩手法】用拇指按揉肺心穴50～100次。

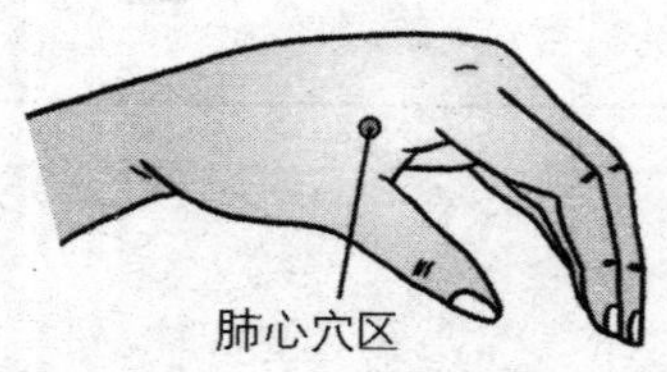

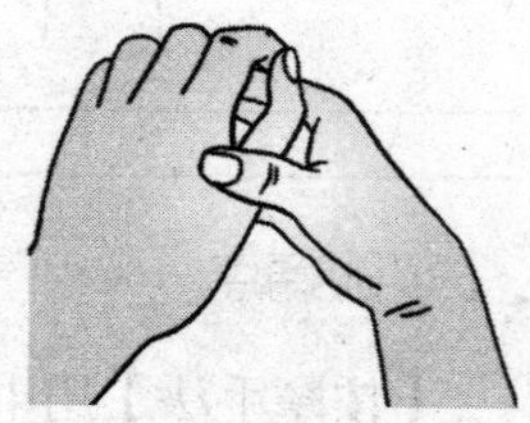

胃 穴

【按摩手法】用拇指按揉胃穴100～300次，按摩力度以酸痛为宜。

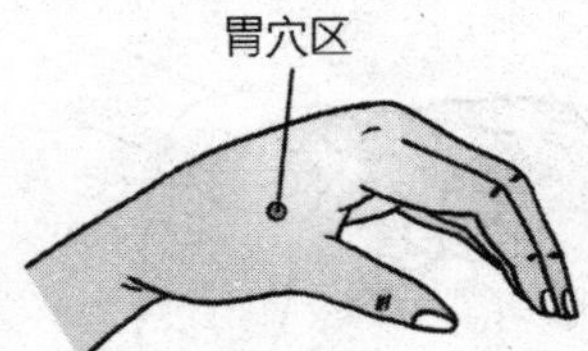

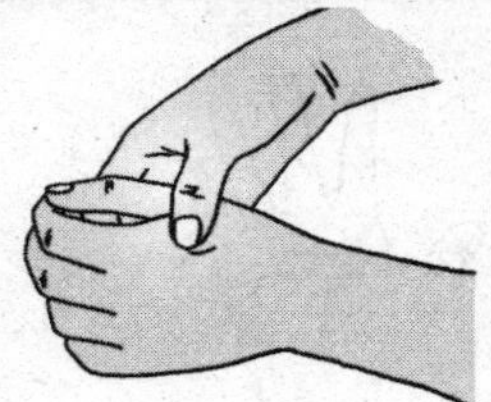

肾 穴

【按摩手法】用拇指按揉肾穴100～300次，按摩力度以酸痛为宜。

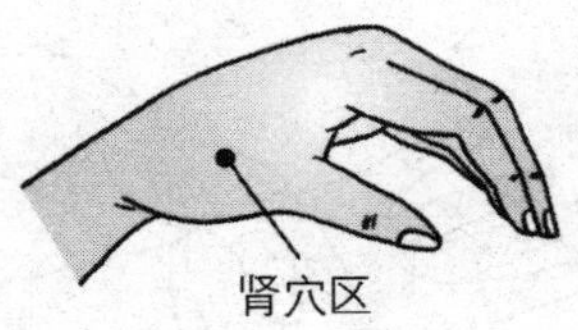

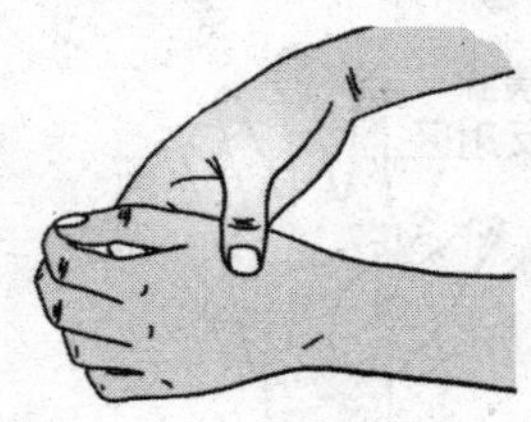

血糖点

【按摩手法】每天入浴后或睡觉前，用拇指按压手心中央的血糖点及阳池。双手交换按压25～30次。按摩力度以酸痛为宜。此点主要治疗糖尿病患者全身疲劳、乏力等症。

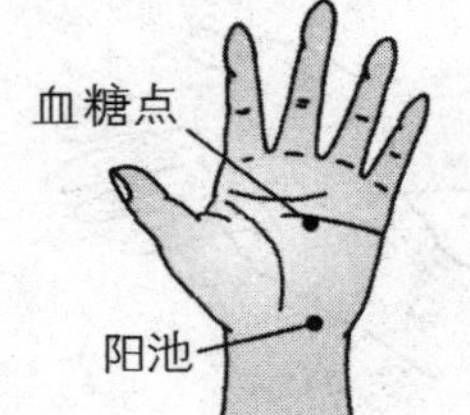

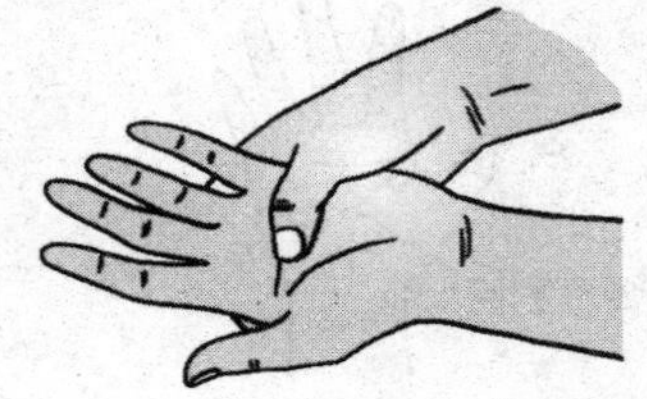

脾 点

【按摩手法】用拇指点按双手脾点40～50次。按摩力度以酸痛为宜。

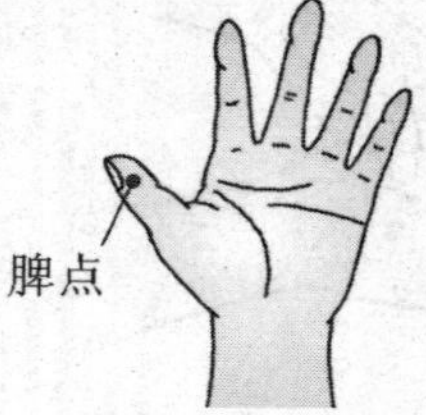

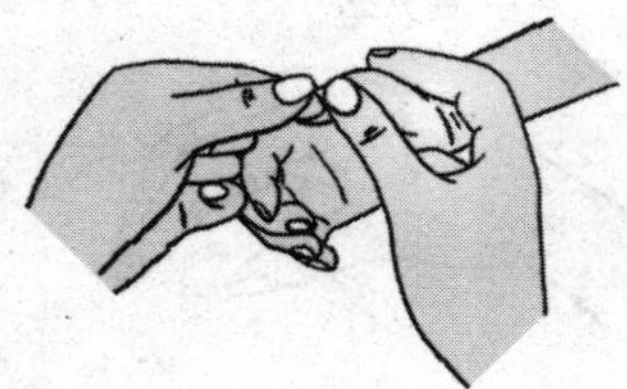

胰腺反射区

【按摩手法】用拇指捏拿胰腺反射区20～30次，按摩力度以酸胀为宜。

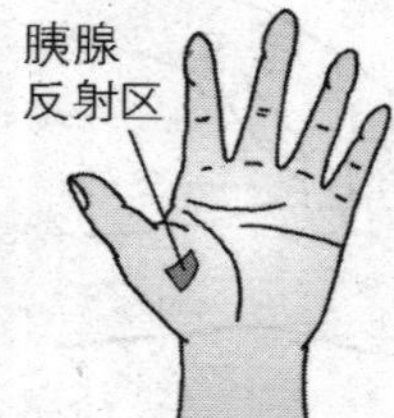

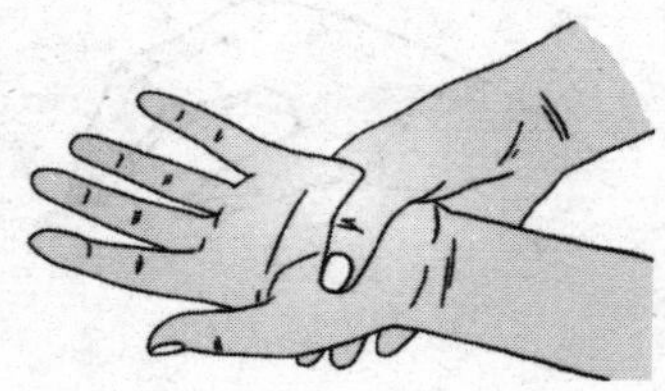

肾反射区

【按摩手法】用拇指捏拿肾反射区20～30次，按摩力度稍重。

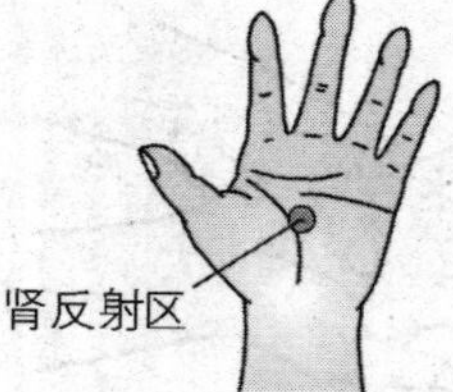

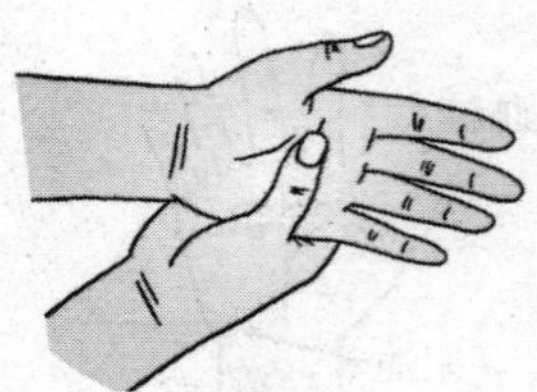

垂体反射区

【按摩手法】用拇指和示指捏拿垂体反射区20～30次，按摩力度稍重。

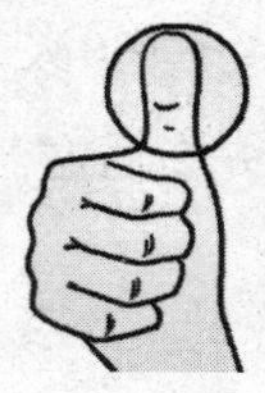

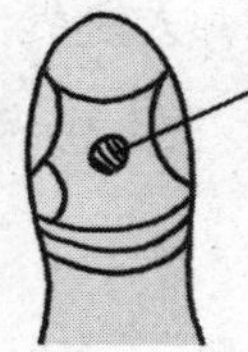

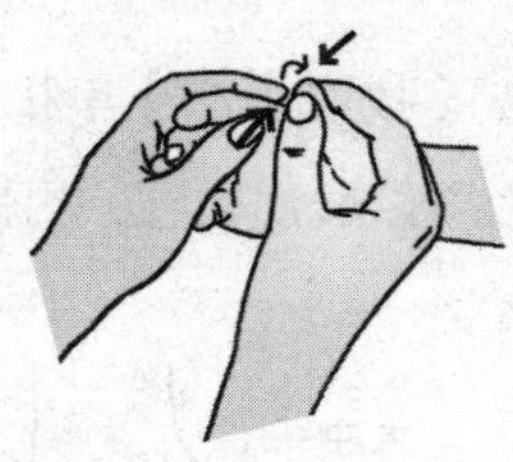

食道反射区

【按摩手法】用拇指和示指捏拿食道反射区20～30次，按摩力度以酸痛为宜。

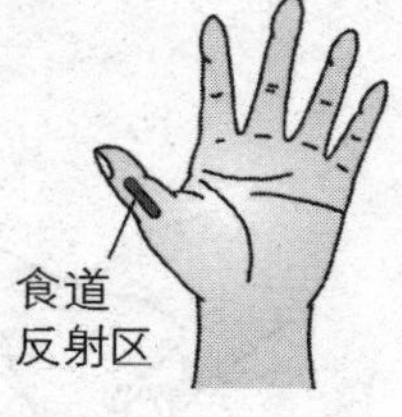

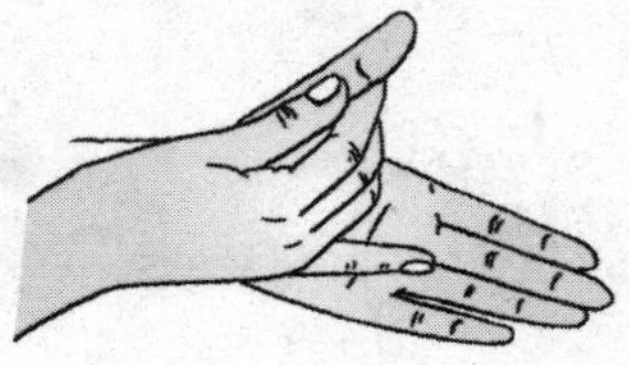

十指末端

【按摩手法】单手拇指、示指相对，依次捏住十指末端捻动，各10次。

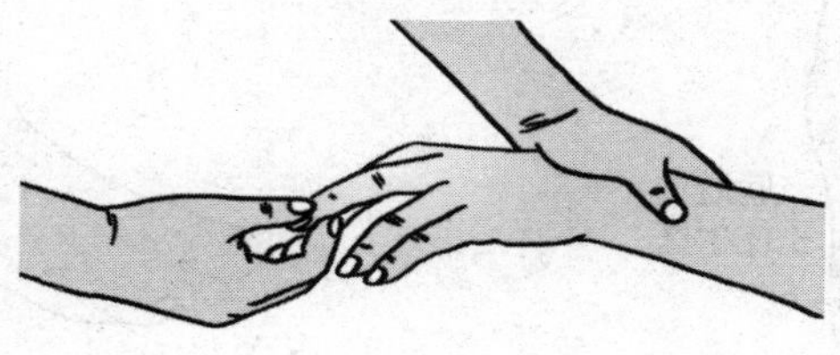

足部降“糖”按摩图解

太冲、太溪穴

【按摩手法】单指扣拳，点按太冲、太溪处50～100次，按摩力度以酸痛为宜，男性患者先左后右，女性患者先右后左。

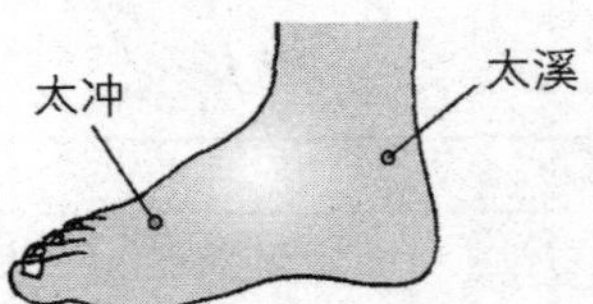

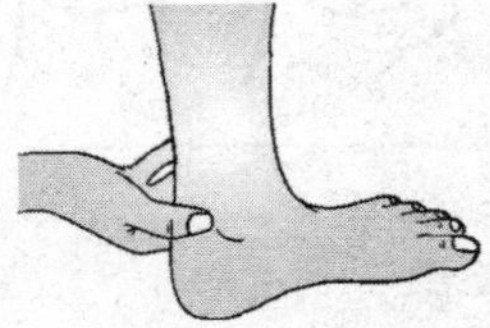

肾反射区

【按摩手法】用大拇指揉压双足的肾反射区150～300次。

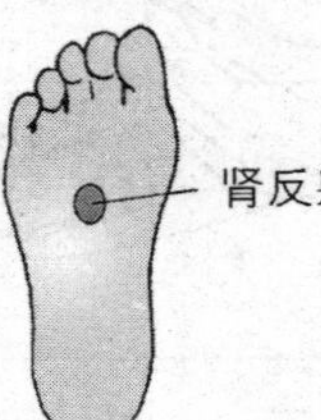

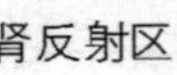

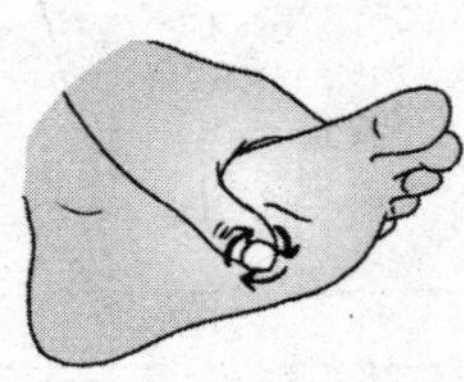

膀胱反射区

【按摩手法】用大拇指揉压双足的膀胱反射区200～300次。

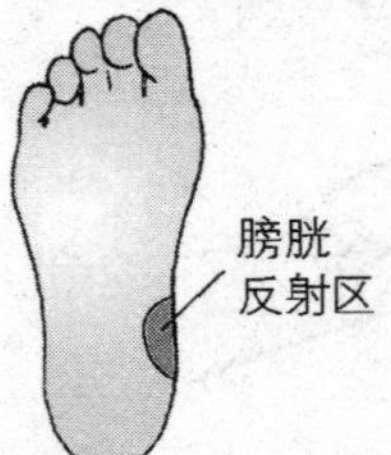

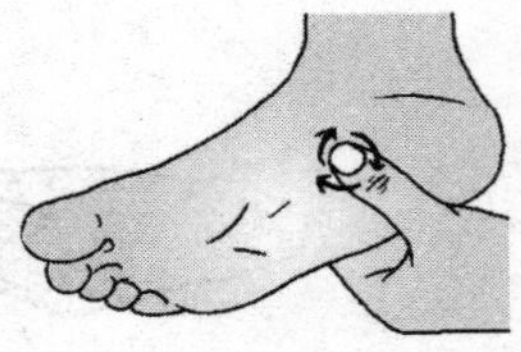

胰腺反射区

【按摩手法】用大拇指捏揉双足的胰腺反射区200～300次。

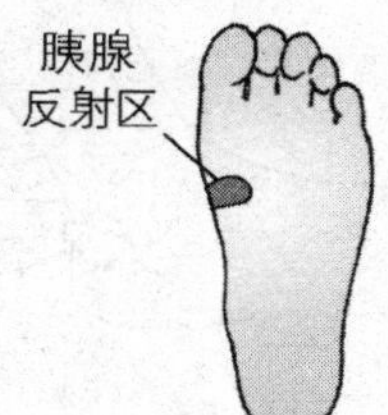

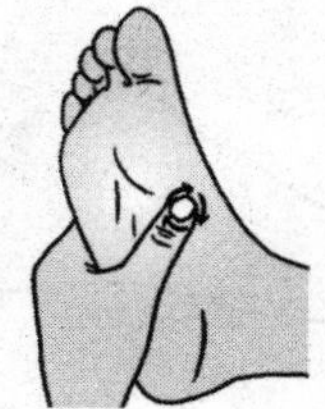

上、下身淋巴结反射区

【按摩手法】单指扣拳在下身淋巴结、上身淋巴结处点按50～100次，按摩力度以稍有疼痛为宜。

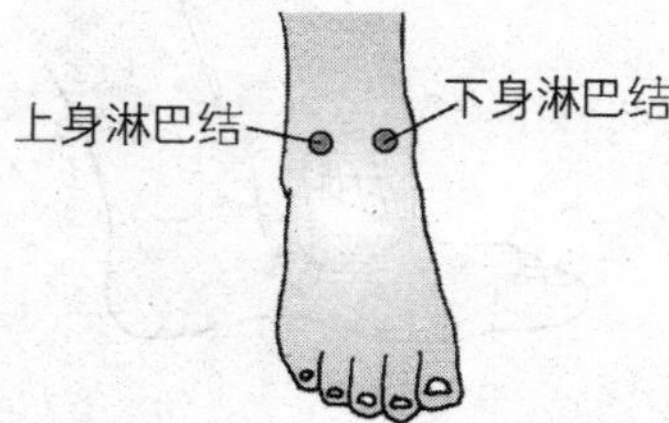

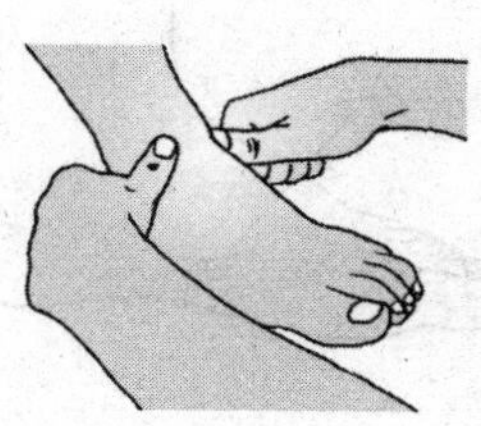

涌泉穴

【按摩手法】用大拇指按压双足的涌泉穴500～700次。

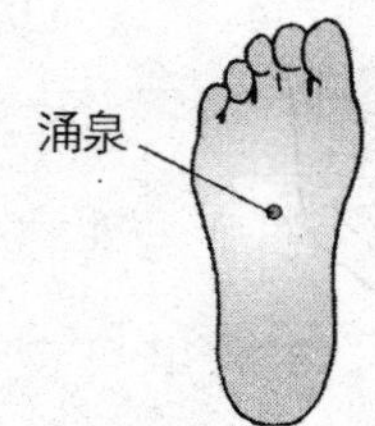

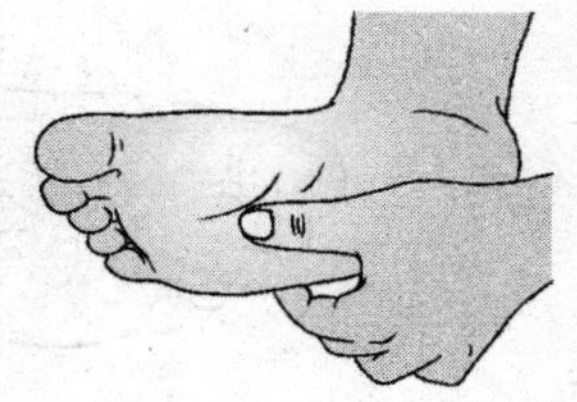

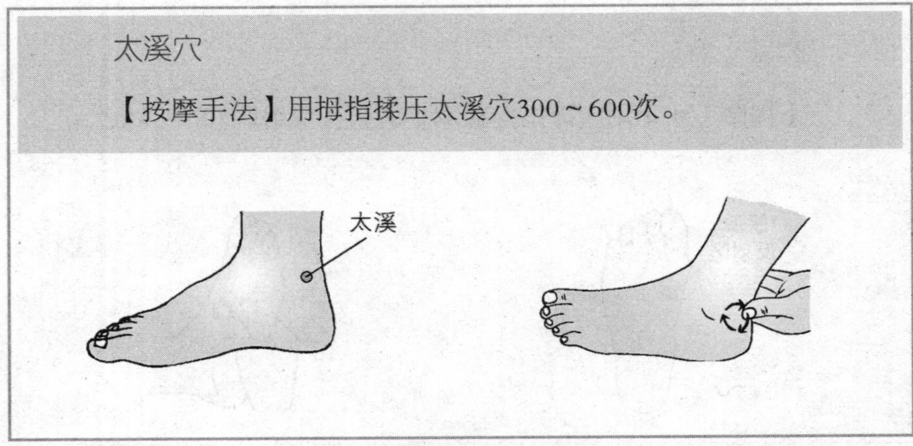
太溪穴
【按摩手法】用拇指揉压太溪穴300～600次。
太溪

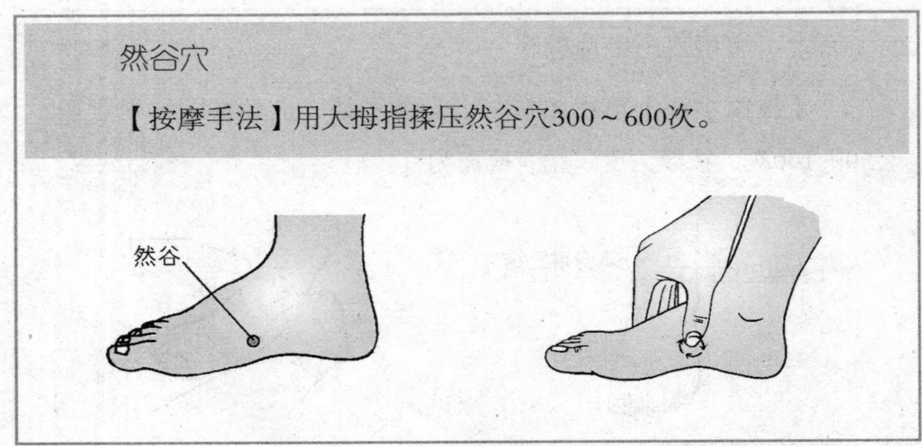
然谷穴
【按摩手法】用大拇指揉压然谷穴300～600次。
然谷

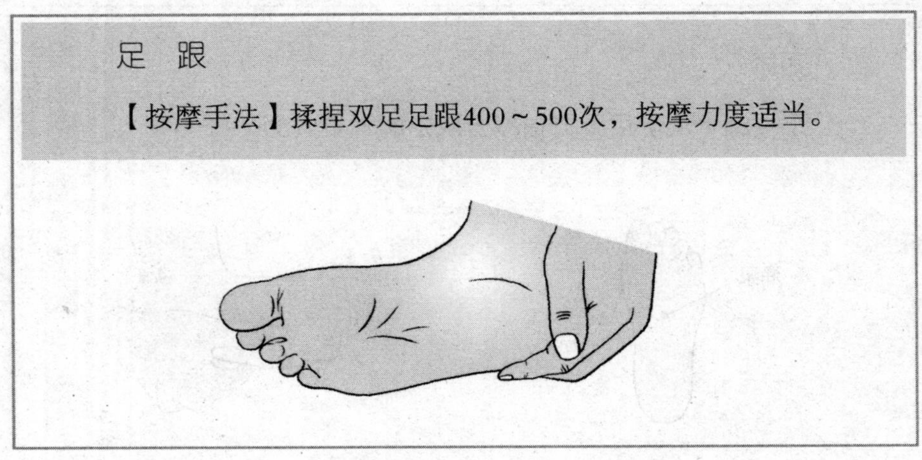
足 跟
【按摩手法】揉捏双足足跟400～500次，按摩力度适当。

双足大拇指

【按摩手法】用双手大拇指和示指揉捏双足大拇指400～600次。

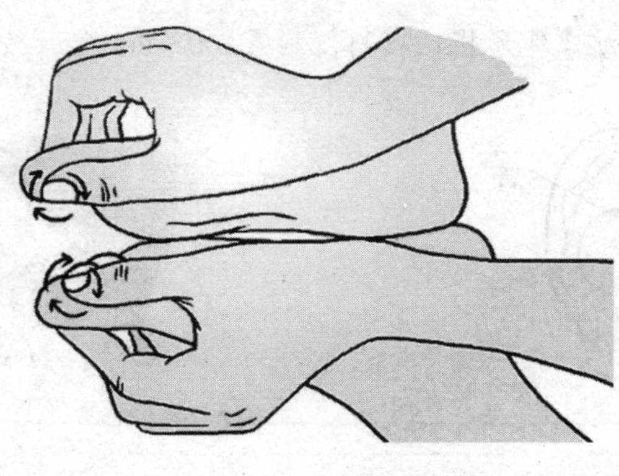

指趾端部

【按摩手法】单手拇、示指相对，依次捏住十趾末端捻动，各10次。

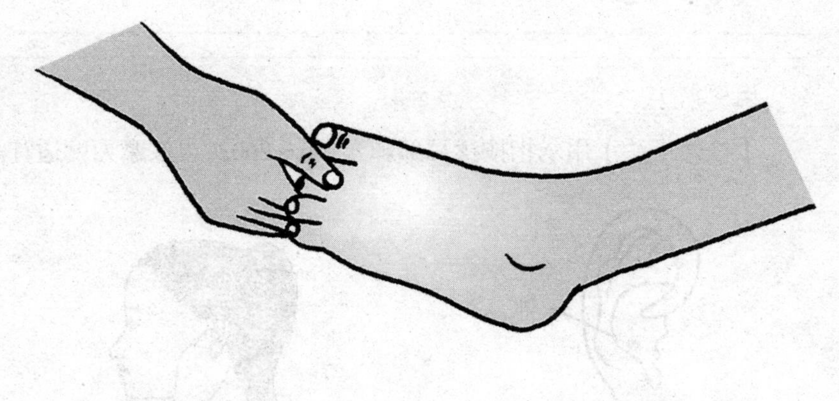

耳部降“糖”按摩图解

耳部肾穴

【按摩手法】用示指按揉耳部肾穴100～200次，按摩力度适宜。

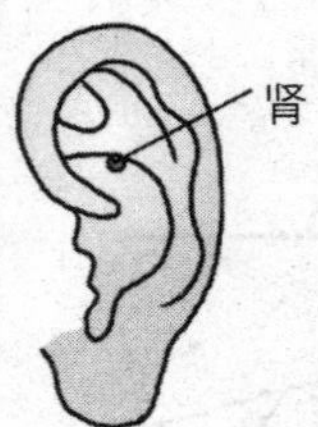

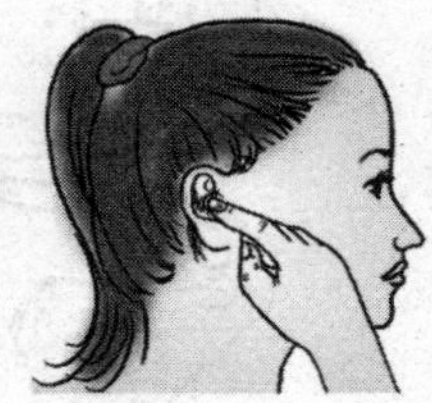

耳部胃穴

【按摩手法】用示指按揉耳部胃穴100～200次，按摩力度适宜。

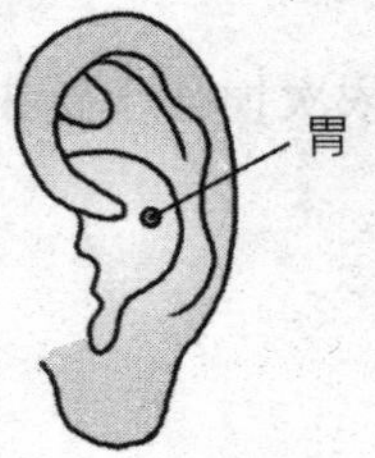

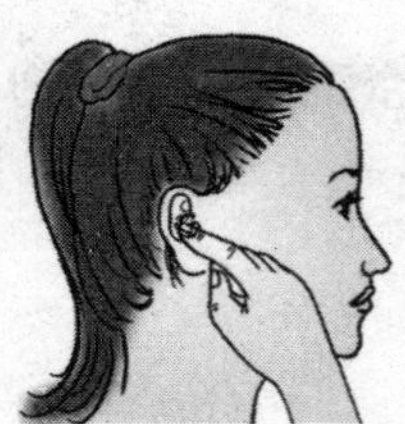

耳部肺穴

【按摩手法】用示指按揉耳部肺穴100～200次，按摩力度适宜。

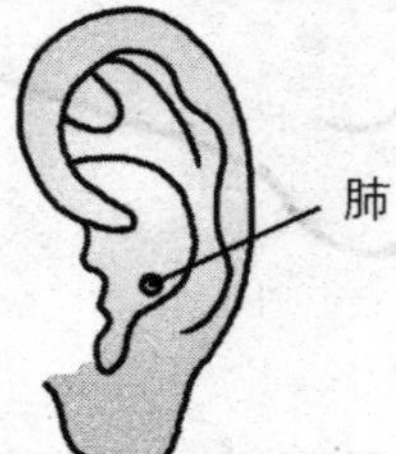

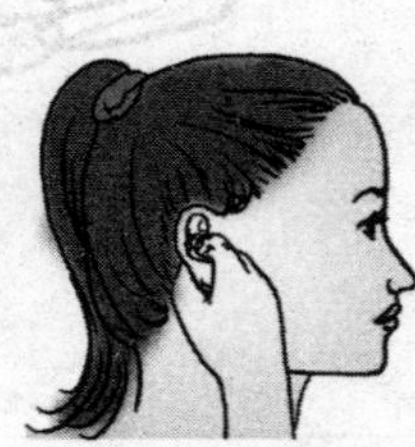

耳部心穴

【按摩手法】用示指按揉耳部心穴100～200次，按摩力度适宜。

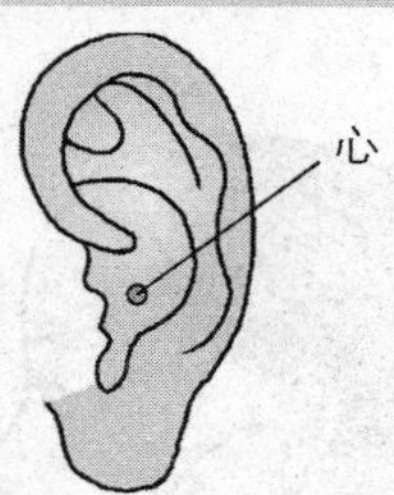

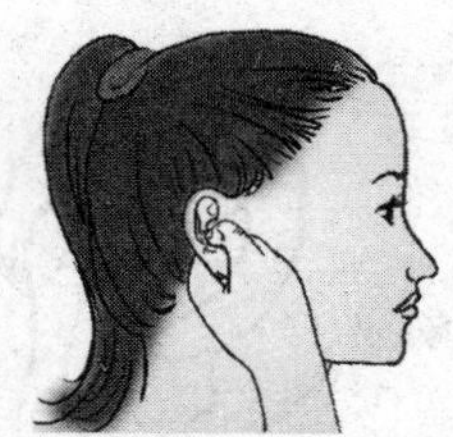

耳部膀胱穴

【按摩手法】用示指按揉耳部膀胱穴100～200次，按摩力度适宜。

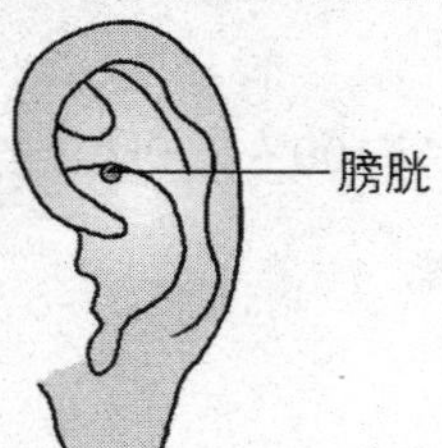

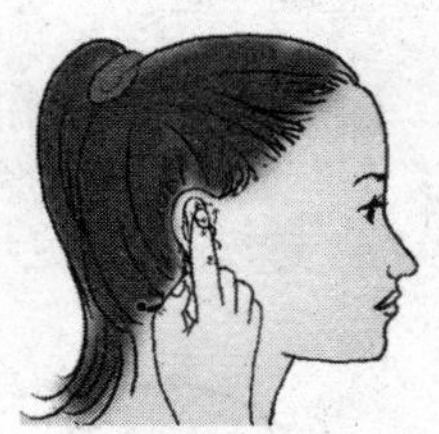

耳部神门穴

【按摩手法】用拇指和示指捏揉耳部神门穴100～200次，按摩力度以稍痛为宜。

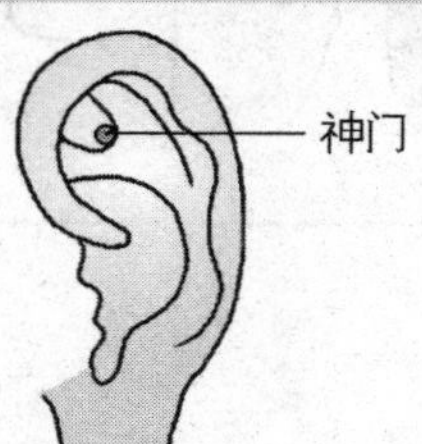

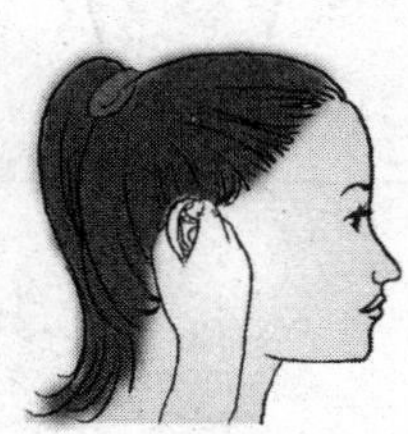

耳部内分泌穴

【按摩手法】用拇指和示指捏揉耳部内分泌穴100～200次，按摩力度稍重。

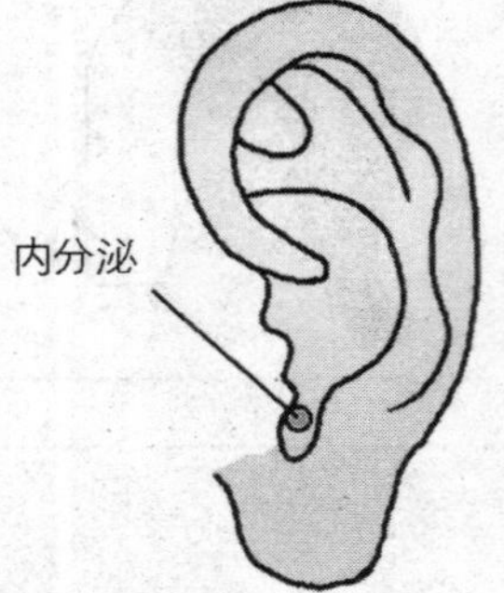

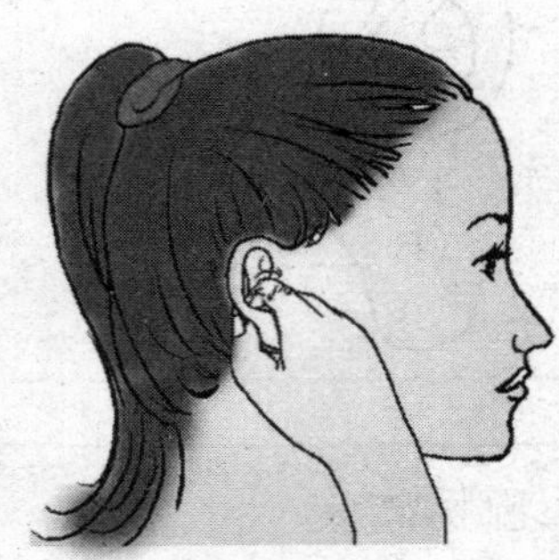

耳部胰胆穴

【按摩手法】用示指按揉耳部胰胆穴100～200次，按摩力度稍重。

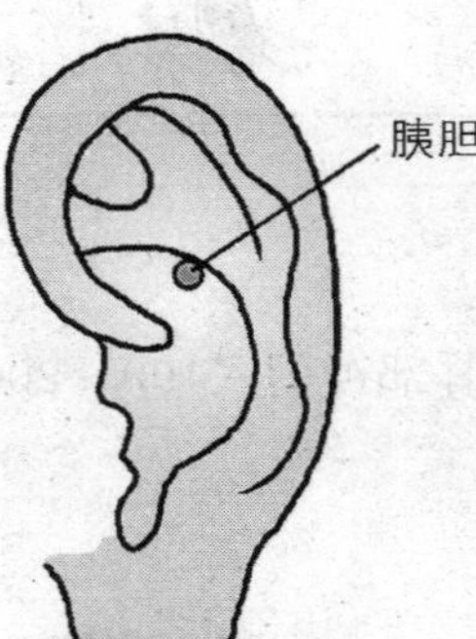

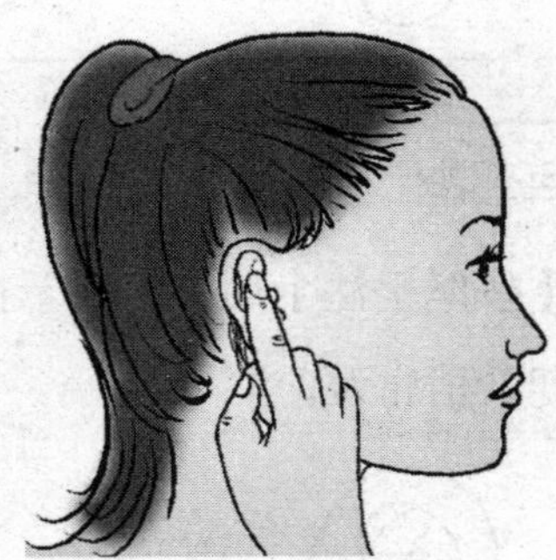

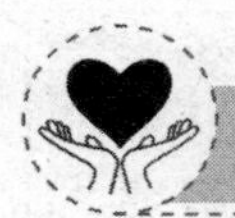

体部降“糖”按摩图解

大椎穴

【按摩手法】用拇指指腹按揉第7颈椎棘突下的大椎穴100～200次。

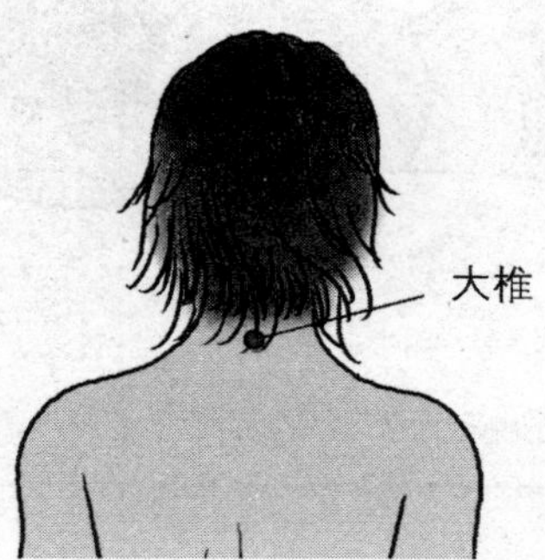

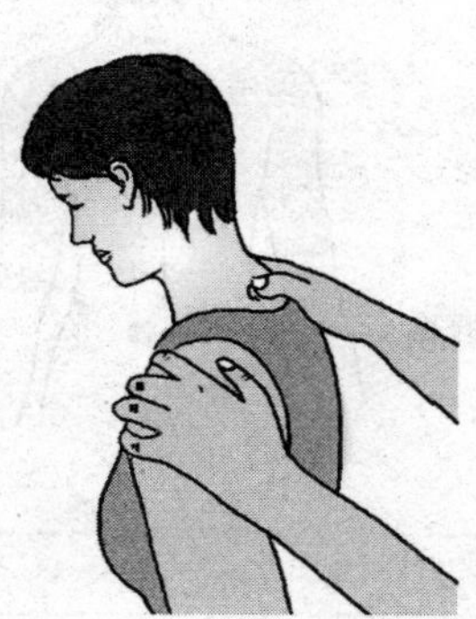

志室穴

【按摩手法】用拇指按揉第2腰椎棘突下旁开3寸的志室穴100～200次。

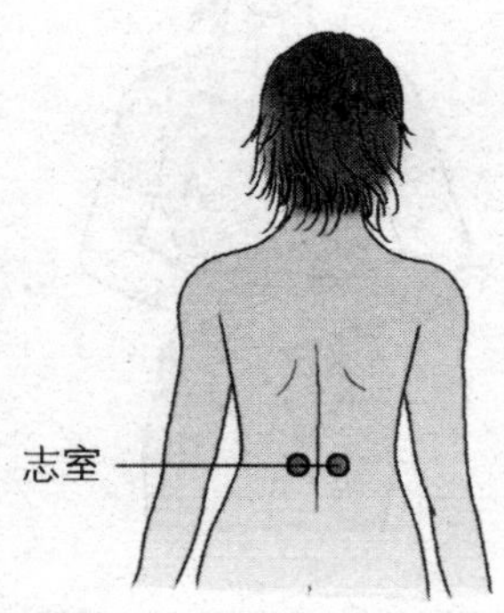

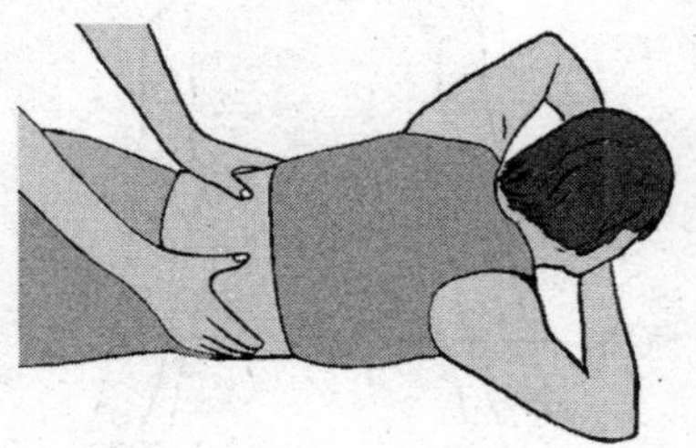

肾俞穴

【按摩手法】用拇指或小手指、中指指腹按揉第2腰椎棘突下旁开1.5寸的肾俞穴100～200次。

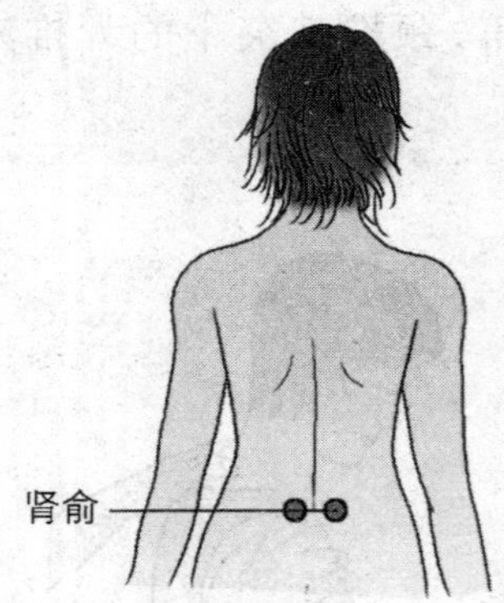

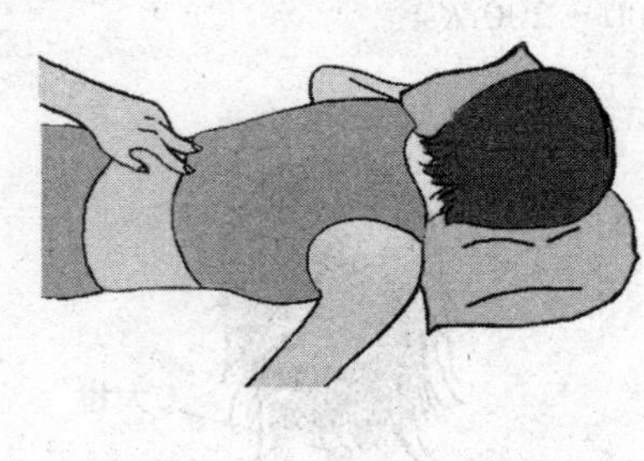

气海穴

【按摩手法】先将双手搓热，然后双掌重叠放在脐上，快速振颤100～200次，每日3次。

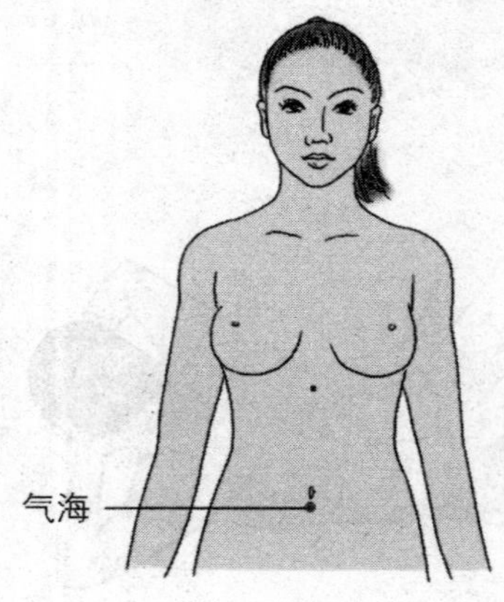

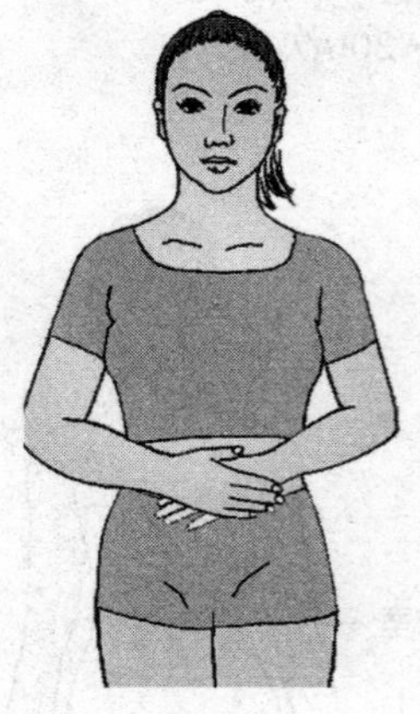

胃俞穴

【按摩手法】用拇指在胃俞穴部位按揉150～300次，按摩力度以舒适为宜。

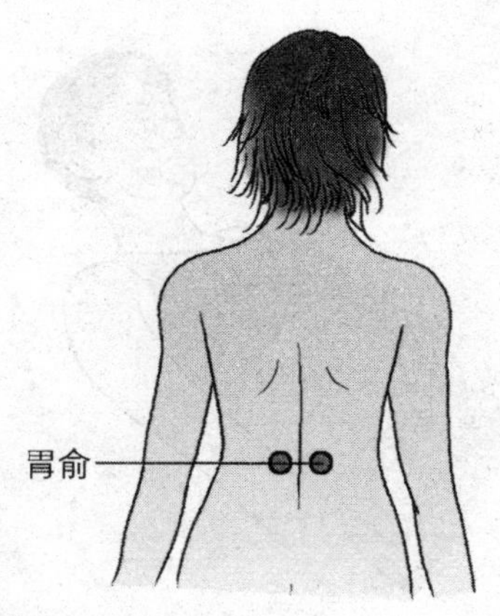

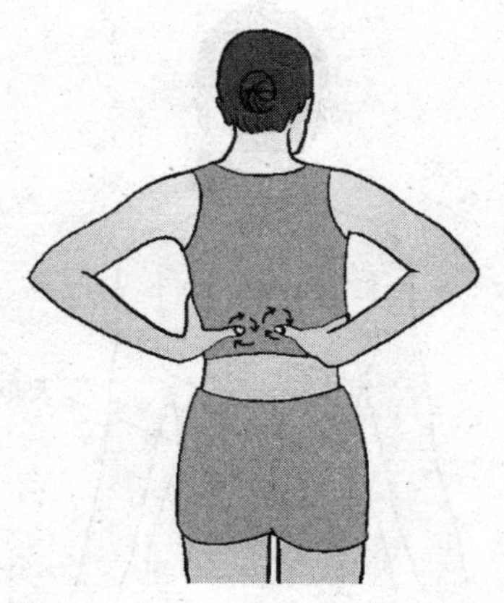

命门穴

【按摩手法】用拇指按揉命门200～300次，按摩力度以舒适为宜。

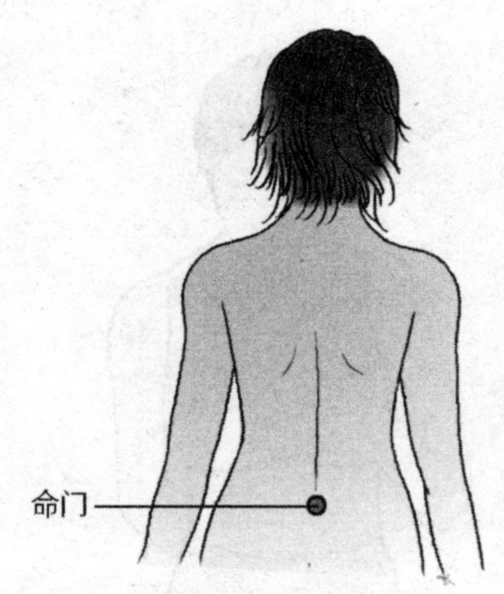

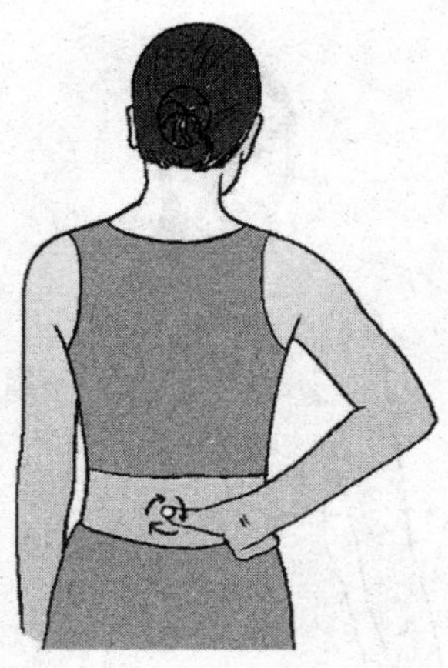

天枢穴

【按摩手法】用大鱼际按揉天枢穴50～100次，按摩力度以舒适为宜。

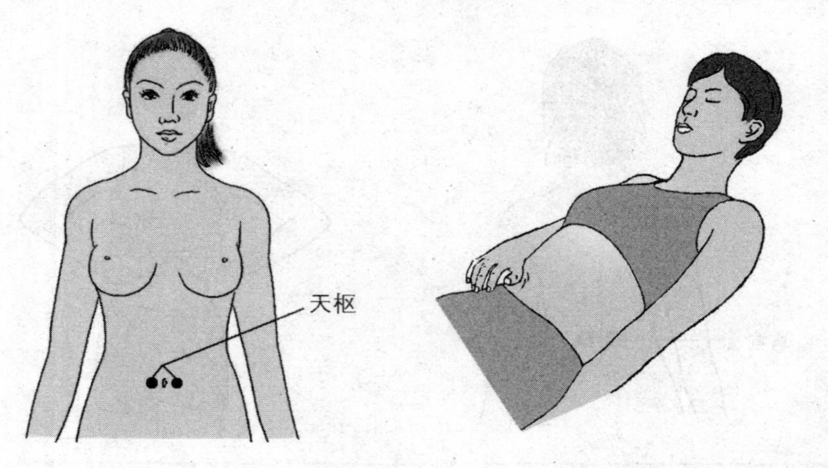

膻中穴

【按摩手法】用中指按揉两乳头之间的膻中穴100～200次。

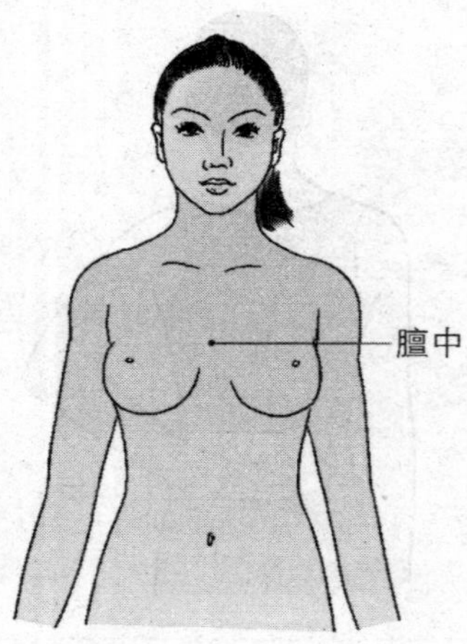

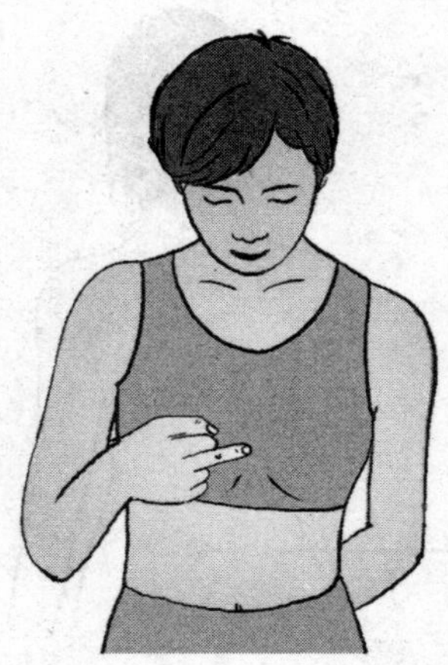

中脘穴

【按摩手法】用掌根大鱼际按揉脐上4寸的中脘穴100～200次。

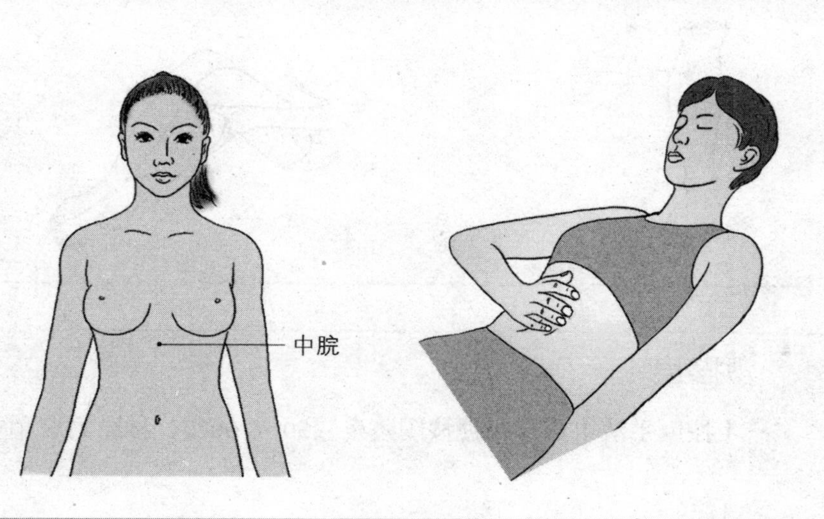

胰俞穴

【按摩手法】用拇指按揉第8胸椎棘突下旁开1.5寸的胰俞穴150～300次。

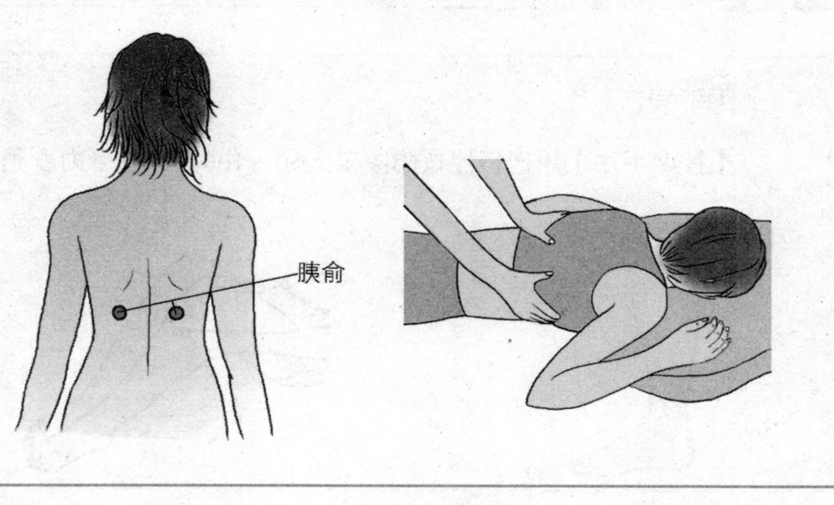

足三里穴

【按摩手法】用拇指捏按足三里穴50～100次，按摩力度稍重。

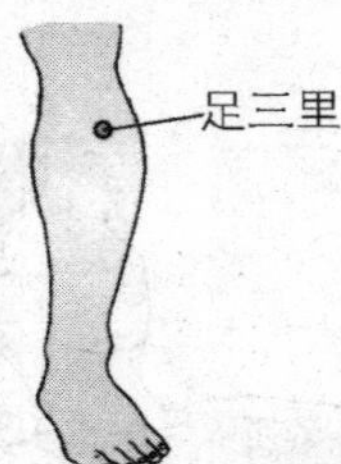

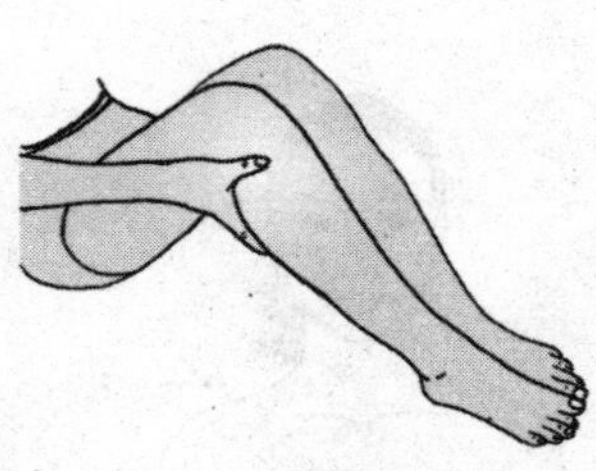

阴陵泉穴

【按摩手法】用拇指捏按阴陵泉穴50～100次，按摩力度稍重。

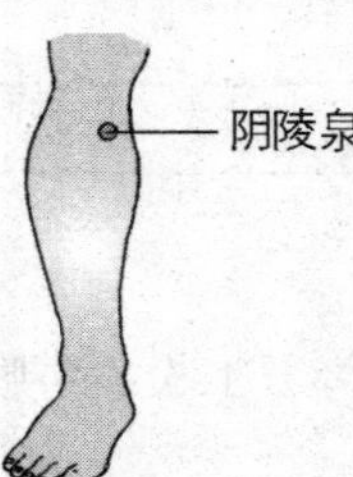

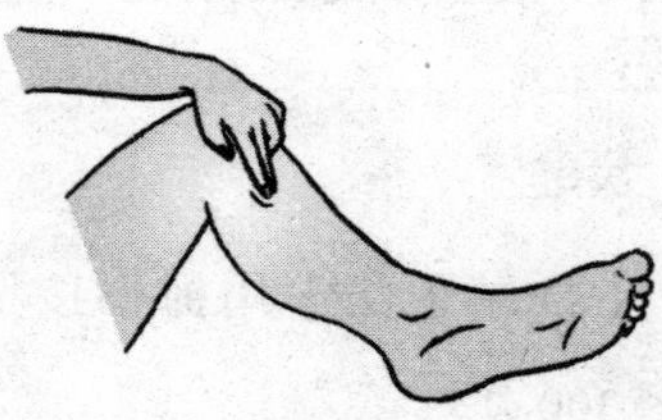

阳陵泉穴

【按摩手法】用拇指捏按阳陵泉穴50～100次，按摩力度稍重。

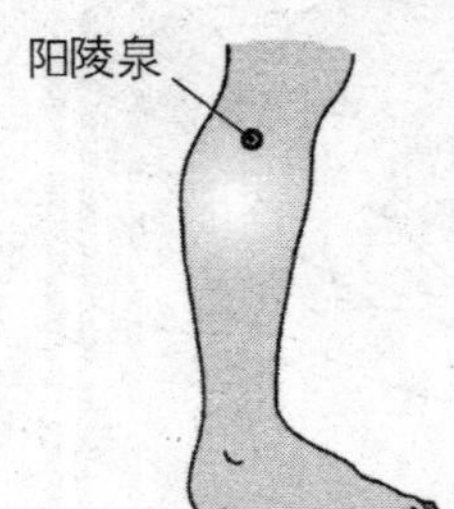

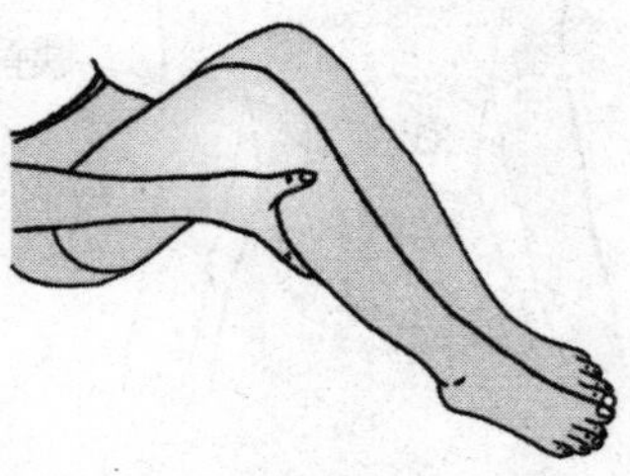

曲池穴

【按摩手法】用拇指捏按曲池穴100～150次，按摩力度稍重。

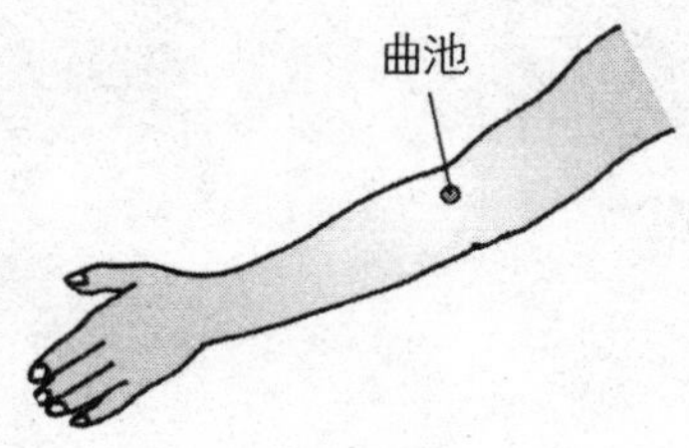

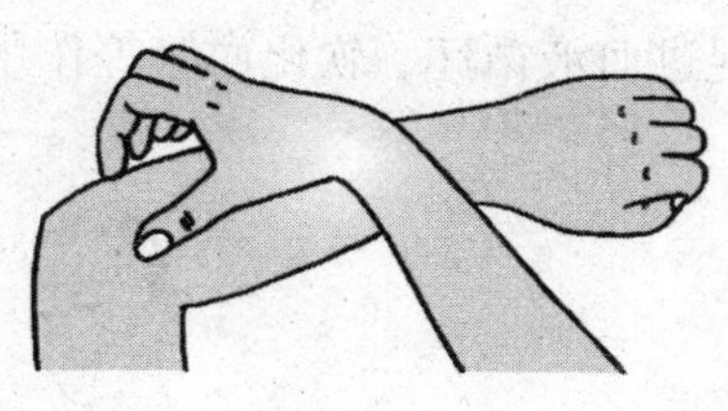

手三里穴

【按摩手法】用拇指捏按手三里穴100～150次，按摩力度稍重。

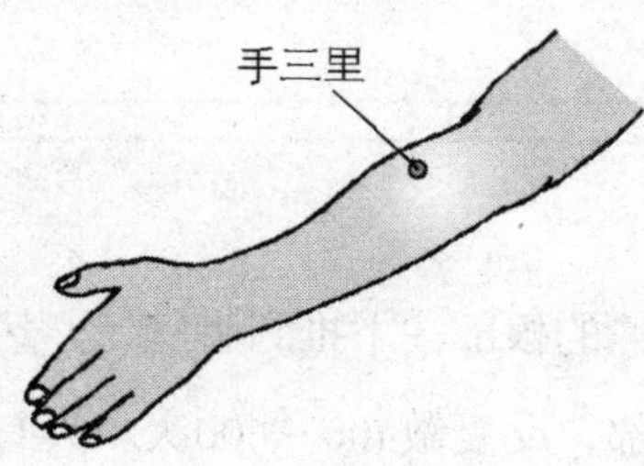

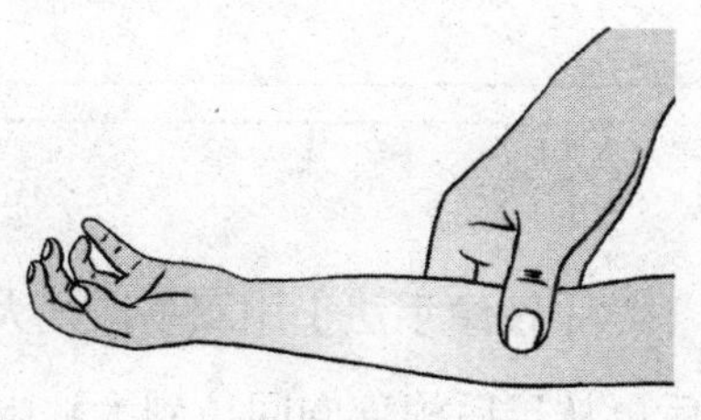

内关穴

【按摩手法】用拇指捏按内关穴100～150次，按摩力度稍重。

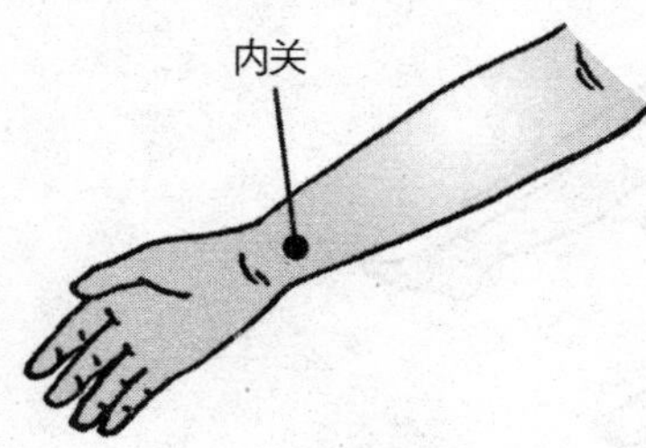

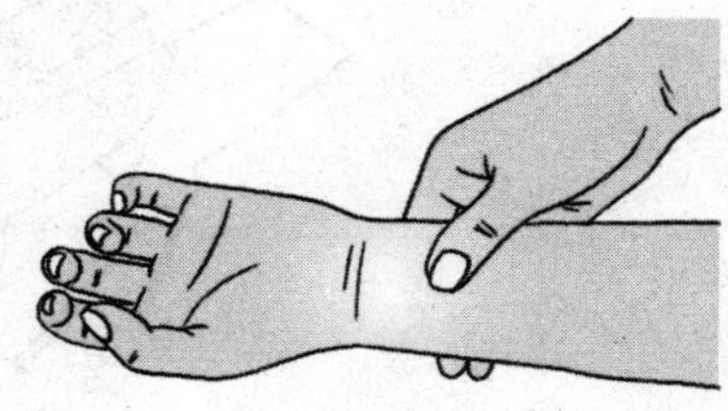

上 肢

【按摩手法】将一手放在另一手臂的内侧，从手腕部起往里拉到腋部，反复做250～500次。具有改善心脏供血、活血化瘀、促进血液循环、软化血管等作用。

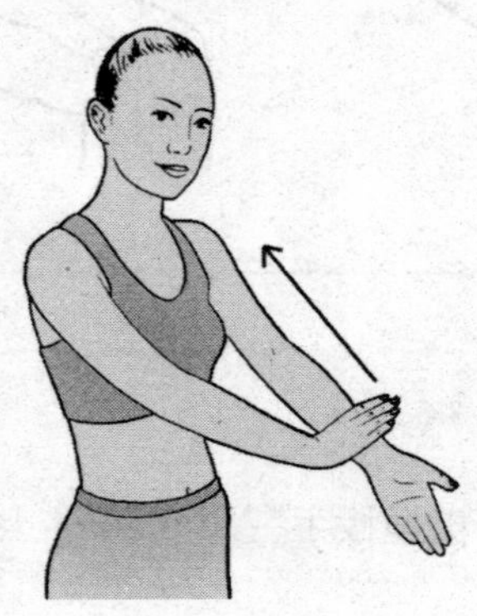

下 肢

【按摩手法】用双手握住大腿内侧的根部往下推到脚腕处，然后再从足后根部向回拉到大腿内侧根部，反复做400～600次。具有促进血液循环、活血化瘀、改善心脏供血和软化血管等作用。

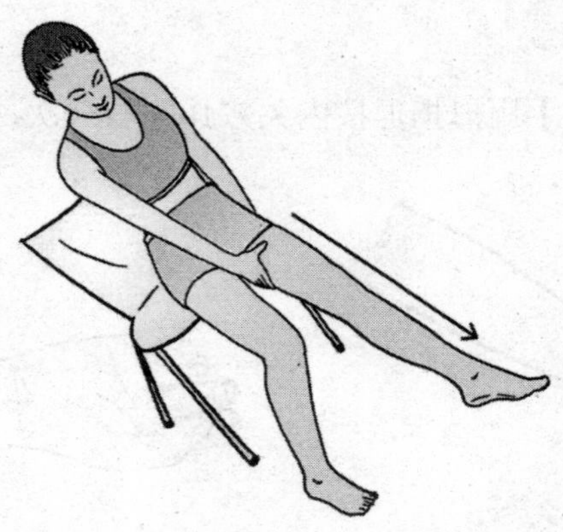

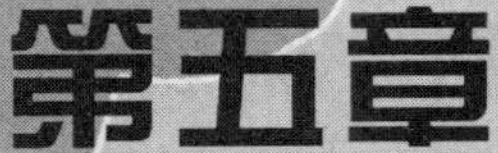

第五章

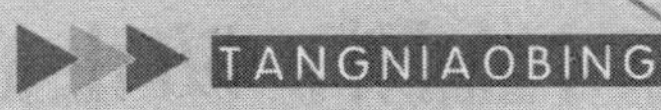

日常保健，细节中的降糖智慧

糖尿病，人体健康的沉默杀手！如何降血糖呢？专家普遍认为，科学降糖，仅靠药物绝不会一蹴而就的，而是要依靠包括饮食控制、运动疗法、泡脚、敷贴、情志降糖、四季养生等多方面结合疗法。不仅如此，还要靠生活细节的点滴把握。比如，高脂血症患者饮食要限盐，不要憋小便，按时睡觉等。

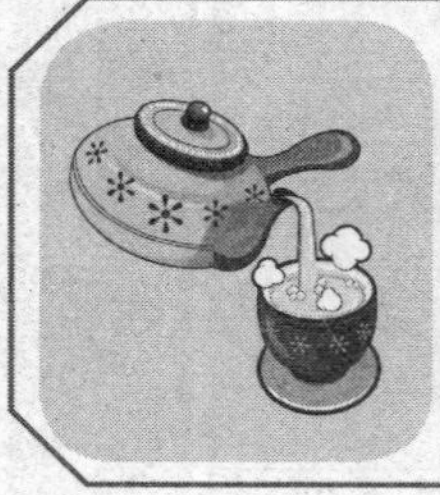

第一节 定时监测，防止血糖“偷袭”

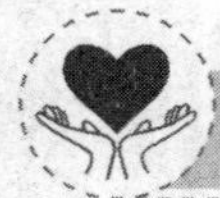

进行病情监测的意义

糖尿病监测有以下意义：

糖尿病监测是治疗糖尿病的五架马车之一，通过糖尿病监测，可以有效地调整治疗方案，也是一种行之有效的自我管理手段。

（1）是调整治疗方案的依据。通过有效的糖尿病监测，可以了解血糖以及其他导致大血管病变危险因素（血压、血脂、体重）的情况，以便及时与医生沟通了解病情，调整药物、膳食和活动，使患者的内环境尽量保持在理想的状态，减少并发症的发生。

（2）是一种自我管理手段。通过糖尿病检测，可以了解日常生活中与饮食、情绪、运动相关的血糖变化，有利于加深患者对糖尿病状态的理解，增强对保持稳定血糖的信心，从而成为自我管理的手段。

接受诊治有窍门

应预先通过电话与医院联系，向医生询问合适的就诊时间，如有可能事先预约，然后携带医疗卡等就诊。

一般而言，医生会先问患者病史。此时，患者应与医生建立信任关系，正确地有条理地讲述自觉症状及其发生的时间、诱因、目前的状态等。如果患者怀有疑心来就诊的话，即使疾病本身得以治愈，其仍会残留精神上的痛苦，不得不长时间地处于苦闷状态。因此，从患者的立场来考虑，最好在就诊时选择值得信赖的医生。选定医生后，应该服从医生的全部治疗方案。

因为糖尿病有很多症状，有没有哪个症状，要一个一个地确认是很困难的事情，而且个人的生活方式对疾病的进展影响很大，所以详细了解生活习惯，对诊断和治疗来说都是非常重要的，此外，医生还会问及近亲的病史和死因。所以，医生的提问不是因为好奇，而是有一定意义的。如果有疑问可以向医生问："这些事与糖尿病有什么联系吗？"有了疑问却不提出来，就只能留下不满。为了医患之间的信任，最好把疑问和不安说出来。

对患者来说，也有许多想要告诉医生的，想要问医生的，一边想一边问，有时会把重要的事忘了，所以事先应把想要问的按照重要与否依次记录下来，一旦想起要尽可能准确回答"什么时候开始的""多大的量""多少次"等问题。

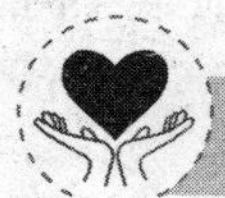

了解糖尿病自我监测的具体内容

糖尿病患者的自我监测包括以下内容:

1. 监测血糖

对于药物治疗的患者血糖监测可用于调整药物、防止低血糖。微量血糖仪的应用使血糖自我监测成为可能，建议需药物控制血糖的患者自购血糖仪。常用的方法：四点法，即三餐前和睡前；七点法，即三餐前、三餐后2小时及睡前。血糖监测的频率应根据病情决定，血糖控制差、不稳定者应每天监测。血糖控制稳定者可1～2周监测1次。监测的质量十分重要，应定期到医院复核，包括不能自我监测血糖的患者，应定期门诊复查血糖。

(1) 监测血糖
(2) 监测尿糖
(3) 监测尿蛋白
(4) 监测血脂
(5) 监测血压和体重
糖尿病患者自我
监测的具体内容

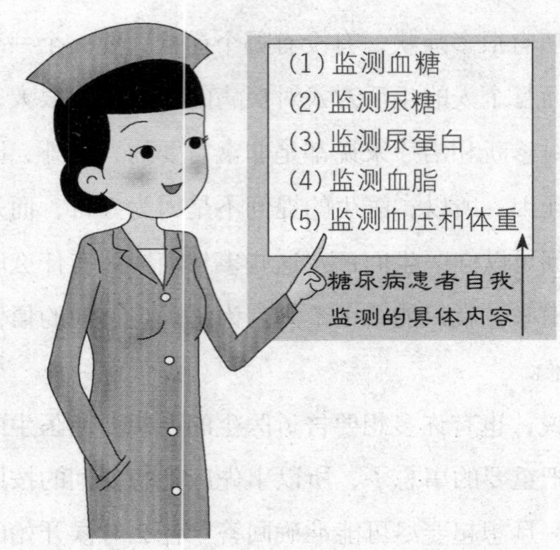

2. 监测尿糖

简便易行，费用低，无创伤，一般多采用尿糖试纸。监测前半小时排尿弃掉，监测时再排尿测验。尿糖有时不能准确反映血糖水平，需与血糖监测相配合。

3. 监测尿蛋白

糖尿病患者病程大于3年应每年监测尿蛋白排泄率，＞20微克/分时，要及时治疗，早期发现肾功能损害。

4. 监测血脂

高血脂可以导致动脉硬化，增加视网膜硬性渗出，而动脉硬化易

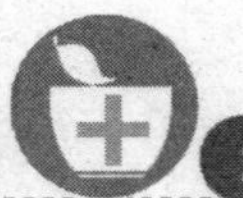

发生冠心病、高血压、心肌梗死、脑血管病变。一般每6个月检查1次血脂，对防治动脉硬化性血管疾病至关重要。

5. 监测血压和体重

糖尿病患者发现合并高血压时，体内重要脏器已有不同程度的损害，早发现，早治疗，减轻损害，一般每月监测1次。体重也要定期测量，以有利于糖尿病的控制。

牢记血糖与尿糖的控制标准

糖尿病的控制标准目前国内尚缺乏统一的意见，一般认为除临床症状改善、体重恢复到标准体重±5%以内外，还应包括血糖、尿糖控制的指标（见下表）。为长期较好地控制血糖，糖尿病患者应勤查尿糖，定期复查血糖。表中血糖包括空腹，餐后1小时、2小时、3小时血糖，若患者不能全部做到，仅查空腹血糖及餐后2小时血糖也可以。糖化血红蛋白能反映2个月内血糖控制的总情况，可作为糖尿病患者长期血糖控制的指标。

患者血糖控制一览表

化验指标	理想控制	较好控制	一般控制	差
空腹血糖（毫摩尔/升）	6.1	7.2	8.3	
餐后1小时血糖（毫摩尔/升）	8.3	10.0	11.1	
餐后2小时血糖（毫摩尔/升）	7.2	8.3	10.0	
餐后3小时血糖（毫摩尔/升）	6.1	7.2	8.3	
24小时尿糖定量（克/24小时）	<5	<10	<15	
糖化血红蛋白（%）	<6	<8	<10	
达不到一般控制指标要求				

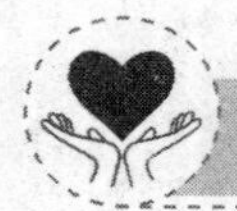

掌握监测血糖的注意事项

定期监测血糖是糖尿病患者监测病情变化的重要手段之一。血糖的变化受到众多因素的影响，血糖监测中应注意以下几点：

（1）常规血糖监测包含监测空腹血糖和三餐后2小时血糖。

（2）空腹血糖是指前1日晚餐后不进食，空腹8～12小时，次日晨所测的血糖。

（3）餐后2小时血糖是指从进餐的第一口开始计时，2小时后测定的血糖值，应注意是从进餐的第一口开始计时，而不是从进餐结束后开始计时。

（4）测定空腹血糖应注意：化验前1日正常用药，正常进食，不做剧烈运动，不过度兴奋。化验前1日晚餐后就不进食，当天不进早餐，将早餐和降糖药或胰岛素带到医院，在早上8：00以前取血测定。有的患者化验空腹血糖时取血时间太晚，推迟到早上9：00、10：00以后，这也不能代表空腹血糖水平，同时还会影响正常进早餐和用药，也会影响中餐的血糖水平。更不要在家注射完胰岛素后再到医院抽血，如不能在半小时内抽完血，势必推迟进餐时间造成低血糖发生。

（5）测定餐后2小时血糖应注意：应该正常进餐和服药，不应为了得到满意的血糖结果而减少进餐的量。有的患者不吃药就去测血糖水平，一测发现血糖很高，如果没告诉医生没服药，那医生会错误地增加药量，这样监测没有一点意义。

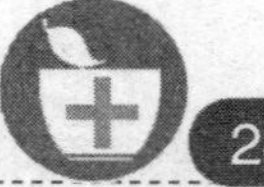

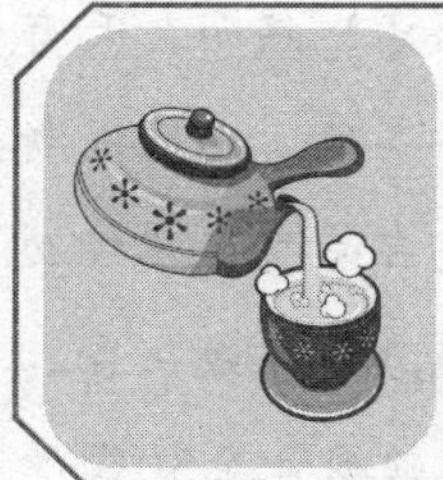

第二节

情志降糖，调适心情无烦恼

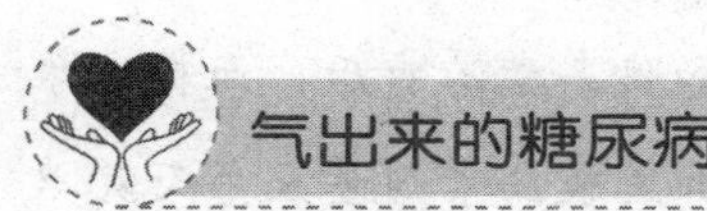

气出来的糖尿病

科学研究发现，不良情绪和精神因素是诱发或加重糖尿病的一个重要因素。但是，并不是所有的人都会因不良情绪和精神因素而诱发或加重糖尿病，不良情绪因素对胰岛素分泌的影响主要限于中老年人。多因该年龄段的内分泌功能减退，胰岛β细胞数量逐渐减少，功能下降，因而不良情绪最容易使中老年人发生糖尿病或糖尿病病情加重。也不是说一般的情绪不良就能导致糖尿病，只有强烈的刺激反复、持久作用于机体，同时机体的胰岛细胞及影响血糖的其他内分泌腺对上述刺激又特别敏感时，才可能诱发糖尿病或加重糖尿病。

李大爷早年做过肺部手术，又患有高血压、肾结石，身体一直不太好。5年前退休后被女儿从内地接来海滨城市养老。曾因多饮、多尿就诊，诊断为2型糖尿病，病情不重，经饮食指导并服用小量的格列喹酮（糖适平）片（每日2次，每次15～30毫克），配合服点降血压药，其血糖、血压就可满意控制。

李大爷有一个幸福、美满的家庭，子女争气、事业有成，专门给二老一幢房子以安度晚年。儿子知道他有糖尿病，还买血糖仪给他监测血糖，请了个保姆为他料理生活。经过几年的调养治疗，李大爷的身体竟一年年好了起来，面色红润，精力充沛，晚年过得很惬意！然而，天有不测风云，女儿、女婿随着业务扩大，各自奔忙于世界各地，感情逐渐疏远乃至于破裂，闹到了离婚进法院的程度。李大爷急在心里，几经劝阻无效，眼看一个美满的家庭顷刻破灭，十分伤心、焦急，导致头昏、失眠、口渴、乏力，虽仍在服药，尿糖却呈强阳性，血糖升至30毫摩尔/升，病情明显加重，不得不入院治疗。入院后经详细检查，患者除受到强烈的精神刺激外，找不到其他引起病情加重的原因，被诊断为精神应激所致糖尿病恶化。经严格的饮食控制和胰岛素治疗后，血糖仍难以恢复正常。患者一直焦虑不安，后经逐步加大胰岛素剂量至每天50单位，辅以抗焦虑、镇静剂等治疗，主治医生与患者多次谈心疏导，使其焦虑情绪逐步解除，情绪渐趋稳定，历经近1个月的治疗，血糖才逐步回落到正常。此后停用胰岛素，改回用格列喹酮每日2～3次，每次30毫克，血糖控制良好。

因而，作为易感人群的中老年糖尿病患者，应当认识到不良情绪对健康的危害，把控制不良情绪作为预防糖尿病和其他疾病的一个重要手段；对糖尿病患者来说，在控制饮食、接受药物治疗以及适量运动的基础上，更应忌怒、戒愤、远忧、以乐为本，注意保持良好的心理状态和稳定的情绪，努力提高中枢神经系统的平衡能力，这对控制糖尿病的发展、预防并发症和争取早日康复具有重要意义；作为医生，在诊治糖尿病患者时，也要采取有针对性的病因治疗，把精神调理和心理治疗作为控制患者血糖升高的一个重要手段。

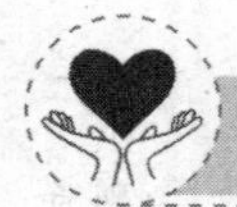

糖尿病患者的心理误区

糖尿病属于心身疾病，不但不良情绪可能诱发糖尿病，心理因素对

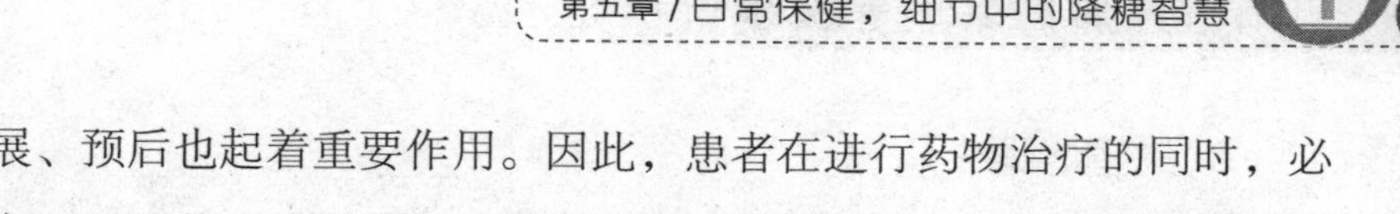

其发展、预后也起着重要作用。因此，患者在进行药物治疗的同时，必须注意心理调节，这样可起到事半功倍的效果。然而，不少糖尿病患者却存在以下心理误区，倘若不注意调节，势必影响疾病的治疗和预后。

1. 恐惧心理

糖尿病是一种难以治愈的终身性疾病，可能出现多种并发症，加之一些患者对糖尿病不了解，可能存在认识上的误区，因此容易产生焦虑、恐惧的心理，对病情和治疗过分关心，出现感觉过敏、精神高度紧张、失眠等。此时，要耐心倾听患者的倾诉，进行心与心的交流，了解他们焦虑、恐惧产生的原因，利用语言技巧尽快稳定患者的情绪，给患者以支持和鼓励；适时进行糖尿病知识宣教，指导其如何选择和控制饮食，如何进行体育锻炼，化解其消极情绪；指导患者进行自我调节，学会做情绪的主人，使患者正确对待生活，缓解心理压力。

2. 否认心理

患病早期，患者往往不能接受这一现实，对自己患糖尿病持否认或怀疑的态度，或自认为得了糖尿病无非就是血糖高点，对身体无大影响，对疾病采取满不在乎的态度，甚至怀疑医生诊断有误，拒绝改变饮食习惯，不接受治疗，导致病情发展。此时，医生应帮助患者正视现实，建立战胜疾病的信心，并耐心细致地介绍有关糖尿病的知识，如高血糖的危害性和不及时治疗可能发生的并发症，帮助他们认识疾病的发生、发展过程，引起他们对饮食、运动及科学用药的重视。

3. 失望心理

患者一旦被确诊，将终身依赖药物治疗，否则可能导致危及生命的代谢紊乱。他们往往感到被剥夺了生活的权利与自由，对生活失去信心，情绪低落，整日沉浸在悲伤的情绪中，对治疗采取消极的态度。作为家属，要用亲切、诚恳的语言开导患者，协助他们与医生建立良好的医患关系，及时发现患者的情绪变化，设身处地地理解他们的烦恼与苦闷，激发他们对生活的热情，让患者积极主动地配合治疗。

4. 厌世心理

有些患病时间长、并发症多且重、治疗效果不佳的患者，对治疗产生对立情绪，认为无药可医，迟早都是死，所以不愿配合治疗，表现出一种冷漠、无动于衷的态度。对这类患者，医护人员首先要用温和的语言、熟练的操作、丰富的医疗护理基础知识取得其信赖，主动与患者谈心，针对化验结果主动向其做科学的、保护性的解释，帮助患者重新树立治疗信心；用正确的人生观、价值观感染患者，促使患者克服厌世的心理，增强战胜病魔的信心。在患者有自杀倾向时，应密切观察患者的行为，严防其自杀。

5. 自责心理

患者患病后照顾家庭的能力降低，长年治疗又需要大量金钱，可能造成家庭经济拮据，这容易使患者感到内疚而自责，认为自己成了家庭的累赘。消除自责心理的方法是让患者了解糖尿病虽不能根治，但通过合理的饮食、适当运动、科学用药、保持良好心态可以很好地控制病情，并能像健康人一样工作、学习和生活；在尽可能的条件下，协调社会各方面，帮助患者解决实际困难，以减轻其经济负担。

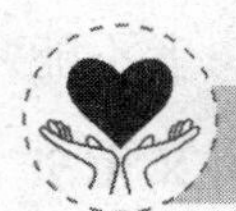

糖尿病患者心理调节的内容

糖尿病患者进行心理调节的重要内容包括：

（1）患者及其家属要了解、学习糖尿病有关知识，正确对待疾病，消除悲观、失望情绪。

（2）建立有规律的生活秩序，坚持体育锻炼，每天读书、看报。

（3）患者应学会充实生活，学习养花、种草、下棋、绘画等。

（4）患者应学会自我情绪的调节，遇到不良刺激时，要通过自我安慰的方式转移注意力达到一个新的心理平衡。

在许多糖尿病患者中有程度不同的焦虑症，尤其是使用胰岛素的患者。遇到这种情况，除自我调节情绪外，不妨在医生的指导下适量服用抗焦虑的药物。

糖尿病患者心理调节常用的方法

糖尿病患者心理调节常用方法有以下几种。

1. 精神分析法

精神分析法又叫心理分析法，是通过有计划、有目的地同心理专家进行交谈，叙述病情，帮助患者对糖尿病有一个完整的认识，通过疏导、安隐，使患者建立起战胜疾病的信心。

精神分析疗法是由奥地利精神病学家和心理学家弗洛伊德创立的。精神分析疗法首先要有一个宁静、舒适的环境，只有心理医生和患者两个人，患者精神放松，毫无顾忌地随意联想，在心理医生的引导下讲出他想到的任何一件事，包括童年的往事，也包括讲述自己的梦。心理医生则从患者联想的东西中去分析他的真正内心活动和动机。当患者不能很顺利地进行随意联想，即有些东西在他的潜意识里，而他一时又无法联想出来，心理医生可使用催眠术，在催眠状态下让患者联想那些被压抑的各种东西。通过自由联想和梦的分析了解到患者的潜意识、精神压抑、动机之后，就要对患者解释其中的那些潜意识的含义。在这种解释中，使患者从精神病态和心理冲突中解脱出来，从而使患者的心理问题得以解决。

2. 支持性心理治疗

支持性心理治疗需要心理医生与患者之间建立良好的关系。心理医生热情地接待患者，对患者病痛给予高度同情，给予他们关心和尊重，合理地采用劝导、启发、同情、支持、消除疑虑、提供保证等交谈的方法，帮助患者认识现实，改善情绪，缓解心理压力，提高其信心，从而促进患者身心健康的方法。在采用支持性心理治疗时应注意：心理医生对患者来说不是绝对的权威，患者也不是处在绝对服从的地位，态度要真诚。在掌握患者的心理状况以后，要善于利用心理学知识及时正确地给患者以同情、解释、鼓励和保证。心理医生必须充分调动患者心理上的积极方面，加以支持和发扬；对患者心理的消极一面，应充分让其表露出来和发泄，然后加以引导。主要治疗程序为：

倾听：心理医生一定要善于倾听患者的诉说，使他们有机会表达自己焦虑、烦躁的感受和情绪。从中可以了解患者真实的心理状况和患者痛苦、抑郁、焦虑的症结所在。另外，医生认真倾听患者的述说，会使患者感到有人在认真地关心他们，从而更有信心。

解释：心理医生在倾听患者的述说时，在恰当的时候利用心理学知识向患者做必要的解释，对存在的问题进行透彻的分析。

指导：在对患者心理障碍和整个病情充分了解的基础上，及时发现其潜在能力和解决问题的条件，指导和调动患者的内在积极性，共同对存在的问题进行讨论、分析，引导患者领悟解决问题的有效方法，并树立其战胜疾病的信心。

保证：心理医生可利用自己在患者心目中的地位和专业知识方面的权威，以事实为依据，向患者做出有关方面的保证，解除患者的焦虑和抑郁。

支持性心理治疗适用于处于震惊、否定和抑郁阶段的患者，对治疗抑郁症、焦虑症等心理疾病效果明显。

3. 说理开导法

说理开导法又叫言语开导治疗和行为诱导治疗，是对糖尿病患者最基本的也是最常用的心理疗法。它是医生在给患者诊疗疾病过程中，用言语和行为影响患者的心理，使其不正常的心理得以调整，以达到治疗疾病的目的。《灵枢·师传》对说理开导法的要义进行了精辟的论述，指出："人之情，莫不恶死而乐生，告之以其败，语之以其善，导之以其所便，开之以其所苦，虽有无道之人，恶有不听者乎。"

概括起来，说理开导法有以下四方面的内容：向患者指出糖尿病的性质、起病原因、对机体的危害和可能引起的常见并发症等，以引起患者重视，使其对该病有一个正确客观的认识；增强患者战胜病魔的信心，耐心地告诉患者，只要及时治疗，积极与医护人员合作，按医嘱服药，就能有效地控制病情；要告诉患者"绝房色，戒恼怒，节饮食，慎起居，

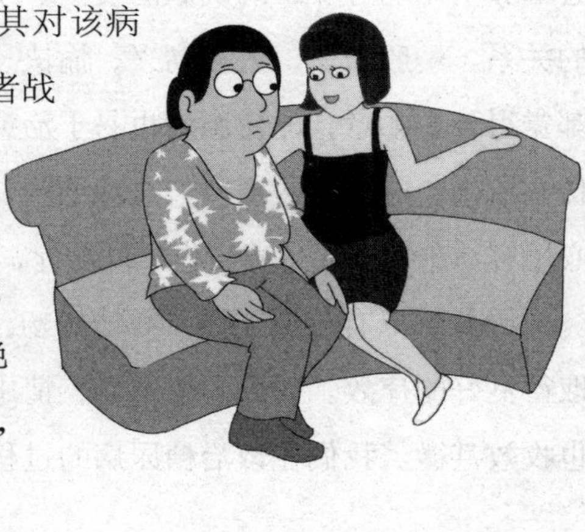

莫信邪”等养生的方法；强调在药物治疗的同时，更要重视身心调护和心理调整，帮助患者解除紧张、恐惧、消极的心理状态。

4. 自我松弛疗法

自我松弛疗法是一种在心理医生的指导下，由患者自行控制使全身发生反射性松弛反应的治疗方法，由于现代生活的节奏较快，工作较紧张，使患者长期处于紧张、焦虑的状态，这可诱发糖尿病，而一旦发现自己患了糖尿病后可能会更紧张、焦虑，这就形成一个恶性循环。因此，学会自我松弛疗法非常有必要，自我松弛疗法较简单、方便，易被患者接受。如在舒适安静的环境中放松，闭目静坐，排除杂念，深慢呼吸；主动放松全身每一部分肌肉。练松静功其实就是一种自我松弛疗法，度假、旅游也是一种自我松弛疗法。

自我松弛疗法被广泛应用于治疗身心疾病。其实，在很多情况下，正常人也需要自我松弛疗法，松弛一下紧张的神经，减少心身疾病的发生。

5. 怡悦开怀法

怡悦开怀法又叫想象畅怀治疗。这是一种通过言语诱导使患者精神振奋，心情畅快，树立战胜疾病信心，以防治疾病的心理疗法。一个人心情和情绪的好坏，同疾病的发生、发展和转归变化，都有着十分密切的关系。一般来讲，人在高兴、愉快、喜悦的时候，不论做什么事情，都觉得称心如意，即使患病也易于治愈。相反，人在悲哀的时候，总是伤心流泪，感到心灰意冷，悲观绝望，看世界的一切都是灰暗色，此种心境容易患病，而患病后也难以治疗，甚至使病情加重。

因此，只有怡悦开怀，心情舒畅，情思如意，然后配合服药，方能取得良好的疗效。如果心情不畅，情志抑郁，则草木无情，服药再多，也收效甚微。我们在诊治糖尿病的过程中，要多给患者举一些已经治愈

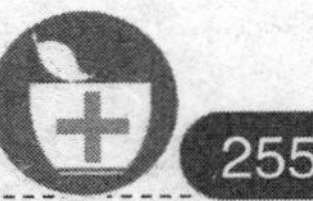

或明显好转的病案，多讲一些经过系统治疗、科学管理，就能预防并发症的好处，使患者心情舒畅，减少思想负担，并树立战胜疾病的信心。在此基础上，再配合药物治疗，往往能收到满意的疗效。

6. 缓解焦虑法

由于生活中充满了各种压力，会使人产生焦虑；糖尿病患者要面对比别人更多的压力，所以更容易产生焦虑。症状主要有坐立不安、易疲劳、注意力不集中、易怒、睡眠紊乱、肌肉紧张、过分忧虑、过分担心等。

缓解焦虑的关键是找到引起焦虑的诱因，进而找到对付这种情况的好办法。如果这样仍不能缓解焦虑，最好把这些情况告诉医生。许多病情会引起焦虑症状，因此，医生将首先排除生理病因的可能，血糖水平过高或过低，均会引起焦虑，有些药物也会引起焦虑，排除了生理原因以后，可以通过心理咨询或药物治疗。在心理医生的帮助下，可能找到造成焦虑不安和内心矛盾的潜在原因，这对缓解焦虑是有很大帮助的。若是没有任何原因而出现不适应的焦虑，可考虑药物治疗。

7. 消除紧张法

首先，要分析患者出现精神紧张的原因。因对糖尿病不了解而紧张的，要详细向患者讲解糖尿病的一般知识，使患者知道糖尿病虽然不能根治，但是只要控制得好，可以和正常人一样正常生活和长寿，精神紧张只会加重糖尿病病情。也可采取疏情达志法，根据不同的患者采取听音乐、兴趣培养、催眠、暗示等，也可采取“多思”的精神疗法，如让他们演算趣味数学题或下棋等。良好的暗示、思虑转移法可使患者心神安定，保持心情舒畅。开展有益的体育活动，建立有规律的生活，对缓解精神紧张也有很好的作用。由于家庭、工作等负担造成的精神紧张，则需要社会、家庭为患者营造一个宽松、和谐的生活氛围，解除患者的精神紧张。

8. 转移注意法

转移注意法的心理治疗，是通过言语诱导说服和影响，把患者的注意力从疾病上转移到其他方面去，以缓解病情的心理治疗方法。有些患者在确诊患糖尿病之后，精神特别紧张，往往将注意力经常集中在糖尿病上面，怕病情变重，怕不易治愈，整天围绕疾病胡思乱想，陷入苦恼和忧愁之中。特别是听说有的患者患糖尿病坏疽或眼底出血时，更是怕得不得了，紧张、惶恐不可终日，有的患者甚至夜不能寐，从而使病情加重。还有的糖尿病患者合并有末梢神经病变，肢体麻木、疼痛，但却怀疑得了糖尿病坏疽，担心要被截肢，一天到晚把注意力集中在这方面，对肢体疼麻感觉特别敏感，甚至影响了正常的工作、学习，服药也难以见效。对以上所述的这类患者，用言语诱导的方法说服和影响，转移其注意力，可收到单纯药物达不到或不药而愈的疗效。

9. 音乐疗法

有研究表明，音乐可以调整情绪，增强记忆力，活跃思想。有利于调整和改善个性特点和行为方式，消除孤僻儿童与周围环境的情绪和理智障碍，加强人们对人生意义的认识和自我信心；如果听到既往熟悉的抒情、轻松的音乐，可以唤起对过去美好生活的回忆，有助于调节情绪，增强生活信心。可以调节呼吸、循环、内分泌等系统的生理功能，对精神和神经系统有良好的影响，音乐还具有良好的镇静、镇痛作用。20世纪50年代美国创立了国立音乐治疗协会，由此出现了“音乐治疗学”。目前，音乐疗法已在欧美、日本等地广泛开展。

音乐主要通过心理和生理两个途径作用于人体，达到调节情绪的目的。糖尿病属于一种心身疾病，通过欣赏轻松、愉快的音乐，可以消除烦恼和焦虑，解除心理障碍。

音乐治疗是一个复杂的过程，需要根据患者的病情、个性、文化程度、音乐修养等来选曲，同时需要患者发挥主观能动性。

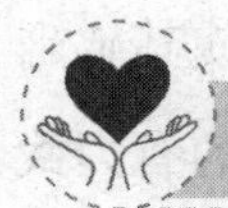

儿童糖尿病患者的心理调节

当一个前程似锦、求知欲旺盛的孩子得知糖尿病将终身伴随自己时，心情是很复杂的。沉重的打击使患儿极易产生矛盾、消极的心理而引起多种情绪反应，如情绪低落、焦虑、恐惧、孤独、易伤感等，乃至认为前途渺茫，而自暴自弃，不配合治疗。有些家长的紧张心情甚至比孩子更有过之，终日担心、害怕、不知所措、到处求医。家庭的这种紧张气氛更加重了患儿的心理创伤。

据调查，6～17岁1型糖尿病儿童有20%存在行为问题。行为问题的表现除了疾病早期的适应性障碍以外，社交退缩、交往不良、抑郁和焦虑是主要的心理障碍表现。调查资料说明1型糖尿病儿童、青少年是发生行为问题的高危人群，需要给予足够的重视。而这些心理问题又会影响糖尿病的病情控制，从而形成一种恶性循环。但是要想打破这个恶性循环，仅凭药物是远远不够的，还必须与积极、有效地心理干预及社会支持相结合，才能使糖尿病儿童能像正常儿童一样健康成长。

由于糖尿病患儿的严重心理障碍造成病情的反复及不稳定，给临床治疗带来很多困难。如有一个刚出院不久的患儿，家庭记录认真，每天血糖监测比较稳定，尿糖定性基本在-～±之间。但一到来医院复查的日子，血糖增高，尿糖变为+++。究其原因，多是由于担心复查的结果不正常。这种紧张心情不可避免地引起神经内分泌功能的变化，导致儿茶酚胺、肾上腺素、皮质激素等升糖激素分泌增加，进而血糖、血脂增高并出现酮血症。而患儿本身由于胰岛β细胞的功能被破坏，不能相应地增加胰岛素的分泌，去调节这种内环境的失衡，致使代谢失去控制、血糖增高、尿糖增加，甚至出现酮症尿。

因此在日常生活中，不仅仅是指导饮食及调整胰岛素，很重要的一部分工作是通过与患儿的亲切交谈，了解患儿的心理状态，使其感到医生是帮助他们战胜疾病的朋友，良好的医患关系是克服困难的有力武器。在解除患儿及家长的顾虑、提高对疾病认识的基础上，使他们逐步树立战胜疾病的信心。

青春期糖尿病患者的心理调节

青春期是儿童到成年人的过渡时期，其生理和心理上都发生着巨大变化，是不稳定时期，需加强心理护理，正确引导，保证患者的身心健康。对青春期糖尿病患者进行心理护理，应注意以下问题：

（1）自信心易受伤害。常表现有不同程度的心理适应不良，有明显的压抑感，常以有糖尿病来回避竞争。在护理上要注意理解患者的一些想法和要求，关心他们的生活和学习，在糖尿病的治疗和监测方面尽可能地帮助他们，使他们逐步适应生活环境，树立自信心。

（2）心理不稳定，血糖波动大。当血糖升高，胰岛素用量增加时，对治疗缺乏信心，有时甚至发泄对患有糖尿病的愤怒而拒绝进食，导致糖尿病酮症酸中毒反复住院治疗。遇到这种情况，在护理上首先要关心、爱护及理解患者，帮助他们解除心中的疑惑，重新建立糖尿病的治疗及护理计划，具体帮助实施，争取在短时间内取得较好疗效，稳定病情，使患者对远期的治疗产生信心。只有病情的稳定才能使患者心理逐步平稳下来，从而产生良性循环。在此基础上要充分理解患者的心理，帮助他们以积极向上的态度对待周围事物，控制情绪，加强自信心。

（3）常有逆反心理，可能擅自停止糖尿病的各种治疗和护理措施，以证明他们是“正常的”。在心理护理上不要正面冲突，要从侧面耐心诱导，使他们正视疾病的客观存在，要想使身体健康，就要长期坚持糖尿病的治疗。

（4）患者对周围事物都有自己的分析和理解，对自身的糖尿病也是这样，他自己认为应该怎样办就怎样办，拒绝向专家询问，拒绝专家的检查。由于对事物认识尚不全面，容易出现偏差而影响糖尿病的治疗。针对这种心理，应注意观察，及时发现偏差并耐心解释，强调患者认识正确的一面，诱导患者理解尚未认识的一面，一分为二地看问题，使患者对糖尿病的治疗及护理的意义有一全面的了解，以便积极配合治疗。

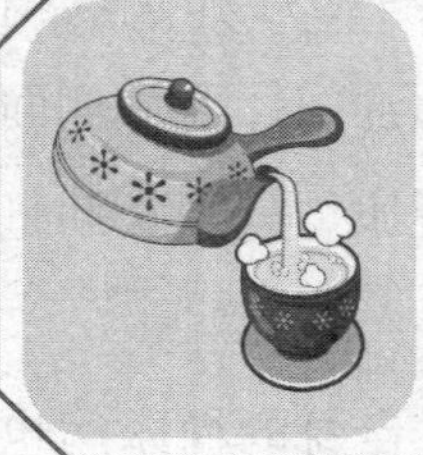

第三节 四季养生，小细节大疗效

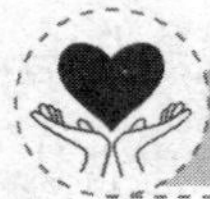

春季，患者要注意卫生

春暖花开，万物复苏，处处充满生机，许多病毒、细菌、微生物也进入了繁殖期，春季易于流行各种传染病。春季乍暖还寒，一旦超出人们的防御能力，很容易感染各种疾病。糖尿病患者由于自身血糖较高，一方面易于病毒细菌繁殖，一方面又降低自身的抗病能力，加之血管、神经等并发症，更易感受各种疾病，如呼吸系统感染易患肺炎；上呼吸道感染易合并肺结核；泌尿系统感染易患肾盂肾炎和膀胱炎；皮肤感染多见于皮肤化脓性感染，如多发性疖病、坏疽等；女性易患会阴部真菌感染。其他如牙周炎，肝脏系统感染，糖尿病足感染，毛霉菌病，恶性外耳道炎，严重者可致败血症。糖尿病患者易罹患感染，而感染又可引起严重后果，因此我们必须积极预防，积极治疗糖尿病，纠正糖代谢紊乱，增强机体抵抗力。另外不可忽视的是要搞好个人和环境卫生，女性尤应注意外阴的清洁，要注意口腔卫生，养成早晚刷牙、饭后漱口的良好习惯，经常开窗通风，少去公共场所，这样才能做到防患于未然。

春季踏青不要“疯”

春暖花开，人们外出踏青，一方面可呼吸新鲜空气，一方面可愉悦

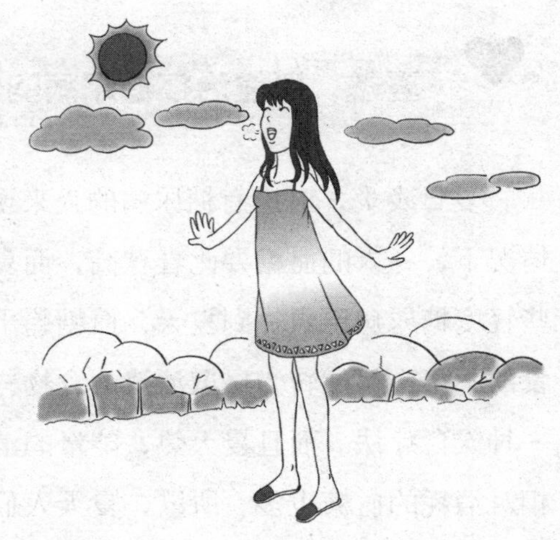

精神，还可锻炼身体。糖尿病患者春季踏青日程安排最好按平时的作息时间，定时定量进餐，饭后半小时至一小时之间开始运动，或步行，或爬山。要随平时用药多少，或事先减少药量，或增加一定量的主食，以避免低血糖发生。妥善保管好携带的降糖药物或胰岛素以避免药物失效，随身携带糖尿病卡，一旦发生意外，可马上得到救治，别忘了带上充足的水。春季是各种传染病流行的季节，过度疲劳会使机体抵抗力下降，易合并感染，因此各种活动要适当而有节制，要量力而行，避免过度疲劳。外出踏青时衣着一定要舒适，春季气温多变，要注意保暖，避免着凉感冒，鞋袜一定要柔软合脚，避免足部损伤。别忘了随身带上尿糖试纸或血糖仪，随时监测血、尿糖，以随时调整药物。

春季，积极预防传染病

春天，细菌病毒易于繁殖，常致一些传染病流行，糖尿病患者由于其特有的高血糖环境及免疫功能的降低，更易合并传染病，如合并肺结核、急性肝炎、流行性腮腺炎、风疹等。

对其预防首先要控制好血糖，增强机体抗病能力，其次少去公共场合，不与有传染病的患者接触，搞好个人卫生，再次若发现有感染征象如发热、咳嗽、恶心、乏力、食欲不振、两腮肿胀等，应及时到医院检查，以早发现早治疗。

夏季，抓住治疗糖尿病的佳机

夏日炎炎，对患有糖尿病的人来说，却是治疗的最佳时机。在一般情况下，冬天的血糖要比春秋高，而夏天是一年中血糖最低的季节。一些轻度糖尿病患者一到夏天，血糖趋于正常。夏天天气闷热，人们普遍食欲不振，往往转为摄取清淡的食物，而清淡的食物含糖量少，不失为一种饮食疗法。而且夏天热，能量的消耗较大，体内的新陈代谢旺盛，相对消耗的血糖也多。所以，夏天人们查血糖总是偏低的，尤其是患有糖尿病的人更是如此。

大家知道，糖尿病的发生主要是体内胰岛素分泌不足引起的。有关医学专家发现，人体在夏季对胰岛素的敏感性增高，促进胰岛素的分泌量比其他季节多，这也是夏天血糖偏低的重要原因。夏季是一年中血糖最低的阶段，也就是说，血糖离正常值最近。不过，这一点也容易引起糖尿病患者的误解，认为血糖下降了，可以减服降糖药，这或许是许多糖尿病患者长久血糖降不到正常值的一个重要原因。夏天血糖稍有下降，是上述多方面因素的协同作用，在这种情况下，切不可盲目减药，有时还可稍加剂量，以求血糖完全降至正常一段时间后，再考虑减药。对于注射胰岛素的糖尿病患者，在夏天停用胰岛素，改为口服降糖药，免受皮肉之痛苦，那是再好不过的事情。但是，这一切都应由医生来决定。总之，夏天是一个天然降血糖的时节，糖尿病患者应抓紧治疗，这样既有利于疾病的康复，也可以推迟并发症的出现。

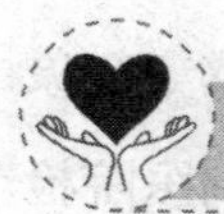

夏季，糖尿病患者不要吹空调

糖尿病可使机体许多器官内物质代谢失调，体质变弱，抵抗力变差，

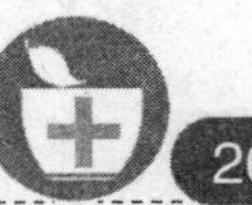

而高血糖又有利于细菌或病毒的繁殖，组织对外来刺激反应能力下降，容易招致感染。夏季室内多设有空调，一方面室内空气不易流通，另一方面寒冷刺激会使体内交感神经处于兴奋状态，肾上腺素分泌增加，促进肝糖原分解，在胰岛素分泌正常的情况下促肌肉细胞摄取葡萄糖以产热，而糖尿病患者胰岛素不足，肌肉摄取葡萄糖能力减弱，既使血糖升高，又使身体产热不够，耐寒能力下降，本身抵抗力就差，易患感冒，室内空气又不好，更易引发感冒，尤其开着空调睡觉时更易着凉，更加重病情，使血糖升高，甚至诱发酮症酸中毒，故糖尿病患者夏季应远离空调。

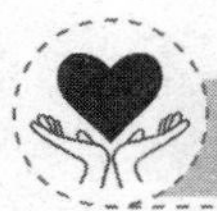

秋季，糖尿病患者饮食不要过量

进入秋季，人的食欲都有所增加。饮食控制是糖尿病治疗的基础，一些轻微的糖尿病患者单纯靠饮食控制就可以把血糖降到正常的水平；但控制不是禁止，即使是高糖、高脂、高热量的食物，也可以食用，但绝不能过量。

那么，何谓过量？“量”就是每日进食的总热量，它与标准体重相关。标准体重=身高（厘米）−105（千克）。举例来说，如果一个人身高是170厘米，标准体重就是65千克。一般人在休息状态下每天每千克标准体重所需要的热量应该是83.7～104.6千焦（20～25千卡），体力劳动者则为125.5～146.4千焦（30～35千卡）。那么，正常情况下，标准体重65千克的人每日进食的总热量是（83.7～104.6）×65=5439～6799千焦（1300～1625千卡），有较大运动量或做体力劳动的则是（125.5～146.4）×65=8158.8～9528.6千焦（1950～2275千卡）。

一天吃50～100克（1～2两）米饭、150～300克（3～6两）肉、3～4匙油、6克盐，是比较适合糖尿病患者的摄入量。如果不饱，则可在总热量基本不变的基础上，以瓜果、青菜、燕麦等填肚子，然后适当增加运动，加大消耗。

想要有效控制血糖，“少吃”这两个字必须记牢。糖尿病专家认为，除了少吃高糖、高热量、高脂、高蛋白的食物外，高“升糖指数”的食物也要严加控制。所谓“升糖指数”，是指食物进入人体2个小时内血糖升高的相对速度。如糯米就比大米的升糖指数要高，同量的大米做成稀饭和米饭，稀饭的“升糖指数”又相对高一些。燕麦和荞麦的升糖指数则比较低。因此，糖尿病患者秋季饮食要掌握好“度”。

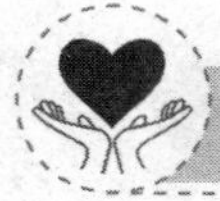

秋冻，可以加重患者的病情

民间有“春捂秋冻”的说法，意在秋凉时不可马上增加衣服，以锻炼自己的御寒能力，为适应寒冷的冬季做准备。春天气候多变，乍暖还寒，不宜马上减少衣服以免受寒。这本是人们适应自然气候的一种做法，但糖尿病患者较具特殊性，应随时依据天气变化增减衣服。这是因为长期或间断高血糖使血渗透压升高，抑制白细胞的吞噬能力，使机体抵抗力下降。糖尿病患者尤其伴糖尿病酮症酸中毒时，机体代谢严重紊乱，机体多种防御机能缺陷，对入侵微生物的反应包括中和化学毒素、吞噬功能、细胞内杀菌作用、血清调理素和细胞免疫功能均受到抑制，从而使患者极易感染，且感染严重。并且糖尿病常合并血管神经病变，导致微循环障碍，局部血供较差，组织氧浓度

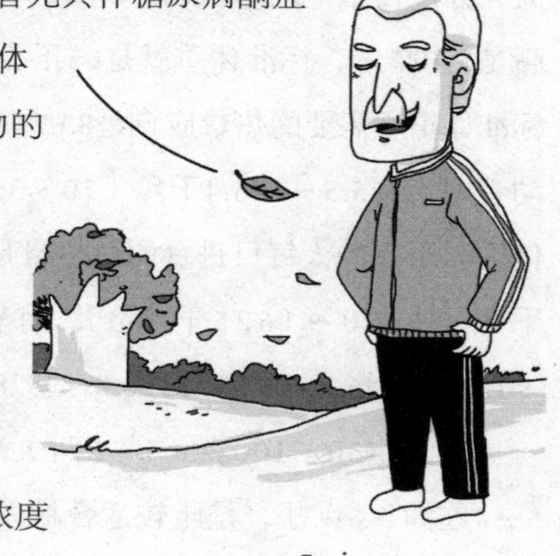

降低，影响局部组织对感染的反应，还有利于厌氧菌生长，易引起组织坏死和坏疽。且寒冷可引起血管痉挛，使血流缓慢诱发心脑血管疾患。寒冷还可使血糖升高加重糖尿病病情。所以说糖尿病患者不宜秋冻。

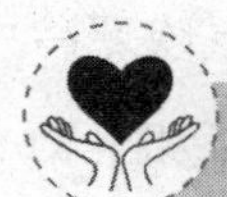

冬季，糖尿病患者警惕流感

流感是冬季里对糖尿病患者危害最大的疾病。冬季寒冷，当人们抵抗力下降时易诱发上呼吸道感染，糖尿病患者较正常人更易感冒，这是因为高血糖环境利于细菌繁殖；高血糖使血渗透压升高，抑制白细胞的吞噬能力，使机体对细菌的抵抗能力降低；糖尿病多伴有蛋白质分解加快、合成减少，使免疫球蛋白生成能力减弱；T细胞、B细胞和抗体数量减少，使免疫功能低下；加之寒冷时，肝糖原分解增加，血糖升高，而由于胰岛素缺乏，周围肌肉组织不能有效摄取葡萄糖产热，致使耐寒力下降。

以上诸种因素决定了糖尿病患者冬季易患感冒。那么如何防治呢？关键还是要先控制好血糖，尽可能改善利于细菌生长和影响免疫功能的内环境，同时注意保暖，避免寒冷刺激，循序渐进地加强体育锻炼，以增强体质。注意室内通风，避免去公共场所，遇到周围有感冒者，先服板蓝根冲剂等加以预防。一旦感冒，积极治疗，以免引发肺炎，并要及时到医院检查以排除发生肺炎的可能。

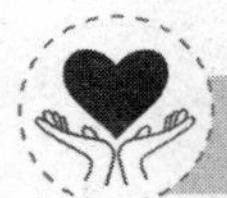

冬季，糖尿病患者需防皮肤瘙痒

糖尿病长期存在各种代谢紊乱，并在慢性脱水基础上合并末梢神经炎及微小血管障碍，可引起多种皮肤病。常见的瘙痒性皮肤病变有皮肤瘙痒症，包括全身性瘙痒和局限性瘙痒，如外阴瘙痒、肛门周围瘙痒；

神经性皮炎；急、慢性湿疹；荨麻疹以及某些真菌感染，如会阴部瘙痒，手、足癣等。

冬季易导致血糖升高，长期高血糖可刺激皮肤且易于真菌生长；若糖尿病合并神经病变使排汗功能障碍常致下肢远端无汗症，皮肤慢性脱水状态，老年人各组织器官功能衰退，皮脂腺分泌减少。冬季气候寒冷干燥，人们出汗及皮脂腺分泌减少均可致皮肤干燥缺乏润泽，若加上糖尿病患者不注意调养，洗浴过勤，水温过高，清洁物品过于刺激皮肤；内衣更换不及时、过硬不够柔软，摩擦刺激皮肤，均可加重皮肤干燥、诱发皮肤瘙痒。因此，冬季糖尿病患者更易患皮肤瘙痒。

总之，糖尿病患者的皮肤瘙痒多为高血糖、调护不当及本身皮肤功能减退所致。因此，为预防皮肤瘙痒的发生，首先要控制血糖，然后加强调护，洗澡一周1～2次为宜，不可图一时痛快，增高水温解痒，水温过高会损伤皮肤，破坏皮脂腺分泌，越洗越痒，越痒越洗，造成恶性循环。浴后要涂些润肤露，要勤换内衣裤，内衣裤要柔软舒适，透气性好，最好为纯棉质地以减少对皮肤的刺激。一旦发生瘙痒，要寻找原因以解除病因。真菌感染者可用达克宁霜外用。中医学认为皮肤瘙痒病变多由血虚风燥、肌肤失养或因风湿蕴于肌肤、不得疏泄而致。冬季以血虚风燥者多见，表现为皮肤干燥，脱屑，有明显抓痕血痂。老年人冬季发病，可选用养血润肤疏风止痒之中药，如生地黄、熟地黄、天门冬、麦门冬、赤药、白芍、鸡血藤、夜交藤、当归、防风、刺蒺藜、苦参等。若顽固性瘙痒可加全蝎、乌蛇肉、炒皂刺等。但需注意，不可自行用药，需在医生指导下用药。

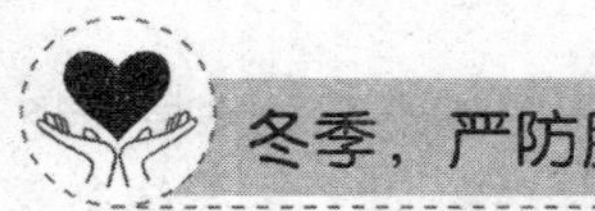

冬季，严防脑血管发生意外

糖尿病患者脑血管意外的发生率明显高于非糖尿病患者。冬季比

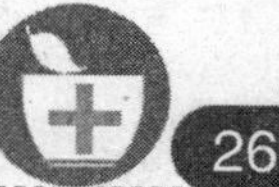

较寒冷，寒冷刺激可以使体内交感神经处于兴奋状态，肾上腺素分泌增加，由于糖尿病患者缺乏胰岛素，不能与肾上腺素对抗，致使血糖升高。另外，寒冷刺激还可使血管痉挛，影响大脑供血，加重上述病理改变，易于诱发脑血管意外，因此冬季易发生脑血管意外。

对于脑血管意外的防治首先应积极控制血糖，血糖控制了，脂代谢紊乱便可相应改善，这样便控制了动脉粥样硬化的两个重要危险因素，血液高黏、高滞、高凝也会相应改善。失去了微血栓形成的基础，脑血管意外就可以得到预防。一旦发生脑血管意外，当依据病情积极治疗。

由于糖尿病性脑血管病变以中、小梗死及多发性腔隙性梗死及无症状脑梗死较为多见，临床表现多不典型，早期可无任何症状或表现为记忆力下降、反应迟钝以及情绪的改变而无明显偏瘫或失语，易被医生及患者所忽视，因此对于脑血管病的早期发现显得非常重要。对于糖尿病病程较长者应注意其有无记忆力改变、反应迟钝、情绪易激动等，尤其对于合并高血压，有长期吸烟、饮酒等不良嗜好的患者应及早行头颅CT检查，早发现早治疗，防止疾病向更严重方向发展，避免患者致残、致死。

总之，糖尿病脑血管意外应以预防为主，积极控制血糖，控制血压，一般保持在17.3/10.7千帕（130/80毫米汞柱）为宜。戒除不良嗜好，避免或延缓动脉粥样硬化，才能从根本上防止脑血管意外的发生。

冬季，应严防心肌梗死

心肌梗死是心肌的缺血坏死，是在冠状动脉病变基础上发生冠状动脉血供急剧减少或中断，使相应心肌严重而持久地急剧缺血所致。其基本病因是冠状动脉粥样硬化，造成管腔严重狭窄和心肌供血不足，而侧支循环未完全建立。已知动脉粥样硬化某些易患因素如肥胖、高血压、脂质蛋白代谢异常在糖尿病患者群中高于非糖尿病患者群，儿茶酚胺等激素水平异常，高血糖血管内皮功能紊乱、血小板功能异常等可直接或间接参与动脉粥样变化的发生发展，糖尿病冠心病的特点是冠状动脉多支且全壁的粥样硬化，其狭窄程度较非糖尿病患者严重，同时心肌内微小动脉广泛狭窄加重心肌缺血，侧支循环不良而致大面积心肌梗死。又由于糖尿病患者早期已存在自主神经病变，心脏神经病变一方面影响心血管功能的调节可致严重心律失常；一方面使心绞痛轻微或无痛，使糖尿病性冠心病已达到严重程度而不易被患者知觉而被忽视。

冬季的清晨，寒冷刺激，可在动脉硬化基础上发生冠脉痉挛或微循环栓塞而导致急性缺血。清晨各种抵抗胰岛素的激素如肾上腺素、生长激素、胰高血糖素等分泌增加致血糖增高，糖尿病患者本身存在血流动力学改变，血液呈高黏、高凝、高滞状态，经一夜睡眠血流相对缓慢易致血栓形成，各种因素相互影响，所以在冬季的清晨易于发生心肌梗死。一旦发生，一般梗死面积较大，易发生严重的心律失常、心功能不全、心源性休克、心脏破裂和猝死等。

对于每一个糖尿病患者来说应积极治疗糖尿病，祛除产生动脉硬化及微血管病变的病理基础，定期监测血糖、心电图、超声心动等，从根本上避免心肌梗死的发生。一旦发生心肌梗死首先应控制血糖，改用胰岛素治疗，注意有无合并糖尿病酮症。一旦发生积极纠酮，但要注意血糖维持在8.3毫摩尔/升左右即可。血糖过高或过低均可加重心肌梗死，甚至诱发其他并发症，尤其胰岛素引起的低血糖，使儿茶酚胺释放突然增加，易在心肌兴奋期发生致命性心律失常。另外在应用胰岛素治疗过程中，注意监测电解质，尤其注意预防或纠正低血钾，严防急性心、肾衰竭，同时应积极溶栓。除此之外，还应积极改善循环，以降低糖尿病心肌梗死患者死亡率，防止复发，对改善预后有很大意义。

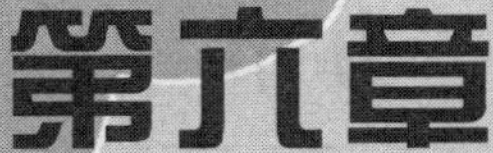
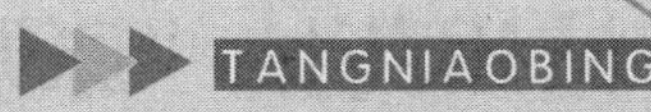

第六章 TANGNIAOBING JUJIA TIAOYANG BAOJIAN BAIKE

中西结合，取长补短把糖降

药，有中药与西药之分。人们经常把药物比作与疾病斗争的“利器”，虽然它们有的可以杀死病菌以及病毒或寄生虫；有的可以增强人体的抗病能力；还有的可以改善人体生理功能，从而促使患者病情好转，恢复机体健康。但吃药一定要对症下药，糖尿病患者也不例外。那么，糖尿病患者究竟应该如何正确用药呢？那么就认真了解一下吧!

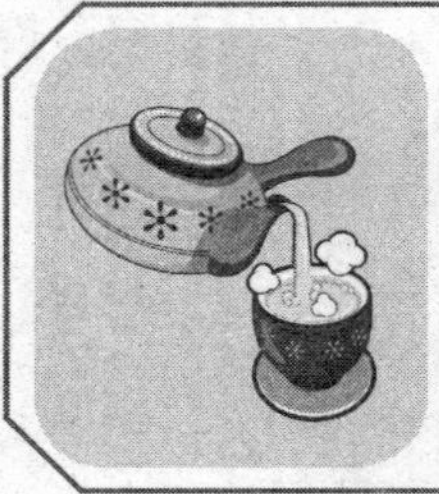

第一节 提前告知：降糖用药按“原则”办事

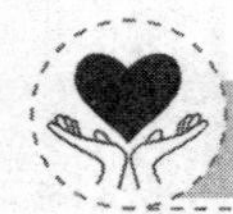

服用降糖药有原则

空腹血糖超过7.8毫摩尔/升，餐后血糖超过11.1毫摩尔/升，糖化血红蛋白超过7%是使用降糖药的指征。

选择口服降糖药是医生的任务，不要求患者学会自己决定用什么药。但是有的患者对药物一无所知，吃了几年药，连名字都叫不出来，只知道是“大白片”或者“小黄片”，这样吃药就太盲目了，也太缺乏自我保护意识了。所以，我们要求患者对药物的选择有个基本的了解。选择口服降糖药的品种有以下几个原则。

1. 按病型

1型糖尿病患者只能用双胍类、葡萄糖苷酶抑制剂或者噻唑二酮类3种降糖药，而2型糖尿病患者5类药均可以服用。

2. 按血糖高低

血糖较高的用较强或者作用时间较长的降糖药物，反之则用作用比较平和的药物。

3. 按胖瘦

较胖的人首选双胍类、葡萄糖苷酶抑制剂或者噻唑二酮类降糖药，偏瘦者首选磺脲类或苯甲酸类。

4. 按年龄

年长者在服用较强、作用较长或者苯乙双胍（降糖灵）等药物时须加小心。

5. 肝、肾功能

肝、肾功能不好的患者在用强效或长效降糖药时要留心，而且最好不要用苯乙双胍。

掌握口服降糖药的最佳时间

从作用强度的效果来看，各种口服降糖药都以餐前服用效果较好，也就是说进餐前在体内准备一个药物的环境，使餐后血糖不上升，这当然要比让血糖先上升然后再把它压下来要好。所以，如果没有什么不良反应，各种口服降糖药都应餐前服用。磺脲类和双胍类降糖药以餐前10～30分钟服用较合适。葡萄糖苷酶抑制剂要求餐前服用，餐后再吃效果较差，其中阿卡波糖（拜唐苹）则以在吃第一口饭前嚼碎服用效果较好，伏格列波糖（倍欣）则不必嚼碎服用。噻唑烷二酮类饭前饭后服用均可以，但是有些口服降糖药服用后会有一些不良反应，包括胃肠道刺激症状，如胃部不舒服、食欲不振、腹泻等。双胍类降糖药胃肠道刺激症状可能比磺脲类更明显，特别是苯乙双胍，可能引起口中有一种金属味道，还可引起恶心、呕吐、腹痛等。为了减轻这类不良反应，双胍类降糖药可放在餐后再服。一种药效果好不好，除了其降糖作用强不强，也包括不良反应大不大。餐后服用疗效虽然可能不及餐前，但总比不吃好，而且不良反应一般较小。

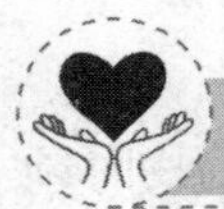

了解口服降糖药最佳的拍档

1. 双胍类与噻唑烷二酮类合用

在使用二甲双胍的基础上加用罗格列酮，其胰岛素敏感性亦有提高，可使糖化血红蛋白进一步降低。

2. 双胍类与α葡萄糖苷酶抑制剂合用

这一方案比较适合肥胖的糖尿病患者，除了减轻体重以外，还可以改善胰岛素抵抗，但应注意，这可能会使胃肠道不良反应出现的概率加大。

3. 双胍类药物与非磺脲类促胰岛素分泌剂合用

促胰岛素分泌剂对就餐时间的血糖波动有更明显的降低作用，而双胍类药物则对空腹血糖水平作用更大。两者合用可明显降低血糖而对体重无影响，发生低血糖事件比磺脲类与双胍类药物合用少。

4. 磺脲类与噻唑烷二酮衍生物类合用

可明显改善磺脲类药物失效患者的血糖控制，还可明显降低患者血浆胰岛素水平。对有高胰岛素血症的患者，使其胰岛素水平下降尤为明显。但在联合使用时，要注意可能会出现低血糖，应减少磺脲类药物的剂量。

5. 磺脲类与双胍类合用

肥胖者首选双胍类药物，非肥胖者可选用磺脲类药物。当使用磺脲类药物失效时，加用双胍类药物可使1/3～1/2的患者在数年内的血糖控制尚满意，还可以减轻磺脲类引起的体重增加。但是应注意，磺脲类药物可导致肥胖患者体内胰岛素水平更高。

6. 磺脲类与α葡萄糖苷酶抑制剂合用

当使用磺脲类药物血糖控制不满意或仅餐后血糖高时，加用α葡萄糖苷酶抑制剂（餐时服用），可使餐后血糖下降，两者联用可改善胰岛β细胞的功能。

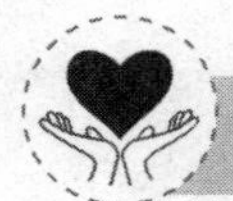

依据血糖状况调节降糖药的剂量

糖尿病患者应根据血糖情况在医生的指导下调整药物剂量，注意各种降糖药物的配伍对降糖作用的影响。如患者血糖过高且正在服用口服降糖药，需在医生的指导下看目前服用的降糖药是否符合临床用药标准，若可以，则考虑加服其他类降糖药；若不可以，则考虑换药。

1. 治疗初始阶段口服降糖药的调整

非肥胖2型糖尿病：单纯饮食治疗1个月，并配合运动锻炼后，仍空腹血糖＞10毫摩尔/升，可开始给予磺脲类治疗。若空腹血糖＜10毫摩尔/升，需药物治疗，初始剂量须小。空腹血糖＞10毫摩尔/升，起量要适中，治疗1周仍不满意者应增加剂量；空腹血糖＞13.9毫摩尔/升，选择剂量要增大。

肥胖型2型糖尿病：单纯饮食治疗1个月后，若仍空腹血糖＞10毫摩尔/升，可开始服双胍类药，经治2周仍空腹血糖＞10毫摩尔/升，可加用磺脲类。

2. 治疗过程中口服降糖药的调整

一般认为调整更换或联合应用口服降糖药的指标是空腹血糖＜10毫摩尔/升、餐后2小时血糖＜10毫摩尔/升。治疗中首先要求空腹血糖＜10毫摩尔/升，达到这个目标后，就设法使餐后2小时血糖＜10毫摩尔/升，若一种口服药已达到大剂量，现在一般主张若药物达最大量一半时，血糖水平仍不能达到上述两个指标，即可两种口服药联合使用，但应注意药物起效有个时间过程，不可服药数天，血糖控制不满意就换药。若达到上述指标，要设法进一步调整药物、饮食及运动量，使血糖降至正常或接近正常。

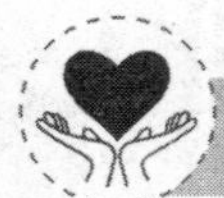

血糖平稳后不宜立即停药

血糖控制良好后能不能停药这个问题不能一概而论。对于多数人来说，血糖控制良好是饮食治疗、运动治疗和药物治疗共同作用的结果，口服降糖药的作用不容低估，一旦停了降糖药，高血糖就会卷土重来。当然，也有一部分患者在其血糖控制好的同时，也学会了如何严格控制饮食，加强锻炼。由于血糖的下降，他们体内对抗胰岛素的激素分泌的也少了，身体对胰岛素的敏感性也增强了，他们可以停用口服降糖药，但停药过程中要注意以下几点：

（1）待血糖正常的时候再停药，如果血糖还是在正常范围的高限，最好不要急着停药。

（2）停药必须逐渐进行，一片一片地减，能减到什么程度就减到什么程度。

（3）减药后要更加注意饮食治疗和体育锻炼，因为在没有药物的支持下仅靠饮食与运动的功效了。患者不能“好了疮疤忘了疼”，自认为是“糖尿病好了”而放松饮食及运动治疗，造成病情的反复。此外，停药后必须经常监测血糖，如果血糖上升，立即口服降糖药。

哪些糖尿病患者适宜应用胰岛素

1. 1型糖尿病患者

他们不用胰岛素就很容易发生酮症酸中毒而危及生命。

2. 口服降糖药失效的2型糖尿病患者，尤其是消瘦者

这类患者不打胰岛素就难以得到满意的控制，久而久之就会发生糖尿病慢性并发症。

3. 有较重的糖尿病急性并发症者

如糖尿病合并感染、肺结核等、酮症酸中毒、高渗性非酮症糖尿病昏迷以及内外妇儿科急症、外伤、手术等。

4. 有较重的糖尿病慢性并发症者

如中期及中期以上的糖尿病视网膜病变和较重的早期肾病及临床肾病等，为了防治这些并发症的恶化，避免双目失明或者尿毒症等悲剧的发生，也必须注射胰岛素。

5. 糖尿病合并妊娠或妊娠糖尿病患者

一般主张，糖尿病患者准备怀孕时就应开始注射胰岛素，使糖尿病获得最好的控制，最后平平安安地生下一个健健康康的孩子来。

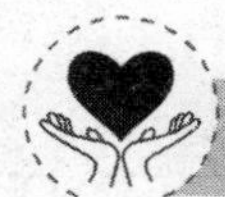

了解胰岛素的4大不良反应

1. 变态（过敏）反应

变态反应可分为局部反应和全身反应。局部反应如注射部位红热、

刺痛、肿胀甚至发泡，使用长效胰岛素时常见，多在3～4周内自然脱敏，如出现广泛和严重的皮肤反应，则应使用抗组胺药或肾上腺素，必要时口服氢化可的松。全身反应极少见，如荨麻疹、紫癜、皮肤黏膜水肿、胃肠道反应、支气管哮喘甚至急性肺水肿、过敏性休克等，应立即采用上述抗过敏治疗措施进行抢救。如仍必须使用胰岛素，可进行胰岛素脱敏，或改用高质量胰岛素制剂。

2. 胰岛素水肿

胰岛素水肿多见于面部，亦可发生于四肢，可能与控制不佳时的血钠过低、使用胰岛素后尿量减少而造成水钠潴留有关。多可自行消退，少数人需要短期使用利尿剂。

3. 皮下脂肪萎缩

皮下注射胰岛素后数周至数年，局部或其他部位可出现皮下脂肪硬化萎缩，形成一个个大坑，可持续数月至数年之久。处理中可采用局部皮下注射、地塞米松或单组分胰岛素治疗，患者如有条件，最好改用高纯度人胰岛素。

4. 胰岛素低血糖

胰岛素低血糖是胰岛素治疗最常见的并发症，重者可致昏迷以致死亡，应注意有效预防，及时治疗。

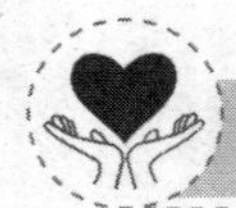

掌握胰岛素注射的最佳时间

一般来说，注射胰岛素必须在餐前进行，为了留出胰岛素吸收和发挥作用的时间，在使用短效胰岛素时，多采用餐前15～30分钟注射的方法。

目前还有一种单组分人胰岛素类似物，它是将一般胰岛素的个别氨基酸的位置颠倒一下，或去除个别氨基酸，使胰岛素分子不容易聚合，其发挥作用就更快了，在使用这种胰岛素时，就不必提前打针了。也就是说使用这种胰岛素时，打完针就可以吃饭了。当胰岛素与口服降糖药同时使用治疗2型糖尿病患者时，也可以开始即单独使用中效胰岛素。单独使用中效胰岛素者，应在早餐前30～60分钟注射，也可放在晚睡前使用，以便更好地控制空腹血糖。单独使用长效胰岛素则疗效不佳，所以长效胰岛素很少单独使用。对有“黎明现象”的患者，为了避免因注射胰岛素过晚而引起空腹高血糖，应早餐前胰岛素注射，最好不晚于早7时。

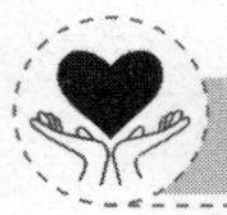

如何确定胰岛素的注射剂量

一般来说，开始打胰岛素时常每天3～4次，以早餐前剂量最大，晚餐前剂量次之，午餐前剂量较小的方法注射，如果需要睡前加打一针的话，其剂量最小，1型糖尿病患者常用此种方法。2型糖尿病患者也可从每天1针或者2针预混胰岛素制剂开始。如果主要是空腹血糖不好，这1针可晚餐或睡前注射；如果主要是早餐后2小时血糖不好，则可早上空腹时注射。有许多方法可作为初始剂量选择的参考。

1. 根据尿糖的多少选择

一般来说哪一次尿糖为几个加号，就应该按每个加号2～3个单位在上一顿饭前打适量的胰岛素。如午餐前尿糖为3个加号，开始时就可以在早饭前打6～10个单位的胰岛素。如果空腹尿糖3个加号，则应在前1

天晚餐前或者睡前打6～10个单位的胰岛素。

2. 按血糖高低打胰岛素

按（血糖-100）×千克体重×6÷2000的公式计算胰岛素的用量。

3. 按每片磺脲类降糖药合5个单位胰岛素来计算

如早饭前吃2片格列本脲（优降糖），可以改为10个单位胰岛素。

4. 根据经验决定胰岛素的用量

可根据血糖的高低决定在三餐前打8, 4, 6或者10, 6, 8个单位的胰岛素作为胰岛素的初始剂量，这是一个比较简单而又实用的方法。按上述几种方法选择剂量注射胰岛素数天后，再根据血糖控制的水平进一步加以调整。

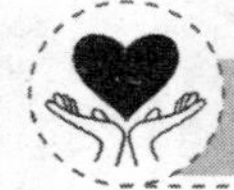

怎样调整胰岛素的注射次数

刚开始用胰岛素时，应先用短效胰岛素多次注射，当使用短效胰岛素控制满意后，再改用或加用中效胰岛素，也可以短效胰岛素加长效胰岛素使用。如一个患者原来三餐前都打胰岛素，现在中午不能回家打针，为了方便，也可以改为打2次。可以把早饭前和午饭前打的胰岛素加起来，按短效：长效=2～4：1，或者是短效：中效＝1：1的比例，抽在一个注射器里早餐前1次注射，午餐前就不必再打针。如原来三餐用胰岛素剂量为12, 8, 10个单位，现在就可以改为早饭前打14个单位短效和6个单位长效的，或者是短效和中效各10个单位一起注射，午餐前不打，晚餐前胰岛素不变。每天注射2次胰岛素的患者如果血糖控制不佳时，仍可改为每日3次注射，以利于调整剂量。

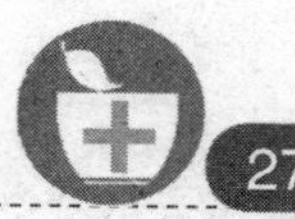

如何依据血糖浓度调整胰岛素的剂量

如果糖尿病患者饮食和运动情况都相对稳定，而血糖水平却没有达到预期的血糖控制目标，这就需要在医生的指导下，在血糖监测基础上及时、适量、灵活地调整胰岛素的用量。

（1）一般来说每增加1个单位（U）的胰岛素，能使血糖降低2.8毫摩尔/升左右。如果某一餐的血糖为16.8毫摩尔/升，而你的目标血糖为7.8毫摩尔/升，在其他情况不变的情况下，则需要将次日该餐前的胰岛素增加2～3个单位（U）。

（2）如果出现了头晕、心慌、饥饿、出冷汗等低血糖反应，或者在血糖监测中发现血糖低于2.9毫摩尔/升，则需要减少胰岛素的用量。胰岛素的加单位和减单位都需要从小剂量开始，逐渐调整，一般每3～5天调整2～4个单位（U）胰岛素。

（3）低血糖经过加餐已经缓解，通常下次进餐时仍然需要注射胰岛素，可以适当地减少胰岛素的用量，并注意监测血糖水平。

（4）根据血糖与胰岛素的对应关系，调整相应餐次的胰岛素。如午夜或空腹血糖过高或过低，建议调整睡前或晚餐前的中效胰岛素的用量；早餐后血糖过高或过低，建议调整早餐前短效胰岛素；午餐后血糖过高或过低，建议调整午餐前短效胰岛素或早餐前的中效；晚餐后血糖过高或过低，建议调整晚餐前短效胰岛素。

重视口服降糖药与胰岛素之间的联合用药

口服降糖药与胰岛素的联合治疗在保持长期良好血糖控制、降低胰岛素剂量、改善体重和血脂方面显示出优势，可减少糖尿病并发症的发生，保存β细胞功能。特别是在口服药继发失效后，胰岛素与口服降糖药联合治疗可有效控制血糖，同时仍保持了口服药的优势。

1. 噻唑烷二酮类与胰岛素

噻唑烷二酮类药物可以提高靶组织的胰岛素敏感性，从而改善内源性和外源性胰岛素的作用。在2型糖尿病患者胰岛素治疗中加用罗格列酮可节约胰岛素，不良反应有水肿、低血糖和充血性心力衰竭。

2. 阿卡波糖（拜唐苹）与胰岛素

三餐前胰岛素剂量治疗，餐后血糖仍高者，加用阿卡波糖后餐后血糖会明显降低，有时甚至需减少胰岛素用量。

3. 双胍类与胰岛素

双胍类药物明显降低2型糖尿病患者外周组织及肝脏的胰岛素抵抗，与胰岛素联合用可改善血糖控制，使血糖控制趋于平稳；提高胰岛素敏感性；改善血脂代谢；较少的体重增加和低血糖事件明显减少。在1型糖尿病使用胰岛素治疗血糖波动较大时加用二甲双胍可使血糖控制趋于平稳。

4. 磺脲类与胰岛素

磺脲类在2型糖尿病患者开始应用时有效，一段时间后即使用足量，空腹血糖仍在10毫摩尔/升以上，称为继发失效。这些继发失效病如加用小量胰岛素治疗会使许多患者血糖在相当长时间内得到满意控制。尽管许多磺脲类药物都曾成功地与胰岛素联合使用，但目前只有格列美脲被美国FDA批准与胰岛素联合应用。

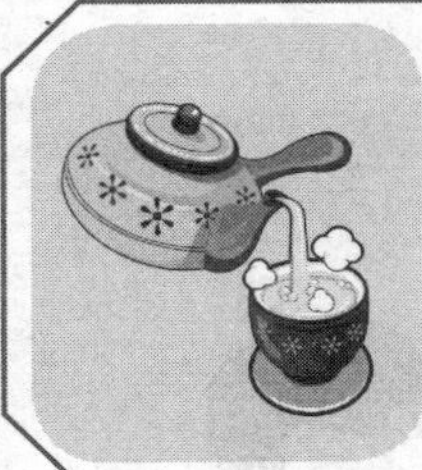

第二节 西药：新药、一线药、常用药任你选

格列美脲

格列美脲（亚莫利）：第三代磺脲类降糖药，疗效稳定，作用缓和，耐受性好。用于节食、体育锻炼及减肥均不能满意控制血糖的2型糖尿病。用量一般视血糖水平而定，应使用获得血糖满意控制的最小剂量。起始剂量为1～2毫克，每天1次，早餐时或第一次主餐时给药。

格列吡嗪控释片（瑞易宁）：是通过刺激胰岛释放胰岛素，产生快速降低血糖作用。另一个重要作用机制是胰外效应：增加胰岛素敏感性并降低肝糖原生成。适用于充分饮食控制的基础上治疗，2型糖尿病患者的高血糖及相关症状，推荐剂量起始为每日1次，每次5毫克，根据血糖控制来调整剂量。

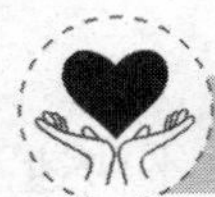

盐酸二甲双胍

盐酸二甲双胍（格华止、迪化糖锭）：可通过多种机制调节血糖。有效用量应根据病情、血糖、尿糖的化验结果来定。一般情况常用剂量为每日3次，每次500毫克或每日2次，每次850毫克。一般采用逐渐加量的方法。饭中或饭后吞服，每天剂量不得超过2克。

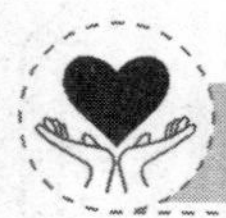

阿卡波糖

阿卡波糖（拜唐苹）：是一类新型降糖药物，对餐后血糖控制较好。用餐前或即刻整片吞服或与前几口饭一起嚼服使用，起始剂量为每日3次，每次50毫克，以后逐渐增至每日3次，每次100毫克。个别可增至每日3次，每次200毫克。

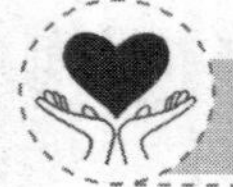

盐酸吡格列酮

盐酸吡格列酮（艾汀）：通过提高外周和肝脏的胰岛素敏感性而控制血糖水平，每日1次，服药与进餐无关。单药治疗，初始剂量为每日1次，每次15毫克（1片）~30毫克（2片）。可加量至每日45毫克。

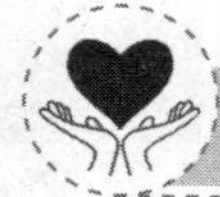

瑞格列奈

瑞格列奈（诺和龙）：通过刺激胰岛释放胰岛素，使血糖水平快速降低，起始剂量为每日1次，每次1毫克。最大推荐剂量每次4毫克，进餐时服用。

来得时

来得时（甘精胰岛素）：是一种长效人胰岛素的类似物，每天注射一次就能维持24小时。与其他的中长效胰岛素相比，具有良好的控制血糖作用，有效降低糖化血红蛋白。具有低血糖特别是夜间低血糖发生率低的特点。

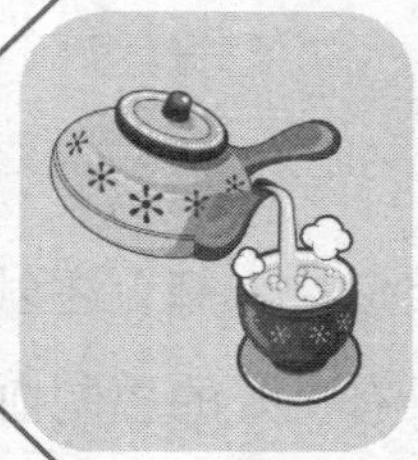

第三节 药膳：药茶、药酒，休闲降糖不用愁

知母花粉茶

【原料】知母、天花粉各10克，五味子5克，黄芪20克。

【制作】将知母、天花粉、五味子、黄芪分别洗净，晒干或烘干，研成粗末，装入绵纸袋中（每袋225克），挂线封口备用。冲茶饮，每日2次，每次1袋，放入茶杯中，用沸水冲泡，加盖闷15分钟后频频饮用。一般可连续冲泡3～5次，当日饮完。

【功效】清热养阴，益气生津，降血糖。适用于肾阴亏虚、胃燥津伤型糖尿病患者，饮茶治疗期间须控制含糖食物摄入量。

玉竹乌梅茶

【原料】玉竹、北沙参、石斛、麦冬各9克，大乌梅5枚。

【制作】将上述5种原料共碾成细末，加水适量，煎汤代茶饮。

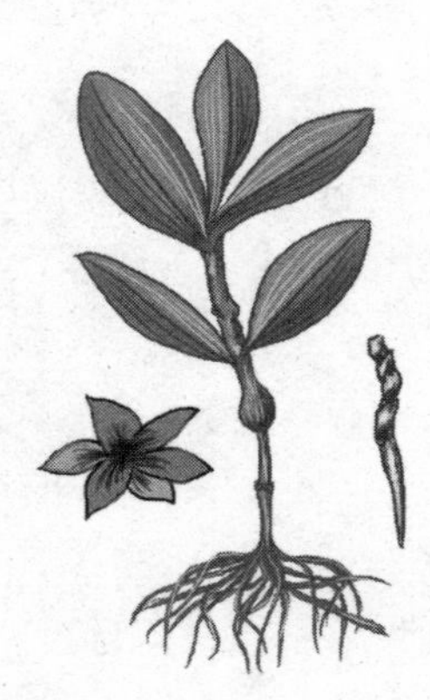

石 斛

【功效】养阴润燥，生津止渴，降血糖。适用于上、中消及热病伤津烦渴者。

地骨皮麦枣茶

【原料】地骨皮15克，麦门冬15克，红枣6枚。

【制作】先将地骨皮、麦门冬、红枣分别洗净，红枣去核，一起晒干或烘干，共研为粗末，一分为二，装入绵纸袋中，挂线封口备用。

【功效】清热养阴，生津止渴，降血糖。适用于胃燥津伤、燥热伤肺型糖尿病。

桑葚茉莉茶

【原料】桑葚、百合各20克，茉莉花5克。

【制作】将桑葚、百合浓煎候滚，倒入盛有茉莉花之容器中，加盖闷10分钟即可饮用。

【功效】滋阴生血，养心安神，生津止渴。适用于糖尿病性神经衰弱属阴虚血亏者。

桑菊薄竹饮

【原料】桑叶、菊花各5克，苦竹叶、白茅根各30克，薄荷3克。

【制作】将以上5种原料放入茶杯内，用沸水冲泡10分钟即可饮用。

【功效】清热解毒，宣肺利咽。适用于糖尿病性扁桃体炎属风热上扰者。

萝卜青果饮

【原料】白萝卜250克，青果5个。

【制作】将萝卜洗净切片，青果打碎，加水1碗煮熟即成。

【功效】清热解毒。适用于糖尿病性扁桃体炎属风热上扰者。

番茄叶冬瓜饮

【原料】鲜嫩番茄叶（带柄）50克，冬瓜250克。

【制作】将番茄茎叶洗净，剪下叶柄，切成段。将番茄叶切碎成片状备用。将冬瓜洗净，切去外皮，切成0.5厘米厚的小块，放入油锅中，用中火煸透，加适量清水，大火煮沸后加葱花、姜末，改用小火煨煮30分钟，加番茄茎叶，拌和均匀，再继续煨煮10分钟，加少许精盐、味精，调味即成。

【功效】清热解毒，补中和血，降血糖。适用于各型糖尿病。

龙眼酒

【原料】龙眼肉500克，烧酒2000毫升。

【制作】将龙眼肉放入白酒中浸百日即成。

【功效】养心安神。适用于糖尿病并发神经衰弱属血虚心失所养之心烦失眠者。

人参枸杞酒

【原料】人参20克，枸杞子250克，白酒2000毫升。

【制作】将人参烘软切片，枸杞子除去杂质，用纱布袋装药扎口备用。白酒装入酒坛内，将装有人参、枸杞子的布袋放入酒中。酒坛加盖密闭浸泡10～15日，每日搅拌1次，泡至药味尽淡，用细布滤除沉淀，即成。

【功效】益气养血。用于糖尿病气血两虚者，见有久病体虚、贫血、营养不良、神经衰弱。

滋阴百补酒

【原料】熟地、生地、何首乌、枸杞子、沙苑子、鹿角胶各90克，当归、胡桃肉、桂圆肉各75克，肉苁蓉、白芍药、人参、牛膝、白术、玉竹、龟板胶、白菊花、五加皮各60克，黄芪、锁阳、杜仲、地骨皮、丹皮、知母各45克，黄柏、肉桂各30克，酒适量。

【制作】将以上原料捣碎，用绢袋装好，放入盛有适量热酒的坛中，密封15日后即成。

【功效】调补阴阳，益精健骨，养血补气。适用于阴阳两虚型糖尿病。

地黄酒

【原料】熟地240克，枸杞子、制何首乌、薏苡仁各120克，当归90克，白檀香9克，龙眼肉90克，陈酒1500毫升。

【制作】将陈酒注入酒坛中，将其余原料捣碎装入绢袋内，浸入酒中，10日后即可食用。

【功效】养血益精，宁心安神。适用于糖尿病并发神经衰弱属精血不足、心脾两虚、心神失养所形成的失眠症。

黑豆酒

【原料】黑豆500克，米酒3000毫升。

【制作】将黑豆洗净阴干，放入盛米酒之坛中，密封，用炭灰火煨，令其常热，约至酒减半，去豆取酒。

【功效】滋阴益肾。适用于糖尿病伴发中风者。

白花蛇酒

【原料】白花蛇1条，糯米1000克，酒曲适量。

【制作】把白花蛇用酒润，去皮骨，取肉，装入纱布袋内备用。将糯米淘洗干净，蒸熟备用。将酒曲放入缸底，置蛇肉于酒曲上，把糯米饭置于蛇肉上，用棉絮盖紧，夏季3日取酒，冬季7日取酒。将蛇肉晒干，研为末。取蛇肉末15克，用酒送服。

【功效】祛风化湿。适用于糖尿病患者。

枸杞子酒

【原料】枸杞子2000克（干者，捣碎），生地黄1500克（切碎），大麻子2000克（捣碎）。

【制作】麻子令熟，摊去热气，入地黄、枸杞子拌和，装生绢袋中，以酒浸之，密封，春夏7日，秋冬14日。

【功效】明目驻颜，轻身不老，坚筋骨。适用于糖尿病患者。

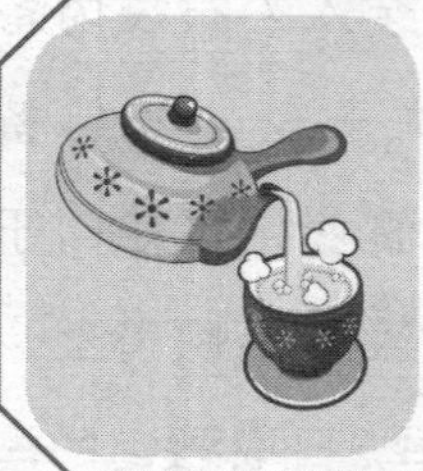

第四节 中药：中成药、偏方，方方都降糖

糖尿乐胶囊

滋阴补肾，益气润肺，和胃生津。口服，每日3次，每次3～4粒。用于消渴症引起的多饮、多食、多尿、四肢无力，降低血糖、尿糖。

复方丹参滴丸

益气活血。口服，每日3次，每次10粒。用治气虚血瘀症。研究发现丹参滴丸可扩血管、改善微循环，可以辅助降脂，护心肾。

玉泉丸

清热除烦，生津止渴，养阴滋肾，益气和中。口服，每日4次，每次9克。适用于各证型糖尿病。

降糖丸

益气养阴，生津止渴。口服，每日3次，每次10克。适用于各证型糖尿病。

消渴丸

滋肾养阴，益气生津。口服，每日2～3次，每次5～10丸。饭前半小时服，适用于各证型糖尿病〔注：每10丸消渴丸内含2毫克格列苯脲（优降糖），即相当于1片优降糖〕。忌与格列苯脲制品同服。

降糖宁

益气养阴，清热生津。口服，每日3次，每次4～6粒。饭前1小时温开水送服，适用于气阴两

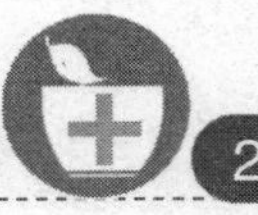

虚型糖尿病。

天花粉

【配方】天花粉、生地黄、女贞子、蒲公英、忍冬藤、鸡血藤各30克，麦门冬15克，地龙12克，红花、桃仁各10克。

【用法】每日1剂，水煎服。

【功效】清热解毒，养阴生津，活血化瘀。本方适用于热毒血瘀型糖尿病。

七味饮

【配方】山药30克，生黄芪、知母、山茱萸各15克，鸡内金6克，葛根5克，天花粉10克。

【用法】每日1剂，水煎，分2次服。

【功效】益气养阴，生津止渴。本方适用于气阴两虚型糖尿病。

降糖降酮汤

【配方】生黄芪40克，怀山药、生地黄各30克，玄参35克，苍术、桅子、当归各20克，黄芩、黄连、黄柏、川芎、赤芍药、茯苓、泽泻各15克。

【用法】每日1剂，水煎服。

【功效】益气养阴，清热解毒。本方适用于糖尿病并发酮症气阴两虚、热毒蕴结型糖尿病。

益阴化瘀汤

【配方】黄芪30克，玄参、麦门冬各10克，怀山药、葛根、丹参、沙参、天花粉、远志、夜交藤各15克，生地黄、熟地黄、玉竹各20克。

【用法】每日1剂，水煎服。

【功效】益气养阴，活血化瘀。本方适用于糖尿病并发酮症酸中毒气阴两虚、瘀血阻滞型糖尿病。

杜仲桑珍汤

【配方】黄芪、怀山药、玄参、葛根、丹参、珍珠母（打碎先煎）各30克，生地黄、熟地黄、泽泻、杜仲各20克，桑寄生、桑螵蛸各15克。

【用法】每日1剂，水煎服。

【功效】益气养阴，活血潜阳。本方适用于糖尿病并发高血压。

化痰消脂汤

【配方】白术、苍术各10克，陈皮、半夏各9克，茯苓17克，泽泻12克。

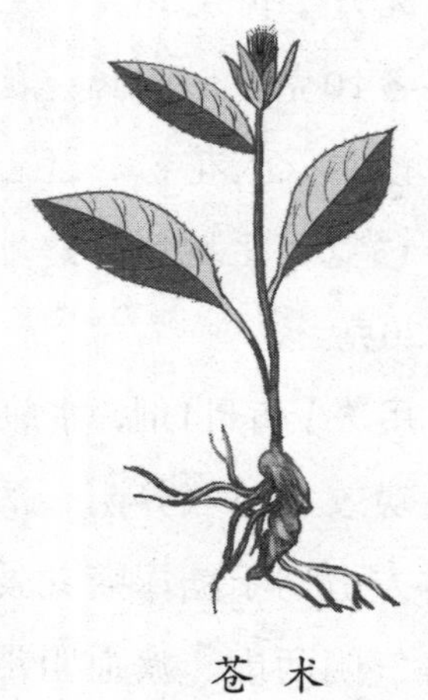

苍术

【用法】每日1剂，水煎服。1个月为1个疗程。

【功效】燥湿化痰降浊。本方适用于糖尿病并发高脂血症。

疏化活血汤

【配方】苏梗、香附、乌药、陈皮、半夏、川芎各10克，山楂、太子参各15克。

【用法】每日1剂，水煎服。

【功效】理气化痰，活血化瘀。本方适用于糖尿病并发冠心病。

保元春泽汤

【配方】人参、黄芪各9克，白术、桂枝、猪苓、泽泻、茯苓、地龙、六月雪各10克，川芎12克，生牡蛎30克，肉桂2克，甘草3克。

【用法】每日1剂，水煎服。

【功效】益气温阳，健脾补肾，利水消肿。本方适用于脾肾阳虚型糖尿病。

固本止血汤

【配方】黄芪、苍术各10克，怀山药、女贞子、旱莲草、仙鹤草、白茅根各30克，茜草根15克，三七粉3克，大黄6克。

【用法】每日1剂，水煎服。

【功效】益气养阴，凉血止血。本方适用于气阴两虚、血热妄行型糖尿病。

活血通脉汤

【配方】当归、鸡血藤各20克，黄芪30克，穿山甲、皂角刺、大黄、白芨各10克，丹参15克。

【用法】每日1剂，水煎服。另用“芨虎蒲苓煎”：白芨、虎杖各30克，五倍子50克，冰片1克，大飞杨100克，蒲公英、土茯苓、土牛膝各20克，水煎洗浸患处。

【功效】益气活血，通脉解毒。本方适用于糖尿病并发脱疽。

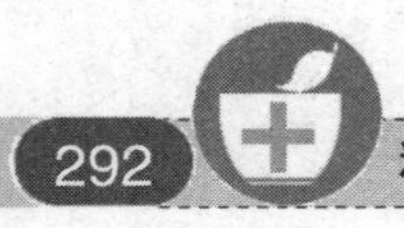

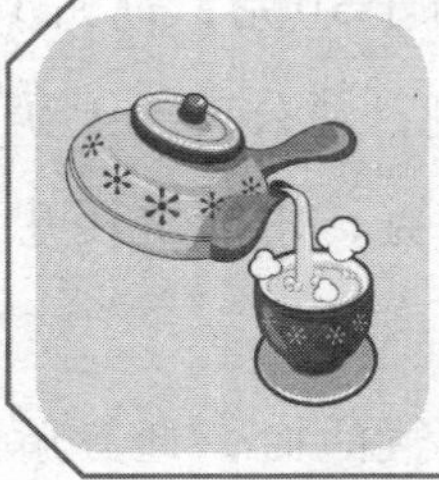

第五节 对症用药，中西结合有奇效

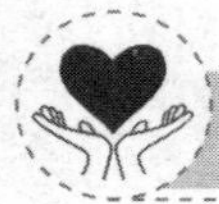

并发肾病的对症用药

西药

糖适平

【药解】别名为环甲苯脲，克罗龙；喹磺环已酮，糖适平，糖肾平，格列喹酮。适用于单纯饮食治疗不能理想控制的中老年非胰岛素依赖型（即2型）糖尿病，尤其适用于2型糖尿病患者伴肾功能不良者。60岁以上糖尿病患者用其他口服糖尿病药反复发生低血糖者，仅需用小剂量口服药来控制餐后高血糖者，可与中效或长效胰岛素联合使用，口服糖尿病药继发性失效者、其他磺胺类药疗效不佳者仍可试换用本品。

【用法】口服，每日剂量15～120毫克，于餐前服用。通常每日剂量30毫克以内者，于早晨1次服用，更大剂量应分早、晚服用。最大单次剂量不应超过60毫克，每日3次用药效果更佳。糖尿病患者合并肾脏疾病、肾功能轻度异常时，尚可使用。但是当有严重肾功能不全时，则应改用胰岛素治疗为宜。

【备注】1型糖尿病（即胰岛素依赖型糖尿病）；糖尿病昏迷或昏迷前期；糖尿病合并酸中毒或酮症；对磺胺类药物过敏者；妊娠、哺乳期及晚期尿毒症患者。糖尿病治疗需要规则的定期就医。如同服用其他治疗糖尿病的药物一样，服用糖适平也应谨慎，尤其是在摸索合适剂量的过程中和从其他药物改换糖适平时。为了尽量减少易发生于糖尿病患者的心血管疾病的危险，患者应坚持严格的饮食治疗，而绝不能以增加药量而放松饮食控制。

倍 欣

【药解】别名伏格列波糖，改善糖尿病患者的饭后高血糖。

【用法】一般用量小，肠道不良反应小，每日0.6毫克，分3次随餐同时服用。成人200微克，饭前口服。疗效不明显时，可将1次增量至300微克。

【备注】严重酮症、糖尿病昏迷或昏迷前的患者，严重感染、手术前后、严重创伤的患者。有时出现低血糖。腹部胀满、排气增加。偶尔出现肠梗阻样症状。偶见伴有黄疸、GOT、GPT升高的严重肝功能障碍，腹泻、便秘、食欲不振、恶心、呕吐、过敏反应。正在服用其他糖尿病药物的患者、有腹部手术史或肠梗阻史的患者、伴有消化和吸收障碍产生肠道疾病的患者、重度疝、结肠狭窄、溃疡患者、严重肝肾功能障碍的患者、妊娠及哺乳妇女以及老年患者慎用。

米格列醇

【药解】米格列醇是一种新型降糖药，是一种新的小肠α-葡萄糖苷酶抑制剂。由于作用机制为可逆竞争性抑制，因而该化合物并不完全抑制葡萄糖的吸收，而是延缓了葡萄糖的吸收过程，使消化道各区域对葡萄糖的吸收更平均，从而平缓了餐后糖类消化吸收所产生的尖锐血糖峰值。

【用法】对于2型糖尿病患者，1日3次给药，每次50毫克，于服药前和服药后每30分钟收集血样至3小时，绘制平均血糖浓度—时间曲线。与对照组相比，服药后60～90分钟血糖下降最为显著，且无不良反应。口服50毫克的米格列醇与口服300毫克阿卡波糖降低餐后高血糖及平均血糖浓度的作用相同。该药物在体内不被代谢，口服后经尿迅速排出体外。临床研究表明，长期口服该药对泌尿系统、心血管系统、呼吸系统以及血液参数都无明显影响，因此，老年患者、肝功能或轻度肾功能损伤的患者服用本品不需要调节剂量。

【适用】较大剂量会产生吸收不良、腹胀和腹泻等。

艾汀

【药解】艾汀（盐酸吡格列酮片）是最新的噻唑烷二酮类口服降糖药，可有效降低患者的胰岛素抵抗。服用方便，使用安全，是降低胰岛素抵抗、全面改善2型糖尿病病情控制的最佳选择。

【用法】口服，每日1次，空腹和餐后服药均可。单药或联合用药均可从每日每次15毫克或30毫克开始，视病情控制可逐渐加量，直至每日每次45毫克，餐后服药不影响药物吸收。

【适用】在中国糖尿病患者参加的随机、双盲、安慰剂对照的临床试验中，与对照组相比，艾汀组有统计学显著性差异的不良事件仅有低血糖一项，且仅为轻度；各项实验室检查指标中，仅贫血一项，且仅为轻度，无临床意义。

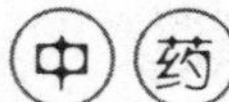

肾衰宁胶囊

【药解】本品为胶囊剂，内容物为黄棕色至棕褐色的细小颗粒；气微香，味苦。益气健脾，活血化瘀，通腑泄浊。用于脾失运化，瘀浊阻滞、升降失调所引起的腰痛疲倦，面色萎黄，恶心呕吐，食欲不振，小便不利，大便黏滞，也适用于糖尿病性肾病慢性肾功能不全。

【用法】口服，一次4～6粒，每日3～4次，45天为1个疗程，小儿酌减。服药期间，大便次数略有增加，其余未见不良反应。有出血症状者禁止使用。

【备注】服药期间，慎用植物蛋白类食物，如豆类等相关食品，服药期大便每日2～3次为宜，超过4次者需减量服用。

济生肾气丸

【药解】本品为棕褐色至黑褐色的水蜜丸、小蜜丸或大蜜丸；味酸而微甘、苦。温肾化气，利水消肿。用于肾虚水肿，腰膝酸重，小便不利，痰饮喘咳，可适用于糖尿病症属肾阳不足者。

【用法】口服，水蜜丸一次6克，小蜜丸一次9克，大蜜丸一次1丸，每日2～3次。

【备注】在本方治疗糖尿病性神经病变1年的临床观察中，对肝肾功能及炎症相关的检查（血沉、唾液酸）、血液检查（红细胞、白细胞、血红蛋白、红细胞压积和纤维蛋白原）给药前后均未见明显差异，可见长期应用是安全的。35例中，胃肠道症状1例，服用困难1例（恶心），合计2例（5.7%），考虑为药物不良反应，但均轻微，通过减量、逐渐增量得到改善。

冬虫夏草制剂

【药解】本品为由冬虫夏草幼虫分离的孢霉属真菌，经人工培养发酵的菌丝体加工制成的胶囊。适用于糖尿病肾病慢性肾功能不全，属脾肾气虚型，见倦怠乏力、夜尿清长、口淡无味等。

【用法】口服，一次2～3粒，每日2～3次，或遵医嘱。

【备注】有助于填补脏腑阴常不足、调节失调的阴阳，故对慢性肾衰竭、慢性肾炎有明显疗效。对高血压、动脉粥样硬化（冠状动脉硬化和肾动脉硬化）症，可使肾功能、血脂、尿蛋白得到改善、胆固醇降低。水肿、心悸气短、腹胀、尿少等症明显好转。

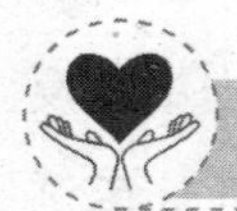

并发高血压的对症用药

西药

苯扎贝特

【药解】本品为片剂，能增强香豆素类药物的抗凝作用，也能增强胰岛素、磺胺料类降血糖药的作用。主要用于Ⅱa、Ⅱb及Ⅳ型高脂血症患者的治疗。

【用法】口服，每次200毫克，每日2～3次，早、晚饭后服1片。

【备注】可出现食欲不振、恶心、胃部不适、肌炎样综合征、性功能减退、脱发、过敏反应等。孕妇、哺乳期妇女、儿童慎用。

氯贝丁酯

【药解】本品为无色或黄色澄清油状液体；味初辛辣后变甜，有特殊的臭味，易溶于乙醇、丙酮、乙醚、石油醚，几乎不溶于水。本品具有降血脂作用，用于高甘油三酯血症、高胆固醇血症及混合型高脂血症等。

【用法】口服，每次0.25～0.5克，每日3次。

【备注】氯贝丁酯能降低血小板的黏附作用，它能降低血小板对ADP和肾上腺素导致聚集的敏感性，并可抑制ADP诱导的血小板聚集。它还可延长血小板寿期。可单独应用或与抗凝剂合用于缺血性心脏病患者。

多烯康

【药解】多烯康（复方二十五碳五烯酸，海鱼油胶丸），本品对降低血清甘油三酯和总胆固醇，升高高密度脂蛋白，抑制血小板聚集和延缓血栓形成有显著效果，临床用于高脂血症，也适用于冠心病、脑栓塞的治疗，对高血压、血管性偏头痛也有效。

【用法】成人口服：一次1.2～1.8克，每日3次。

【备注】几乎无不良反应，但有出血性疾病的患者禁用。

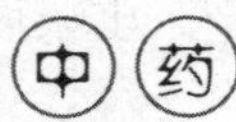

血脂康胶囊

【药解】本品为胶囊剂，内容物为紫红色的粉末；气微酸，味淡。具有除湿祛痰、活血化瘀、健脾消食的功效。用于脾虚痰瘀阻滞症的气短、乏力、头晕、头痛、胸闷、腹胀、食少纳呆等症状；也可用于由高脂血症及动脉粥样硬化引起的心脑血管疾病的辅助治疗。

【用法】口服，每粒装0.3克，一次2粒，每日2次，早、晚饭后服用；轻、中度患者一日2粒，晚饭后服用。或遵医嘱。

【备注】孕妇及哺乳期妇女慎用。

脂必妥胶囊

【药解】本品为胶囊剂，内容物为红棕色的粉末；气微，味苦。该药能促进和提高脂质代谢水平。消痰化瘀，健脾和胃。主治痰瘀互结、血气不利所致的高脂血症。症见头昏、胸闷、腹胀、食欲减退、神疲乏力等。

【用法】口服，一次1粒，每日2次。

【备注】孕妇及哺乳期妇女禁用。服药期间及停药后应尽量避免高脂饮食，如肥肉、禽肉皮、内脏、蛋黄等。

复方降脂片

【药解】本品为糖衣片或薄膜衣片，除去包衣显棕色；味酸甜、微苦。具有清热、散结、降脂的功效。用于郁热浊阻所致的糖尿病高脂血症。

【用法】口服，薄膜衣每片重0.27克，一次4～6片，每日3次。

【备注】尚无异常发现，个体情况请遵医嘱。

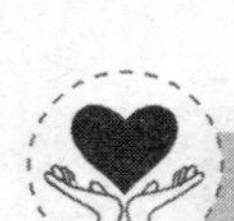

妊娠期的对症用药

西药

诺和灵30R

【药解】30R是指将30%的短效R与70%的中效N胰岛素混合，少量的可以用于初期，而较大量的则需要妊娠后期（20周左右）使用。

【用法】皮下注射，于半小时后起作用，最大作用时间2～8小时，持续作用时间24小时。参阅说明书。

【备注】低血糖反应（出冷汗，心跳加速，神经过敏或震颤）。偶见过敏反应和注射局部脂肪萎缩。剂量过大可致血糖过低，注射局部硬块，偶有荨麻疹等。低血糖、胰岛细胞瘤者忌用。精神紧张、感染、妊娠或其他疾病时，需增加胰岛素用量。本药可影响驾驶和机械操作能力。

诺和灵50R

【药解】50R是指短效R和中效N各占50%，少量的可以用于初期，而较大量的则需要妊娠后期（20周左右）使用。

【用法】个体化剂量。

【备注】低血糖反应，偶见过敏反应和注射局部脂肪萎缩。如果本药液在混摇后不呈均匀溶液，请勿使用。

中药

知柏地黄丸

【药解】原名为滋味八味丸，是由六味地黄丸加知母、黄柏而成。本品为棕黑色的水蜜丸、黑褐色的小蜜丸或大蜜丸；味甜而带酸苦，是一种常用中成药，是由补阴经典代表方剂六味地黄丸（熟地黄、山萸肉、山药泽、泻牡、丹皮和茯苓）加知母、黄柏而成，加强了滋肾阴清相火的作用。适用于阴虚火旺之妊娠期糖尿病的辅助治疗。

【用法】本品宜空腹或饭前服用，开水或淡盐水送服。水蜜丸一次6克，小蜜丸一次9克，大蜜丸一次1丸；每日2次。

【备注】虚寒性病症患者不适用，其表现为怕冷，手足凉，喜热饮；孕妇慎服；如正在服用其他药品，使用本品前请咨询医师或药师；服药1周症状无改善，应去医院就诊；不宜和感冒类药同时服用。

六味地黄丸

【药解】本品为棕黑色的球形水丸；味甜而酸，每袋装5克，滋阴补肾，适用于轻、中型妊娠期糖尿病症属肝肾阴虚者，辅助治疗。

【用法】口服，一次1丸，每日2次。如果有严重的肾阴虚症状按照医嘱服用。

【备注】忌辛辣食物，不宜在服药期间服感冒药，服药期间出现食欲不振、胃脘不适、大便稀、腹痛等症状时，应去医院就诊。对本品过敏者禁用，过敏体质者慎用。

老年性糖尿病的对症用药

优降糖

【药解】别名为格列苯脲，主要为磺脲类降糖药。通过刺激胰岛β细胞释放胰岛素而产生降血糖作用。用于轻度、中型及稳定型糖尿病患者。

【用法】口服，每片25毫克，开始服用时，每天2～3次，每次1片。饭前服用。

【备注】有轻微的胃肠道反应，恶心、呕吐、厌食、便秘、口中有金属味。还有神经系统反应，头痛、眩晕、耳鸣，长期大量服用还可引起酸血症。

达美康

【药解】达美康，别名格列齐特，为第二代磺脲类降糖药，能够增加胰岛β细胞分泌胰岛素的能力，改善胰岛素的延迟分泌，能够降低餐后血糖高峰。此药还具有抑制血栓形成，减缓血栓对血管的阻塞，加速血栓的溶解，适用于非胰岛素依赖型糖尿病患者，还可用于糖尿病视网膜病变和糖尿病性肾病患者。

【用法】口服，每片80毫克，开始服用每天2次，每次1片，连服2～3周，然后可根据测得血糖和尿糖的结果，调整用量，一天1次，每次1～3片。

【备注】对皮肤黏膜可有反应，皮疹、瘙痒、红斑，停药后数日可消失。

降糖片

【药解】别名迪化糖锭、美迪康、盐酸二甲双胍，用于轻症糖尿病。主要用于非胰岛素依赖型糖尿病，其中肥胖病人可作为首选药，对于胰岛素依赖型糖尿病亦可与胰岛素联合使用。

【用法】口服，开始每次0.25～0.5克，1日3次，以后根据病情调整剂量，以免血糖过低。

【备注】有恶心、呕吐、厌食、腹泻等胃肠道反应；肝、肾功能不全者、糖尿病昏迷、急性发热者等忌用；大剂量时可造成乳酸性酸中毒；低氧血症、孕妇（通过胎盘影响胎儿发育）、糖尿病酮症酸中毒、充血性心衰患者忌用。

诺和龙

【药解】别名为瑞格列奈，用于饮食控制，降低体重及运动锻炼不能有效控制高血糖的2型糖尿病（非胰岛素依赖型）患者，诺和龙可与二甲双胍合用，与各

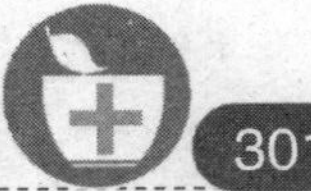

自单独使用相比，二者合用对控制血糖有协同作用。

【用法】诺和龙应在主餐前服用（即餐前服用），在口服诺和龙30分钟内即出现促胰岛素分泌反应。通常在餐前15分钟内服用本药，服药时间也可掌握在餐前半小时内。请遵医嘱服用。

【备注】部分用药可能引起轻度低血糖，短暂的视力障碍，胃肠道功能紊乱，如腹泻或呕吐，是最常见的不良反应。个别病例也观察到有肝酶水平的轻度而短暂升高。与二甲双胍合用会增加发生低血糖的危险性，如果合并用药后仍发生持续高血糖，则不能再用口服降糖药控制血糖，而需改用胰岛素治疗。妊娠或哺乳妇女、12岁以下儿童、严重肾功能或肝功能不全的患者须禁用。

中药

六味地黄丸

【药解】本品为棕黑色的球形水丸；味甜而酸，每袋装5克，具有滋阴补肾，适用于老年糖尿病症属肝肾阴虚者。

【用法】口服，一次1袋，每日2次。如果有严重的肾阴虚症状按照医嘱服用。

【备注】忌辛辣食物，不宜在服药期间服感冒药，服药期间出现食欲不振、胃脘不适、大便稀、腹痛等症状时，应去医院就诊。而需要特别注意的是，孕妇、小儿应在医师指导下服用，对本品过敏者禁用，过敏体质者慎用。

糖脉康颗粒

【药解】本品多为颗粒剂，具有养阴清热、活血化瘀、益气固肾之功效。适用于糖尿病气阴两虚兼血瘀症所致的倦怠乏力、气短懒言、自虚盗汗、五心烦热、口渴喜饮、胸中闷痛、肢体麻木或刺痛、便秘、舌质红少津、舌体胖大、苔薄或花剥、舌黯有淤斑、脉弦细或沉涩等症及2型糖尿病及其并发症。

【用法】温开水冲服，每次1包。

【备注】临床中未见毒副作用，但孕妇慎用或遵医嘱。

降糖舒片

【药解】本品具有滋阴补肾、生津止渴之功效，可用于糖尿病及糖尿病引起的全身综合征。

【用法】口服，一次4～6片，每日3次。

【备注】本品为薄膜衣片，除去包衣后显棕褐色或红棕色，饮食忌食辛辣。

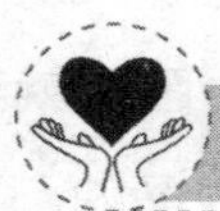

肥胖型糖尿病的对症用药

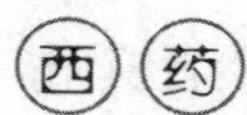

西药

赛尼可

【药解】赛尼可别名奥利司他，是长效和强效的特异性胃肠道脂肪酶抑制剂，胶囊剂为120毫克。适用于肥胖和体重超重者包括那些已经出现与肥胖相关的危险因素的患者的长期治疗。

【用法】每天2～3次，每次1粒。成人推荐剂量为餐时或餐后1小时内服120毫克胶囊1粒。如果有一餐未进或食物中不含脂肪，则可省略一次服药。没有证据表明超过每日3次，每次120毫克能增强疗效，对老年人无需调整剂量。

【备注】可引起胃肠道不良反应，其与药物阻止摄入脂肪的吸收的药理作用有关。常见不良反应为腹痛、腹部不适、胃肠胀气、水样便、软便、直肠痛、直肠部不适、牙齿不适、牙龈不适，少数有呼吸道感染、月经失调、精神不振等。

二甲双胍

【药解】通用名盐酸二甲双胍，本品为白色或类白色囊形片，适用于单用饮食和运动治疗不能获良好控制的2型糖尿病患者。本品可单独用药，也可与磺脲类或胰岛素合用。

【用法】口服，进食时或餐后服。开始用量通常为每日1次，一次1片（0.5克），晚餐时服用，根据血糖和尿糖调整用量，每日最大剂量不超过4片（2克）。如果每日一次，每次4片（2克）不能达到满意的疗效，可改为每日2次，每次2片（1克）。本品禁止嚼碎口服，应整片吞服，并在进食时或餐后服用。

【备注】部分患者口服本品后有胃肠道不适，如恶心、呕吐、腹泻、腹痛、便秘、腹胀、消化不良、胃灼热，以及头晕、头痛、流感样症状、味觉异常、肌肉疼痛、低血压、心悸、潮红、寒战、胸部不适、皮疹、乏力、疲倦等。所以，2型糖尿病伴有酮症酸中毒、肝肾功能不全、心力衰竭、急性心肌梗死、严重感染和外伤、重大手术、临床有低血压和缺氧情况、既往有乳酸性酸中毒史者，以及对本品过敏者禁用。此外，二甲双胍可通过乳汁排泌，因此，哺乳期妇女禁用本品。

拜唐苹

【药解】配合饮食控制治疗2型糖尿病。

【用法】用餐前即刻整片吞服或与前几口食物一起咀嚼服用。剂量因人而异，一般推荐剂量为起始剂量为每次50毫克，每日3次，以后逐渐增加至每次0.1克，每日3次，个别情况下可增至每次0.2克，每日3次，或遵医嘱。

【备注】常有胃肠胀气和肠鸣音，偶有腹泻，如果不控制饮食则胃肠道不良反应可能加重。如果控制饮食后仍有严重，个别病例可能出现如红斑皮疹和荨麻疹等皮肤过敏反应。所以，属于禁用的人群有糖尿病昏迷及昏迷前期酸中毒或酮症患者，有明显消化和吸收障碍的慢性胃肠功能紊乱、肝肾功能损害的患者等。

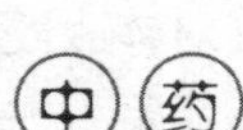

防风通圣丸

【药解】本品为白色至灰白色光亮的水丸；味甘、咸、微苦，为荨麻疹类非处方药品，具有解表通里、清热解毒之功效。适用于肥胖型糖尿病患者。

【用法】口服，一次6克，每日2次。

【备注】初服时大便次数可能增加，体弱便溏者慎用，孕妇慎用。

轻身降脂乐

【药解】食欲亢进、便秘、口干、口苦、肢肿、倦怠无力，舌红苔黄等气阴两虚，有减少脂肪，减轻体重，降血脂等作用。适用于胃火偏甚的糖尿病肥胖患者。

【用法】每袋2.5或或5克，每次1袋（2.5克），每日2次（晨起及睡前各1次），口服。

【备注】服药期间鼓励患者食高蛋白、低脂肪、低糖食物；服药不要时服时停，应按医嘱连续服药；忌酒、辛辣食品；凡肾炎、低血压、肝炎及消化道疾病者禁用。

轻身减肥片

【药解】本品为糖衣片，除去糖衣后显棕褐色；味微苦，益气健脾，活血化瘀，宽胸去积。用于单纯性肥胖性糖尿病患者。

【用法】口服，一次4～5片，每日3次。

【备注】无明显不良反应。